聖路加国際病院

乳がん術後の心と体を守るダイエット

再発予防と体力アップのために

監修●聖路加国際病院 山内英子

女子栄養大学出版部

この本を手にとってくださった方へ

この本を目にしたとき、もしかしたら「ダイエット」とのタイトルに不思議に思われたかもしれません。あるいは、まさに乳がん治療後の体重増加に悩まれていた方もいることでしょう。

乳がんの患者さんは、治療中や治療後に適切な食事で肥満を避け、運動で体力や筋力を保つことが、副作用の予防や緩和、再発の予防などのために大切なことが少しずつわかってきています。

私は日々、乳がんと診断されて大きなショックと不安の中で治療を一生懸命乗りきり、そして日常に戻っていかれる、多くの誇り高い女性たちと共に歩んでおります。

そしてさまざまな悩みとも向き合ってまいりました。無事治療を終えたことに安堵《あんど》すると同時に、予想外に体重が増加していることに気がつき、社会復帰に向けて変化した体形に悩みとまどう方もおられます。あるいは、「ホルモン治療を始めてから体重が増えたため、ホルモン治療をやめてしまいました」などという言葉を聞くことも多くあります。再発の不安も重なり、食事に悩み、無理な食事制限や、巷の○○がいいという情報に迷いそうになっている方も……。

乳がんの治療では副作用で体重が増加しやすく、一方で治療後の体重コントロールについての情報は少ないため、食事に悩む患者さんは多く、巷の極端な食事療法やダイエットで心身をくずす例も少なくありません。

私たちチームは患者さんのそんな思いを拾い上げ、乳がんの治療を終えたあと、安心して生活していただけるように「乳がんのサバイバーのための運動と食事による、体重や体調のコントロール」をお手伝いする研究と実践にとり組んでいます。運動がどの程度効果があるのか、どんな食事がベストなのか、がんの再発のリスクはどの程度なのか。わかってきたことがある一方で、まだわかっていないこともたくさんありますが、ひとりでも多くのサバイバーが、心身ともに元気に輝いた人生に歩まれることを願い、このたび、チームで集めた情報やとり組みを広くお伝えしたいと考えました。

本書では、これらのノウハウを、楽しく読みながら学び、実践できるように整理し、無理なく続けやすい知恵を交えてご紹介しています。

この本を手にとってくださった方へ。あなたはひとりではありません。同じようにこの本を読んで頑張っている仲間がいます。私たちチームもこの本を通じて応援しています。

皆さん、一緒にできることからやってみましょう。

聖路加国際病院ブレストセンター長　山内英子

もくじ

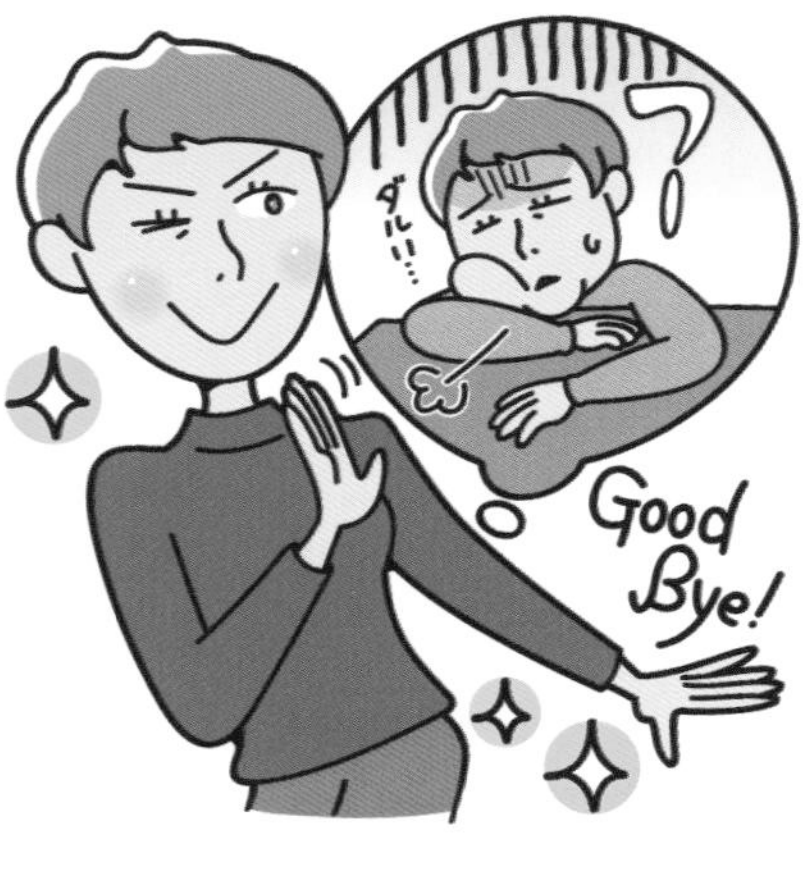

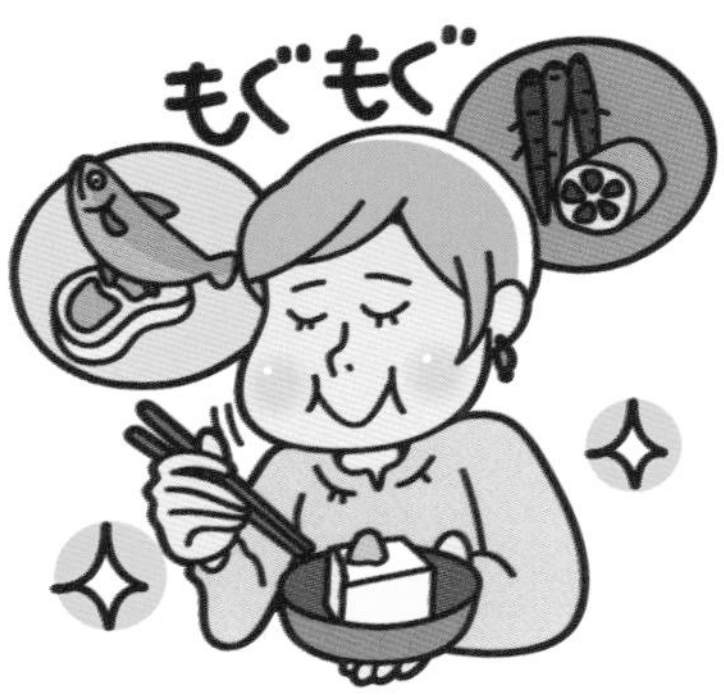
もぐもぐ

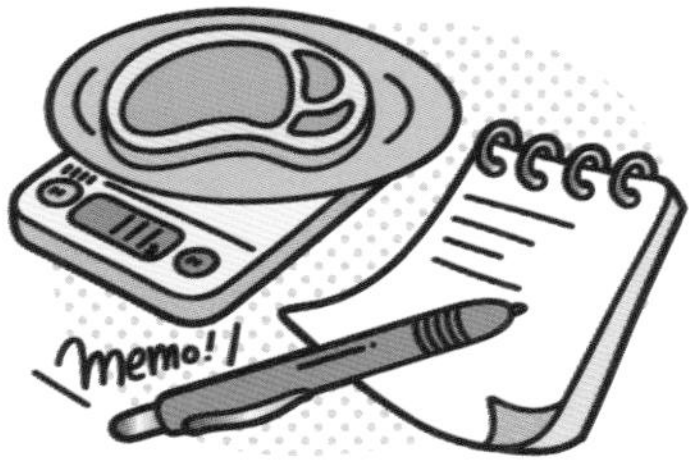
memo!

野菜をラクにとる！

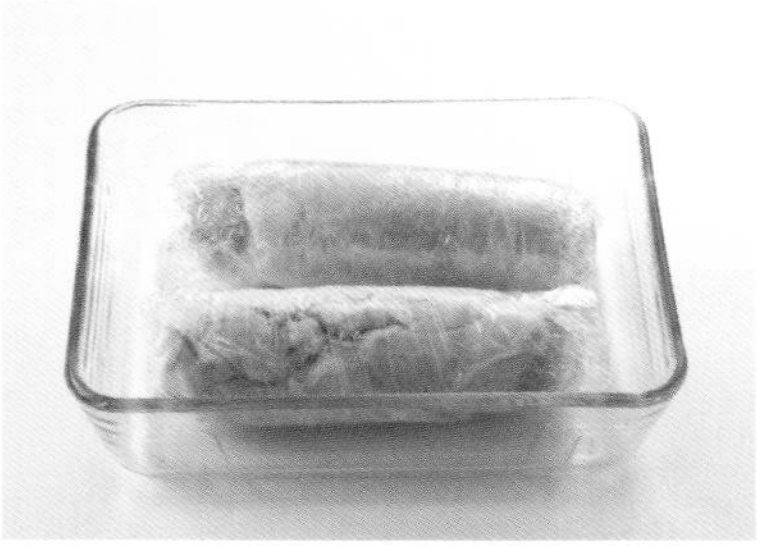

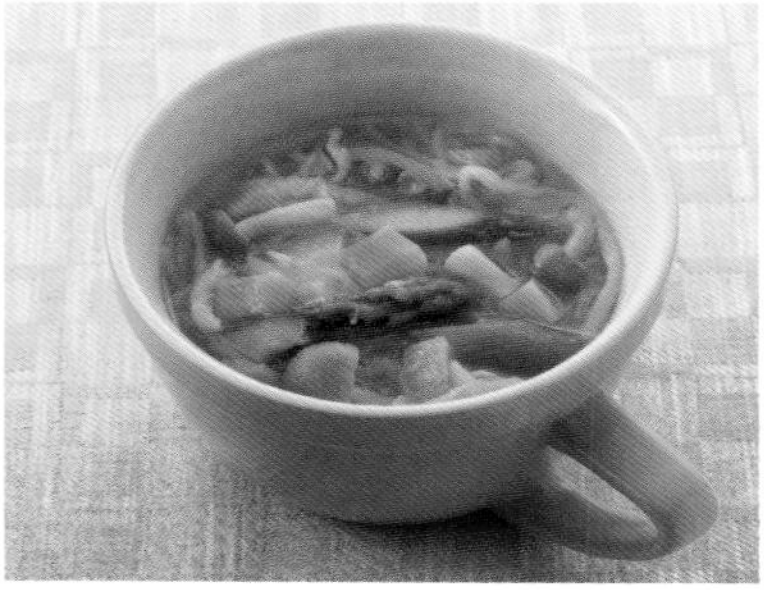

教室で人気のヘルシーメニュー

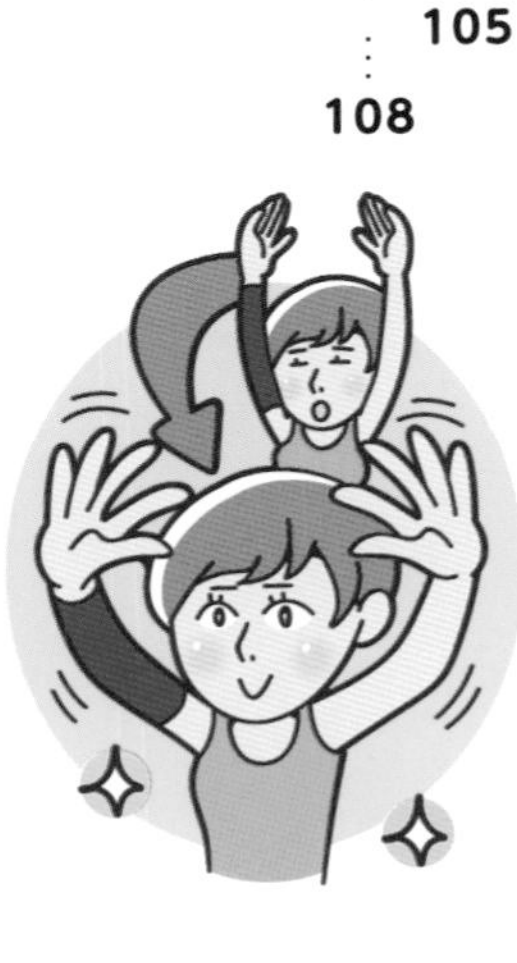

本書の使い方

●レシピのきまり

・1カップ＝200ml、大さじ1＝15ml、小さじ1＝5ml、ミニスプーン＝1mlを使っています。
・レシピの分量は、正味重量（皮や種、骨などを除いた実際に食べる量）です。
・フライパンはフッ素樹脂加工の製品を使用しました。
・電子レンジは600Wのものを使用しました。お使いの電子レンジのW数がこれより小さい場合は加熱時間を長めに、大きい場合は短めにして、様子をみながら加減してください。
・「だし」はこんぶとカツオ節でとったものです。市販のだしのもとを使ってもかまいません。
・保存期間は目安です。保存容器や冷凍用保存袋は清潔なものを使ってください。

●この本で使った調味料や材料の計量スプーン重量表(g)

	小さじ (5ml)	大さじ (15ml)
水・酒・酢	5	15
塩（天然塩）	5	15
しょうゆ	6	18
みそ	6	18
みりん	6	18
砂糖	3	9
はちみつ	7	21
油・バター	4	12
マヨネーズ	4	12
牛乳・生クリーム	5	15

	小さじ (5ml)	大さじ (15ml)
トマトピュレ	6	18
ポン酢しょうゆ	6	18
オイスターソース	6	18
カレー粉	2	6
豆板醤《とうばんじゃん》	7	21
粒入りマスタード	5	15
顆粒だしのもと（和・洋・中）	3	9
いりごま・すりごま	2	6
小麦粉	3	9
かたくり粉	3	9

2017年1月改訂

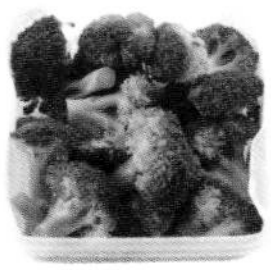
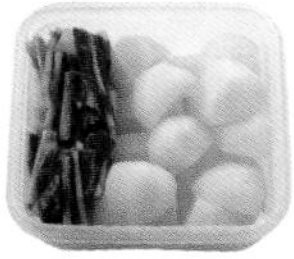
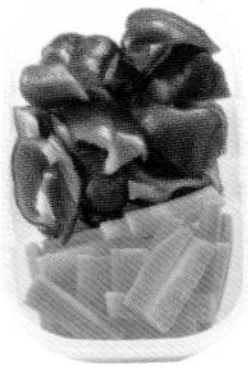
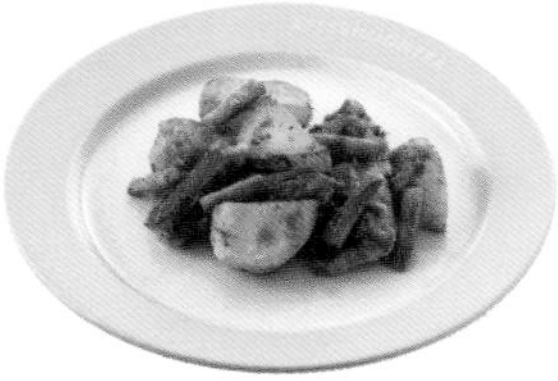
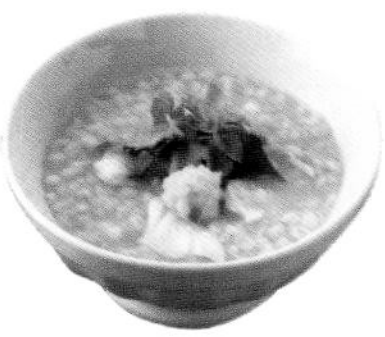

Part 1

あなたの心と体を守る
体重コントロール

乳がんの治療中や治療後、体重が増えてしまったら、適切な食事と運動で体重をコントロールすることが、再発予防のために大切なことがわかっています。そのほか、「リンパ浮腫の予防や改善」「不安や落ち込みをやわらげる」など良い効果がたくさんあります。術後、再び自分らしい生活をとり戻す力となるはずです。

医学監修／山内英子

エッ！
そうだったの!

ご存じですか？ 肥満もがんのリスクです

肥満はタバコと並ぶ がんの主要な原因

がんを発症させるさまざまな要因の多くは生活習慣です。そのうち最大の要因は喫煙ですが、肥満の影響も同じくらい大きいという研究報告が近年、相次いでいます。

図1はその1例です。イギリス人約500万人を7年余り追跡調査したところ、約3％にがんが発症したのですが、その二大要因は喫煙と不適切な食事、3番目が運動不足でした。不適切な食事と運動不足はいずれも肥満を招く生活習慣で、合わせて35％が肥満関連要因だと報告されています。

これはあくまでも、肥満が国民の25％にのぼるイギリスでの調査です。日本人のがんの2大要因はタバコと感染であり、肥満は男性では飲酒や塩分摂取に次ぐ5位、女性では飲酒に次ぐ4位です。日本人の肥満はまだ約4％ですが、イギリスの調査結果は、肥満を予防しなければ、がんの重大な発症要因となることを教えています。

乳がんも、肥満が 発症リスクの一つ!

では、肥満はどんながんの発症に影響するのでしょうか？

図2は、世界がん研究基金が、体格による発がんのリスクを、10年間の追跡調査によってまとめたものです。肥満により確実にリスクが上がるがんは、食道、膵臓、肝臓、大腸、乳房（閉経後）と子宮体部、腎臓です。

図3は、日本人のＢＭＩ[※1]と乳がんの関係を分析した結果です。閉経前、閉経後ともに、ＢＭＩが大きいほど乳がんのリスクが上昇する傾向があります。

欧米での研究では、肥満は閉経後の乳がんリスクを上げるが、閉経前には逆に予防になる可能性があるとされていました。しかし、この研究結果から、アジア人女性では、閉経前の肥満も乳がんのリスクになるとわかったのです。

肥満が乳がんのリスクになるのは、脂肪組織から女性ホルモンのエストロゲンが生成されるからだとされています。閉経前のリスクが欧米人とアジア人でなぜ違うのかは今後の課題です。

図1 肥満もがんの大きな原因となる！

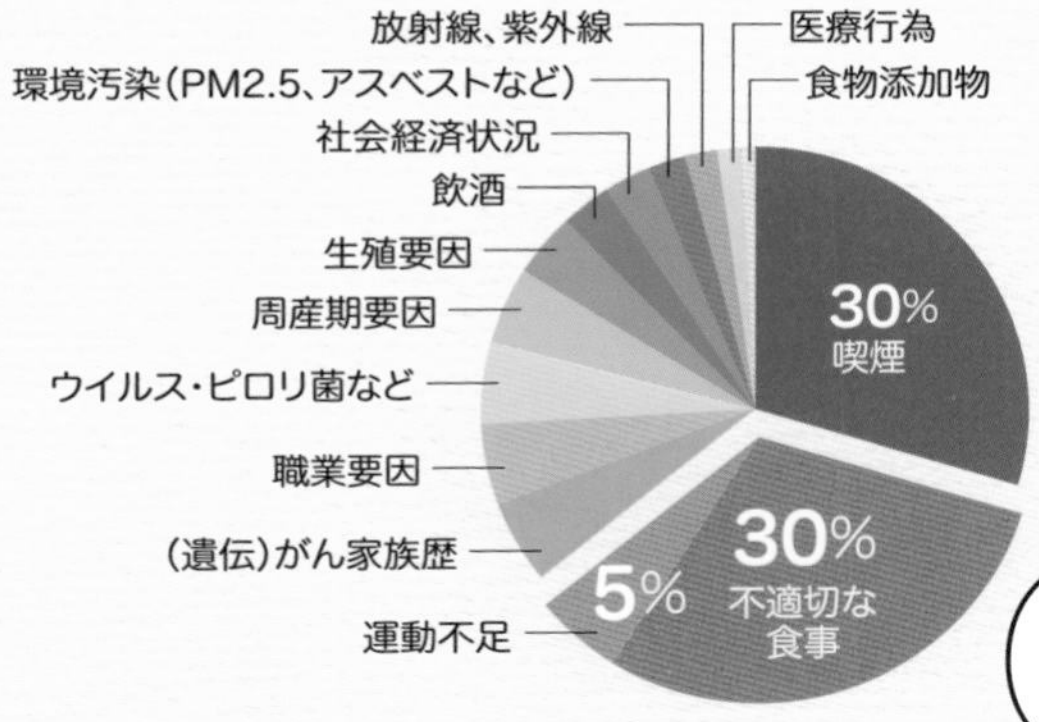

がんの原因の
3割以上が肥満と
関係しています！

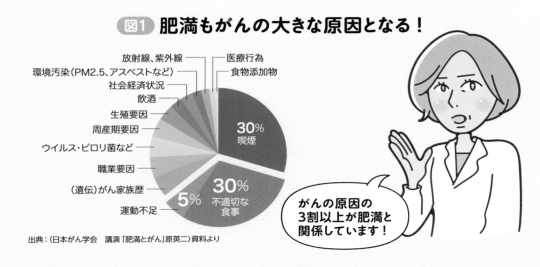

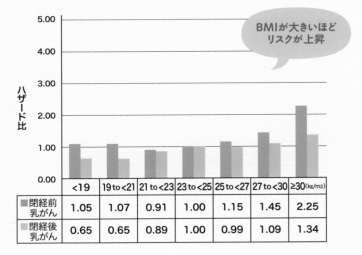

出典：(日本がん学会　講演「肥満とがん」原英二)資料より

図2 肥満により、リスクが上がるがん

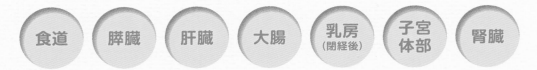

食道　膵臓　肝臓　大腸　乳房(閉経後)　子宮体部　腎臓

出典：国立がん研究センター　がん情報サービス
参考文献：世界がん研究基金 (World Cancer Research Fund International). Continuous Update Project findings & reports. 2007-2017

図3 日本人のBMIと乳がんリスク

日本の８つのコホート研究[※2]の18万人以上のデータを合わせて分析し、BMIと乳がんの関連を閉経状況別に推定した結果。乳がんの発生率に影響を与えるBMI以外の要因(年齢、地域、喫煙、飲酒、初潮年齢、初産年齢、出産数)による偏りが出ないよう、統計的補正が行われている。約12年間の追跡期間中に1783人が乳がんになり、うち301人が閉経前乳がんだった。

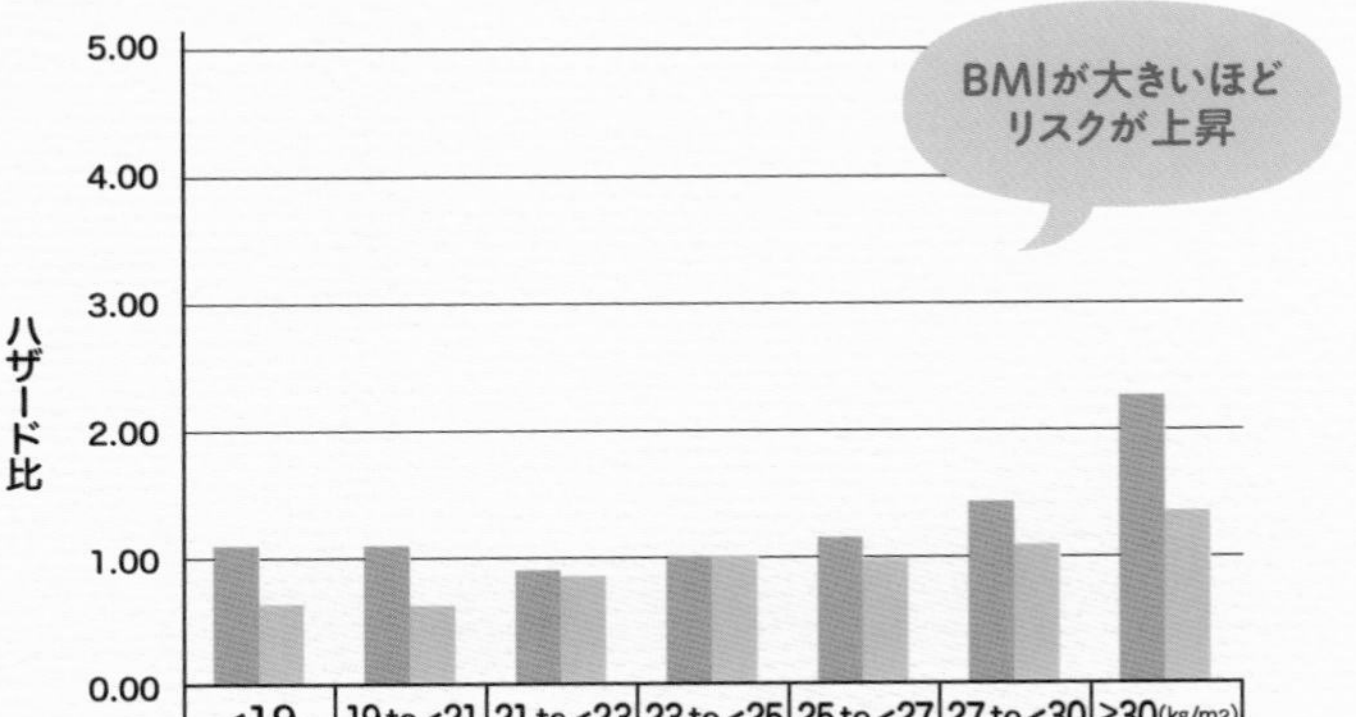

	<19	19 to <21	21 to <23	23 to <25	25 to <27	27 to <30	≥30 (kg/m^2)
閉経前乳がん	1.05	1.07	0.91	1.00	1.15	1.45	2.25
閉経後乳がん	0.65	0.65	0.89	1.00	0.99	1.09	1.34

出典：国立がん研究センター予防研究グループ (Annals of Oncology 2014年25巻519-524ページ)

※1 体格指数。肥満とやせの判定に国際的に使われている指数。計算式は、体重 (kg)÷身長 (m)の二乗。
※2 特定の要因を持つ集団と、その要因を持たない集団を一定期間追跡し、要因と疾病の関連を調べる研究。

診断後の体重増加に注意したほうがよいのはなぜ？

乳がんの予後と生活習慣の関連を調べた報告が登場

すでに乳がんと診断された患者さんにとって気になるのは、診断後の体重増加や肥満がもたらす影響でしょう。

じつはがんと生活習慣との関連を探る研究は、これまで発症予防を目的に行われてきました。しかし、5年生存率が92.5％（日本人の場合）に達している乳がんの患者さんにとっては、病気とじょうずにつき合い、より長く元気に生きるために、どんなことに注意したらよいかの情報が必要不可欠です。

そうした状況に応えて、世界がん研究基金と米国がん研究協会は２０１４年に「乳がん患者と食事・栄養・身体活動」として、乳がん患者の生活習慣や環境因子と予後との関連を調査した研究報告を発表しました。

こうした研究は新しい分野で、まだまだ明らかにしなければならないことが多く、日本人を対象とした研究報告はほとんど含まれていません。

しかし、日本乳癌学会は、同報告には、いくつかの要因について、乳がん診断後の予後に、「確実に」あるいは「ほぼ確実に」関連するといえるものがあるとして、２０１８年版の「乳癌診療ガイドライン」で紹介しています。

肥満は、乳がんサバイバーの再発リスクを押し上げる

「乳癌診療ガイドライン ２０１８年版」で、「確実」とされたのは、乳がん診断時の肥満は、再発リスク、さらに、乳がんでの死亡、その他の死因を含む全死亡のリスクを高めることです。

乳がんサバイバーにとって重要なのは、同報告が「ほぼ確実」と判定した「乳がん診断後に肥満度が上昇した患者は再発リスクが高い」という図4の結果です。同報告はまた、「乳がん診断後に肥満度が上昇した患者の乳がん死亡リスクが高い」ことも「ほぼ確実」と判定しています。

なお、これらの研究における肥満の定義はさまざまですが、多くの研究では肥満をＢＭＩ30以上と設定し、ほとんどがＢＭＩ25未満の方との比較調査を行っています。

「がんサバイバー」とは

がん治療を終えた方だけでなく、がんと診断された方、治療中の方など、すべての「がん体験者」を指す言葉です。ラテン語の"Sur"「超えて」+"vivere"「生きる」というポジティブな語源を持ちます。

図4 乳がん診断後の肥満度の上昇は、「ほぼ確実に」再発リスクを上昇させる

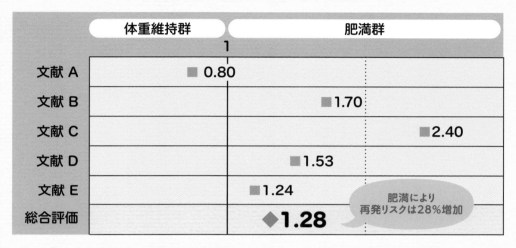

・赤い■はそれぞれの試験の結果。
・青い◆は、メタアナリシス総合評価の結果を示す

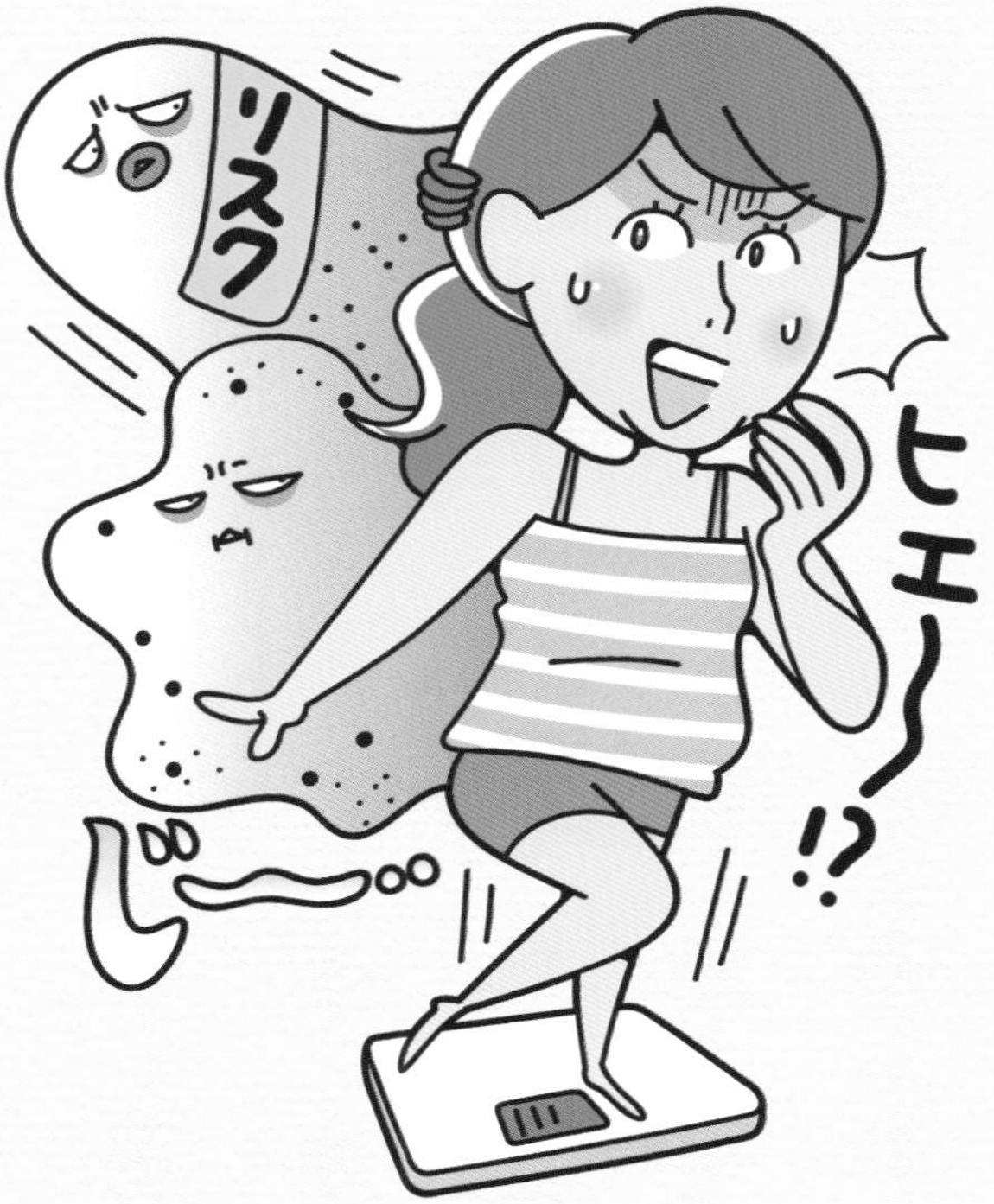

図4は、乳がん診断後の肥満と再発リスクを調べた5つの文献（症例数6152例）を、統計的に処理・分析し、総合的な結論を導き出すメタアナリシスという手法による分析結果を簡略化して示したもの。縦線の右側は肥満群、左側は体重維持群。縦線のある「1」は、再発リスクが、肥満群と体重維持とで差がないことを示すライン。◆は文献A〜Eの研究をまとめた結果を示す。◆が「1」の縦線上であれば、体重維持群と肥満群とで再発リスクに差がなく、◆が「1」の縦線よりも右側にあれば、肥満は乳がんの再発リスクを上げることを意味する。今回の解析の結果、◆は「1」の縦線より右側に寄っており、体重維持群に比べて、肥満群の再発リスクは28%高いことを示した。

参考資料:日本乳癌学会「乳癌診療ガイドライン　2018年版」掲載の「Diet, nutrition, physical activity , and Breast Cancer Survivors」(World Cancer Research Fund International／American Institute for Cancer Research)

「治療を始めてから太りやすい」そう感じるのには理由があります

診断後3年で21％の人が5kg以上、体重増加！

がんの治療中は体重が減る、というイメージが一般的かもしれません。確かに消化器系がんでは術後、食事が十分にとれずに体重が減少しがちです。

乳がんでも、術後は心労もあり、食欲が落ちて体重が減ってしまう場合もあるでしょう。しかし、ホルモン治療や化学療法が始まると、次第に体重が増加していく人が少なくありません。

事実、これまで複数の研究が乳がん患者の体重増加を報告しています。図5は中国での調査ですが、診断後3年で21％が5kg以上、増量しています。

12ページで紹介したように、診断後の過度な体重増加は「ほぼ確実に」乳がんでの死亡リスクを上げます。5kg以上の体重増加は、死亡リスクを1.6倍増加すると示している研究もあります。

ホルモン治療や抗がん剤の副作用で過食&運動不足に

乳がんの診断後に体重が増えるのは、一つには、内分泌治療に使われるホルモン剤の副作用です。閉経前では、抗エストロゲン剤を基本に、必要に応じてLH・RHアゴニスト製剤を併用し、閉経後はアロマターゼ阻害薬を基本に使います。このうち、抗エストロゲン剤のタモキシフェンは、体重増加が起こりやすいとされています。

抗がん剤治療によって体重が増加することもあります。副作用の吐き気・嘔吐、むくみなどを防ぐために、副腎皮質ステロイドホルモンが使われることがあります。このステロイドが血糖値の上昇や食欲の増進を招くため、体重が増加しやすくなるのです。

また、ホルモン治療は更年期症状や関節痛などを招き、抗がん剤治療も倦《けん》怠《たい》感やしびれ、関節痛や筋肉痛を生じることがあります。こうした症状から身体活動量が減ることも、体重増加を招く遠因となります。

「太ってしまうから」と、自己判断で治療をやめてしまうケースもありますが、ホルモン治療は再発予防に必要です。主治医と相談しながら、体重をコントロールして治療を続けましょう。

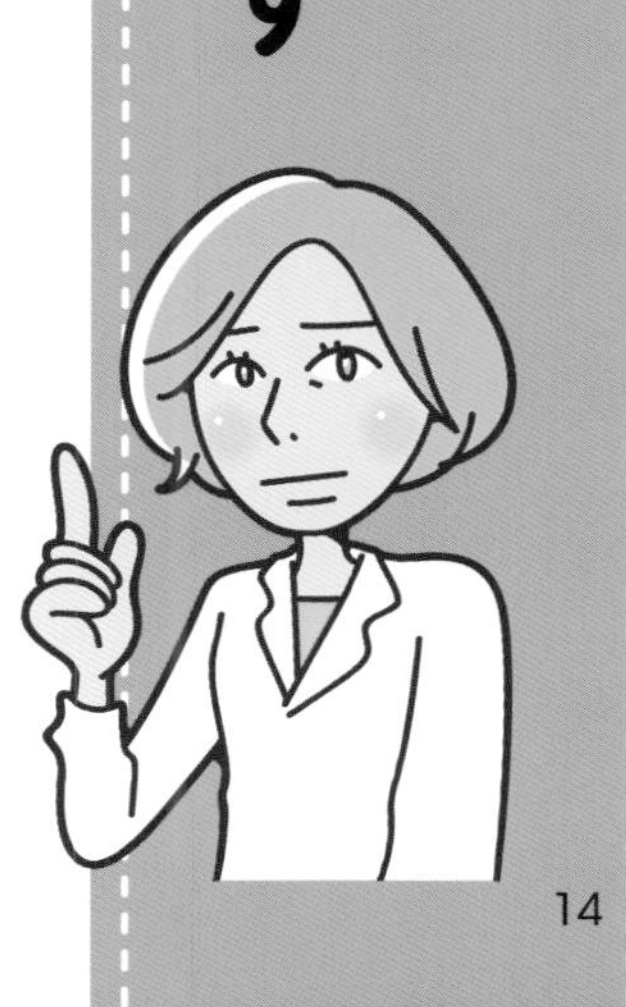

図5 乳がん診断から3年後の体重の推移

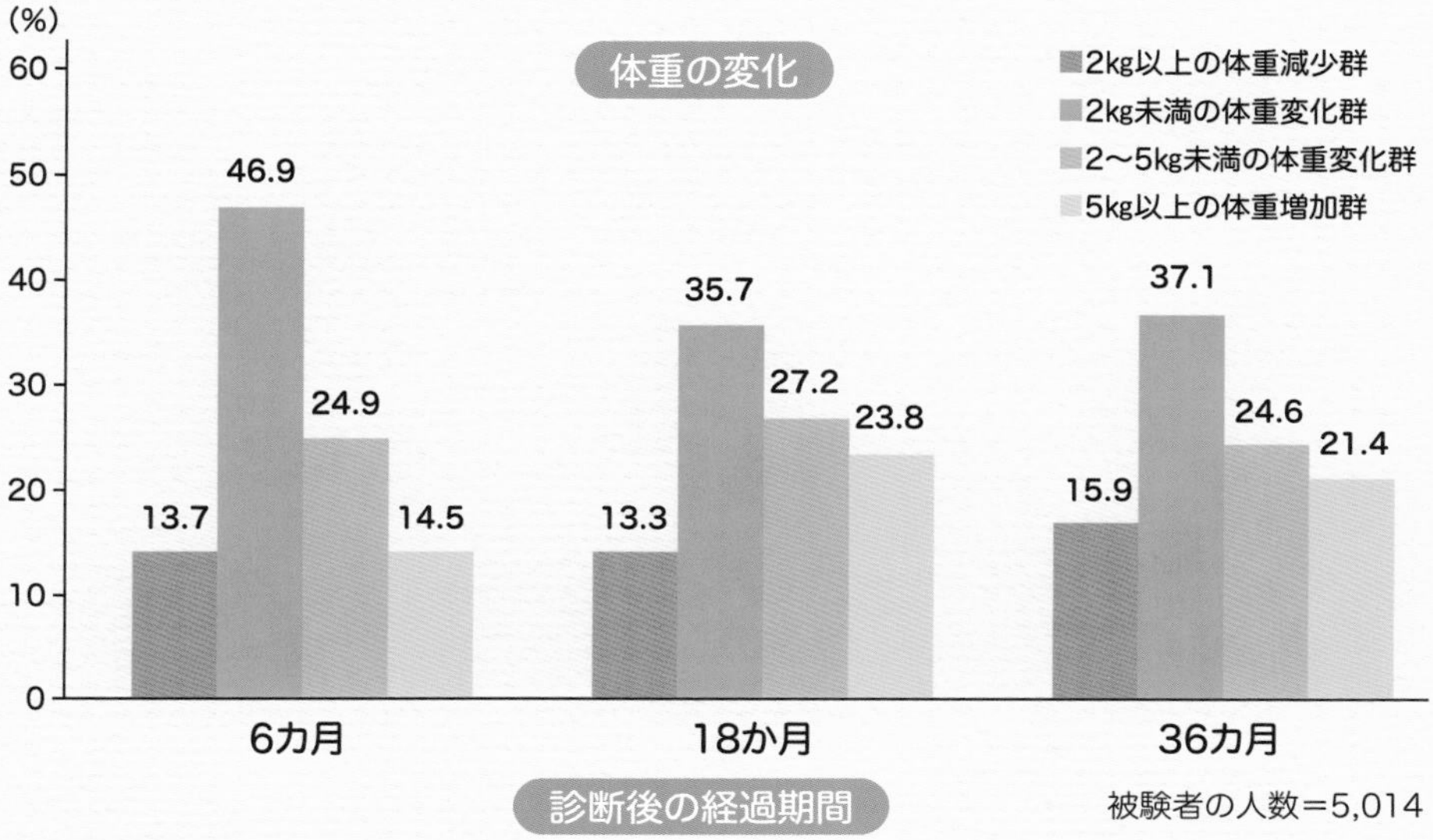

出典:Gu et al. Cancer Causes Control, 2010

図6 がん治療で体重が増えるわけとは

ホルモン治療の影響

更年期症状が起こり、イライラや倦怠《けんたい》感などからストレスフルになり、過食になりやすい。

＋

術後の後遺症や治療の副作用

術後のリンパ浮腫に加え、ホルモン剤や抗がん剤による倦怠感、関節痛や筋肉痛、こわばり、しびれなどの副作用から、活動量が低下しやすい。

↓

二次的体重増加

ホルモン剤の副作用

抗エストロゲン剤の中には、脂肪の吸収を促すなど、体重増加を招きやすい薬剤がある。

＋

抗がん剤の支持療法

抗がん剤の副作用を予防するステロイド剤は、血糖値上昇や食欲増進、水分の保持などの可能性がある。

↓

一次的体重増加

「食事＋運動のダイエット」には再発を予防する効果があります！

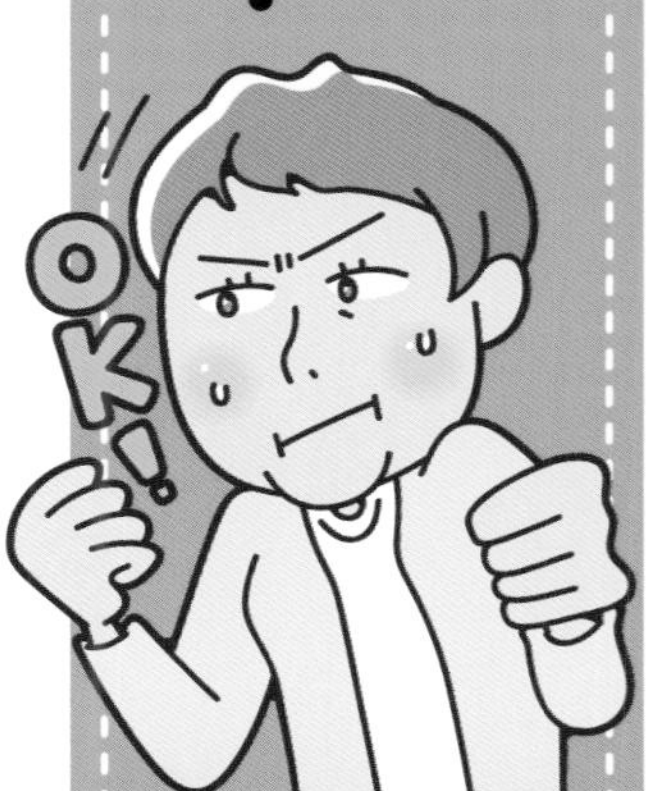

食事のダイエット効果は運動の3倍

体重コントロールはどのようにしたらよいでしょうか。ダイエット、すなわち体重を減らすポイントは、食事からとる摂取エネルギー量を調整して、身体活動で使う消費エネルギーをより高めることです。では、ここで問題です。食事と運動ではどちらがよりダイエット効果が高いでしょうか？

その疑問を検証したのが図7です。体重減少率が最も高いのは、食事と運動療法を並行して行った群でした。でも、食事制限単独の群との差はわずか。それほど運動療法の効果は小さく、食事制限は単独でも運動療法の3.5倍も減量効果が出たことがわかります。

こうした研究はほかにも数多く報告されており、どの報告でも、食事制限の減量効果は運動療法のほぼ3倍という結果が示されています。

なぜなら、一般人が行うレベルの運動による消費エネルギー量は意外に少ないため。たとえばウォーキング1時間のエネルギー消費量は、エクレア1個分のエネルギー量とほぼ同じ。高エネルギーな嗜好食品を楽しみながらダイエットするには、選手並みの運動をしても間に合わないかもしれません。

運動は乳がんサバイバーの死亡リスクを減少させる

とはいえ、ダイエットは食事と運動も合わせて行うのがおすすめです。運動にはダイエット効果だけでなく、さまざまな効用があるからです。

運動をすると免疫機能が改善され、乳がんなどの予防効果があることも証明されています。

運動は、乳がんサバイバーにとっても効果があるでしょうか？ 世界がん研究基金と米国がん研究協会の報告では、診断後の身体活動は、図8に示すように、乳がんによる死亡と死因を特定しない死亡リスクを「確実に」減少させるとしています。

そこで日本乳癌学会「乳がん診療ガイドライン 2018年版」も、診断後の身体活動を高く維持することを強く推奨しています。

図7 食事と運動のダイエット効果くらべ

50〜75歳の閉経女性を対象に、食事と運動が体重に与える影響を調査した研究。439名の参加者を以下の4つのグループに分類し、1年後の体重変化を調査したときの体重の減少率を示す。

①コントロール群
（生活習慣を変えない群）
②運動群：週3回、45分以上の有酸素運動
③食事制限群：1,200〜2,000kcalのエネルギー制限
④食事制限+運動群

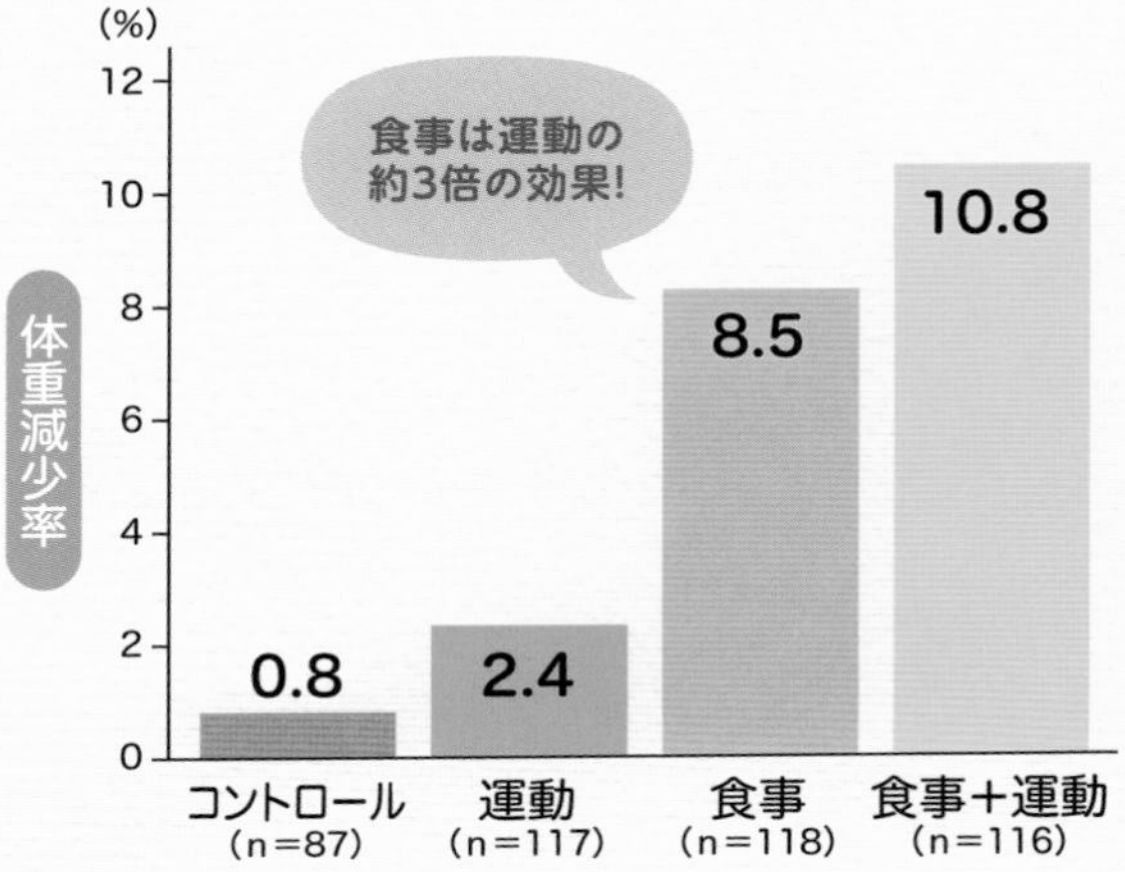

出典：Foster et al. Obesity, 2012

図8 乳がん診断後、体をよく動かす人ほど乳がん死亡率が減少する

2005年から2016年に発表された11件の研究では、いずれも身体活動の多いグループのほうが、身体活動の少ないグループに比べて、死亡リスクが減少していた。11件の結果をメタアナリシス（13ページ図４の解説参照）でまとめた総合評価では、身体活動により、乳がんによる死亡の相対リスクが0.56、つまり44%減少することがわかった。

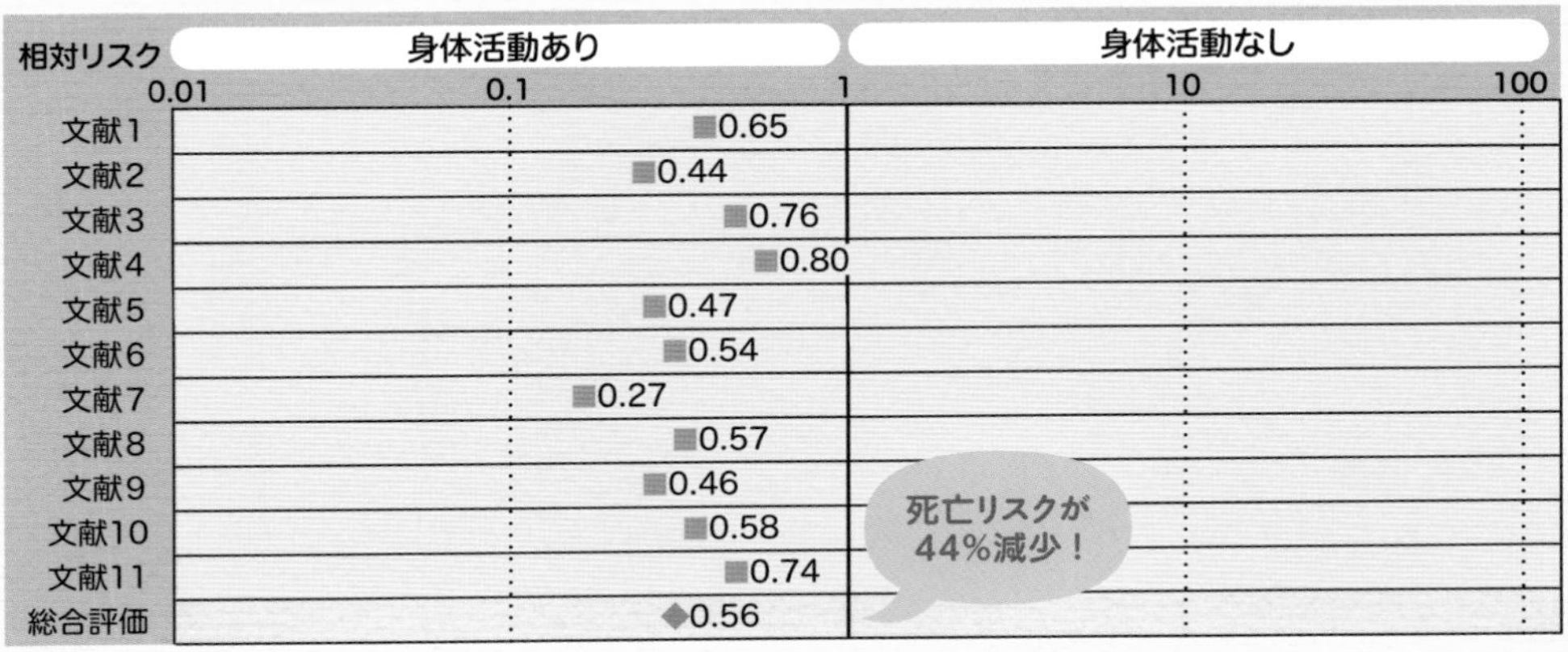
相対リスク
身体活動あり
身体活動なし
0.01
0.1
1
10
100
文献1
0.65
文献2
0.44
文献3
0.76
文献4
0.80
文献5
0.47
文献6
0.54
文献7
0.27
文献8
0.57
文献9
0.46
文献10
0.58
文献11
0.74
総合評価
0.56
死亡リスクが
44%減少！

・赤い■は、それぞれの試験の結果。
・青い◆は、総合評価の結果

参考資料：日本乳癌学会「乳癌診療ガイドライン2018年版」掲載の「Diet, nutrition, physical activity and Breast Cancer Survivors」（World Cancer Research Fund／American Institute for Cancer Research）

こんなにあるなんて！

「食事＋運動のダイエット」にはほかにも得することがいっぱい！

その1

減量により、再発リスクが減少。生活習慣病も二次がんも予防できる

これまで紹介してきたように、食事と運動による体重コントロールには、再発を予防する効果があることがわかっています。さらにうれしいことに、乳がん以外のあらゆる病気のリスクも減少させる効果があります。

それというのも、肥満を放置すれば、乳がん以外のがんの発症リスクが高まるからです。肥満によってリスクが上昇するがんのうち、子宮がんはもちろんですが、大腸がんも女性に多いがんです（11ページ図2）。

そもそも肥満は生活習慣病の元凶です。脂質異常症、高血圧、高インスリン血症が進行すれば、動脈硬化が促進されてしまい、脳血管疾患や心疾患のリスクが高まります。

肥満が発がんリスクを高めるメカニズムとして、最近、注目されているのは高インスリン血症です。発がんストレスによって傷ついた細胞はアポトーシス（細胞死）により分裂を停止します。ところが、血中インスリン濃度が常に高いと、炎症反応や発がんにつながる分泌物を生み出し、アポトーシスが抑えられて細胞増殖の亢進、つまりがん化が生じるというのです。

食事と運動で体重コントロールすることは、再発予防だけでなく、これらの生活習慣病の予防にもなるのです。

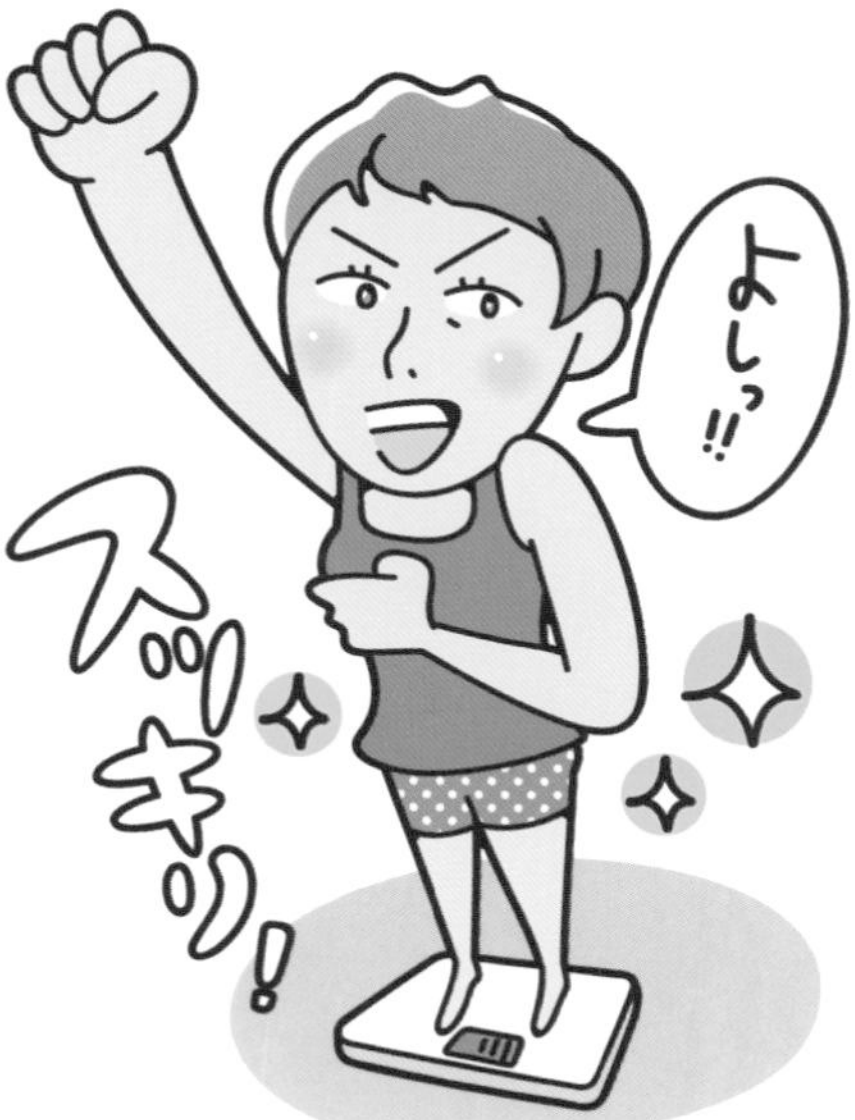

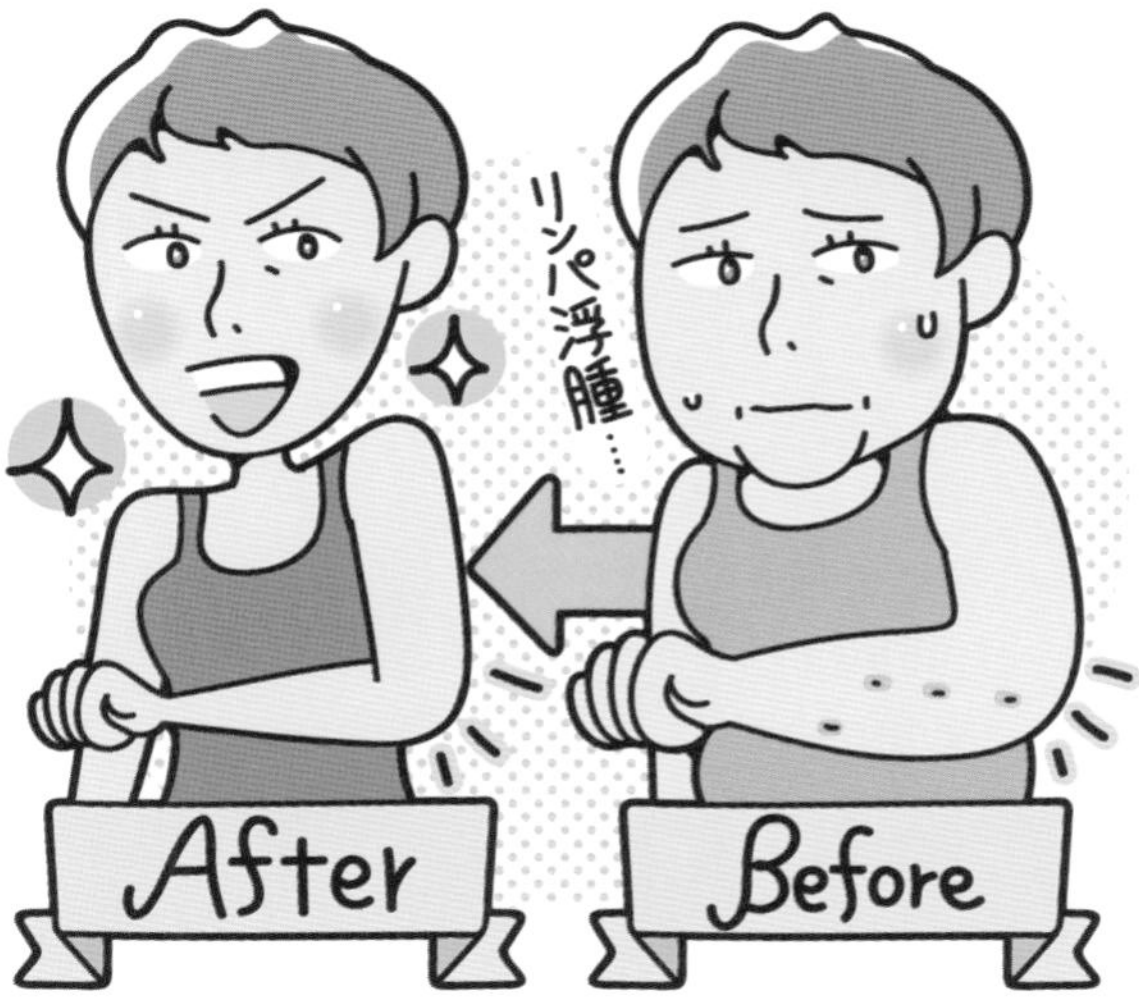

その2
リンパ浮腫や関節痛の予防や改善につながる

乳がんの手術でリンパ節郭清《かくせい》術や放射線治療を受けた人は、リンパ浮腫が生じることがあります。詳しくは82ページで紹介しますが、リンパ浮腫も肥満を解消することで発症を予防することができます。すでに発症している場合は改善できる可能性があります。

ホルモン治療の副作用で生じる関節痛は、定期的に運動をすることで改善します。また、肥満を解消すれば、関節にかかる負担が減り、脂肪細胞がつくり出す炎症物質も減るので、痛みが軽減します。

関節痛が重症化すると、そのつらさからホルモン治療を中止してしまう人もいます。運動と減量によって軽くなれば、ホルモン治療を継続でき、再発リスクの低下にもつながります。

その3
倦怠《けんたい》感の改善に効果あり。精神症状も運動によって軽減する

ホルモン治療で生じる倦怠感は、有症率は高いものの、患者自身も医療者の認識も低く、対処法が確立していません。

しかし、20ページで紹介するシェイプアップリングの研究で、運動によって軽減することがわかりました。

また、がんと診断されたときから生じるイライラや意欲の低下、気分の落ち込みなどの精神的症状は、抗うつ剤や睡眠薬を処方されることがあります。

しかし、そうした精神的症状も、運動習慣を持つことで軽減されるとの研究報告があります。つまり、運動は、術後の体だけでなく心も支えてくれるのです。

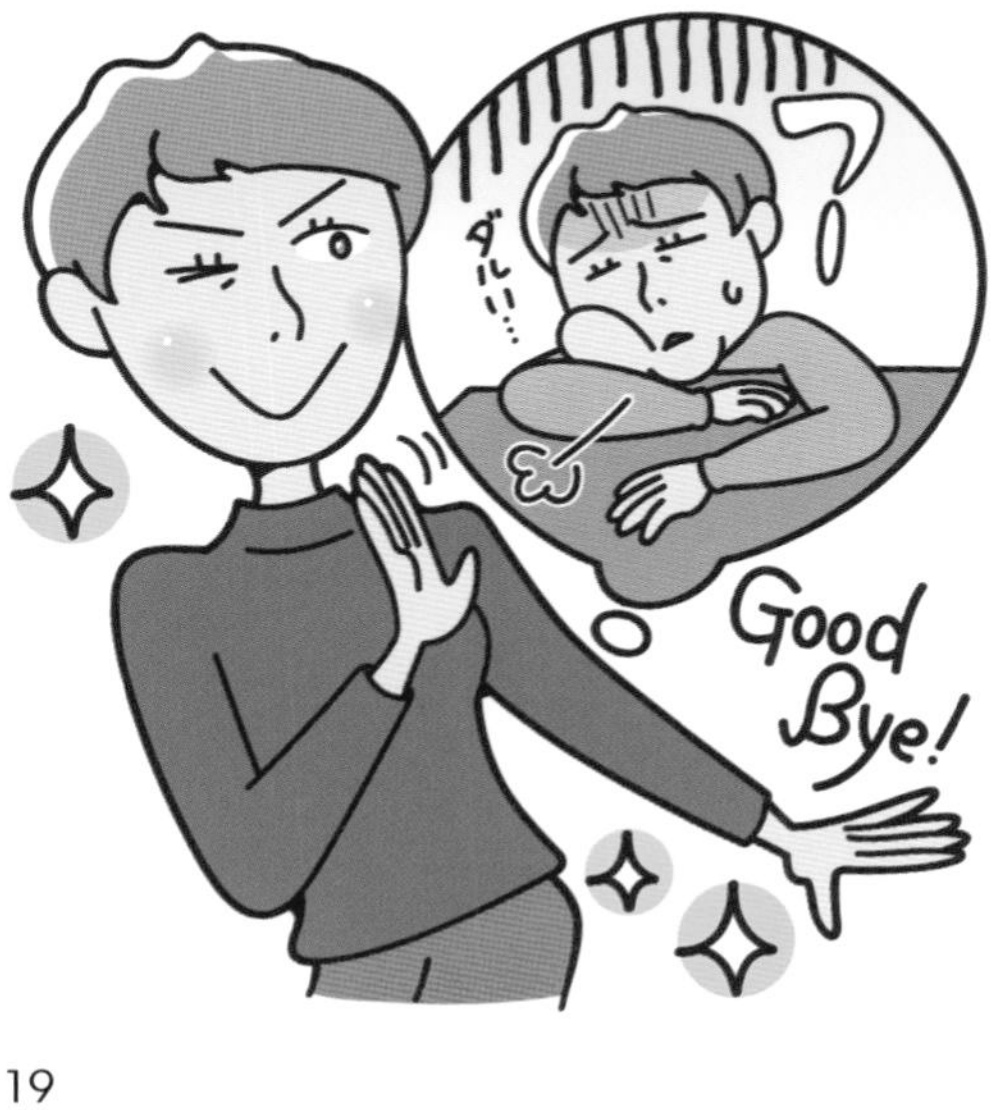

食事&運動療法による がんサイバーシップ支援研究 シェイプアップRing

シェイプアップRingは聖路加国際病院のグループ療法

聖路加国際病院のブレストセンターでは、患者さんの治療と生活をサポートするために、独自のグループ療法を行っています（100ページ）。「シェイプアップＲｉｎｇ」もその一つで、ホルモン治療中の乳がん患者さんの減量と副作用の軽減を目標に、食事療法と運動を行うプログラムを提供しています。

ご紹介する研究報告は、２０１４年度国立がん研究センターの研究事業として行われたものです。患者さん32名が3グループに分かれ、栄養指導とグループコーチング、運動指導のセットを週1回合計3回受け、3週間、自宅で食事療法と運動を続けました。左ページにその成果を示しました。

3週間で確実にダイエットでき、脂質代謝や、うつの改善にも効果が

図9、10に示したように、体重、体格指数ＢＭＩ、中性脂肪、総コレステロールが減少しました。乳がん患者さんのダイエットは、必要な栄養をとって筋肉を減らさないことが重要です。3週間に1kgの減量は、その後も長期間無理なく続けることができ、リバウンドを起こさないためにも適切です。

倦怠《けんたい》感（疲れやすさ）とうつも改善しました（図11）。倦怠感は運動を習慣的に行った効果、うつの改善は、運動による効果と共に、目標を持って生活習慣を改善することで前向きな気持ちが生まれ、グループカウンセリングにより生じた仲間意識や一体感も大きな効果をもたらしていると考えられます。

シェイプアップRingの研究報告

図9 体重が減少し、BMIが低下

■ プログラム前
■ プログラム終了後1カ月

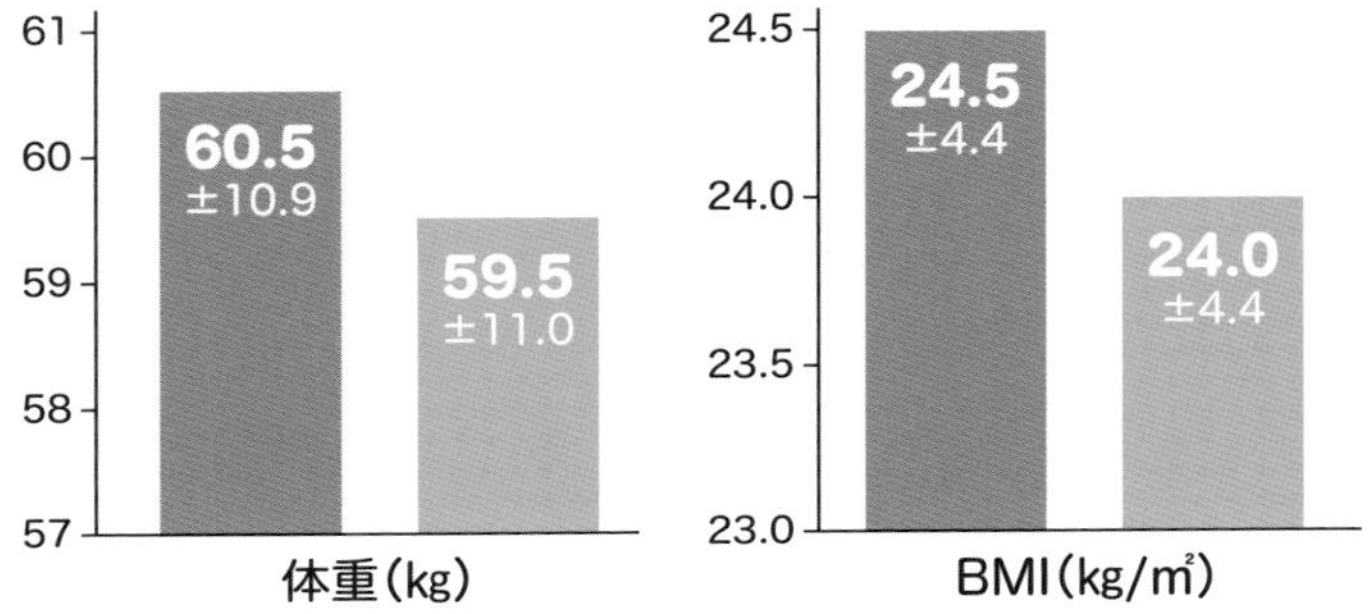

図10 脂質代謝異常が改善

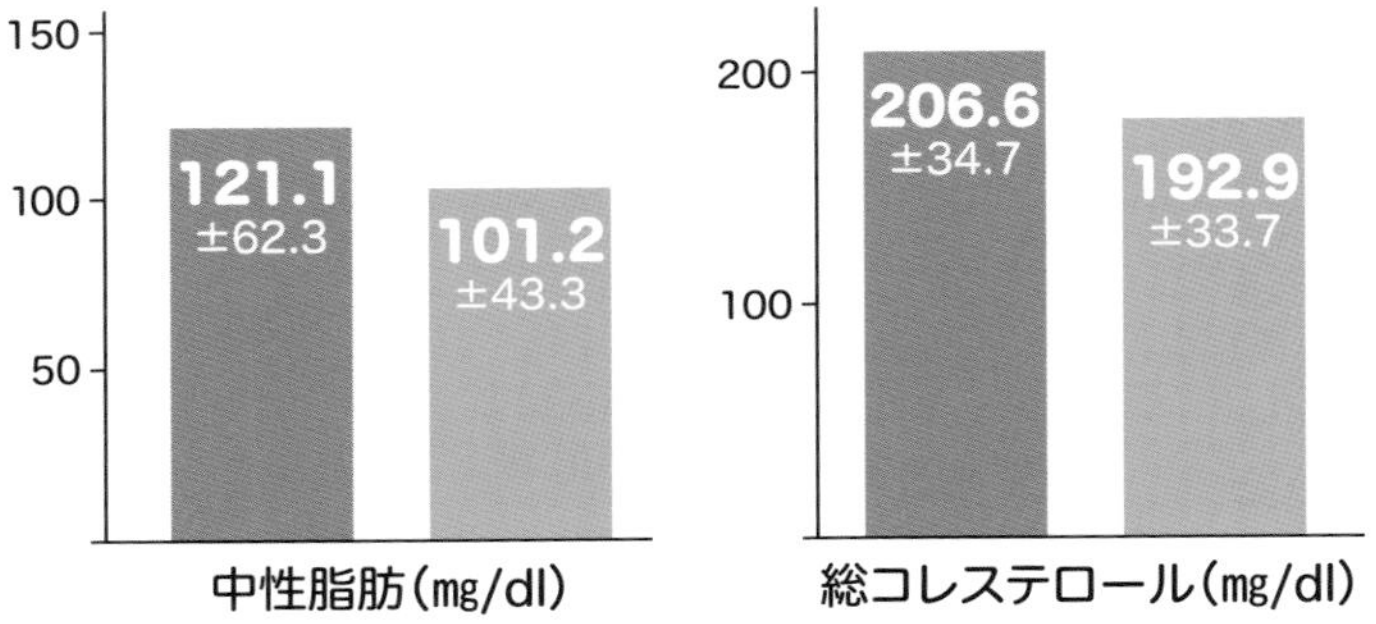

図11 うつと倦怠感も改善!

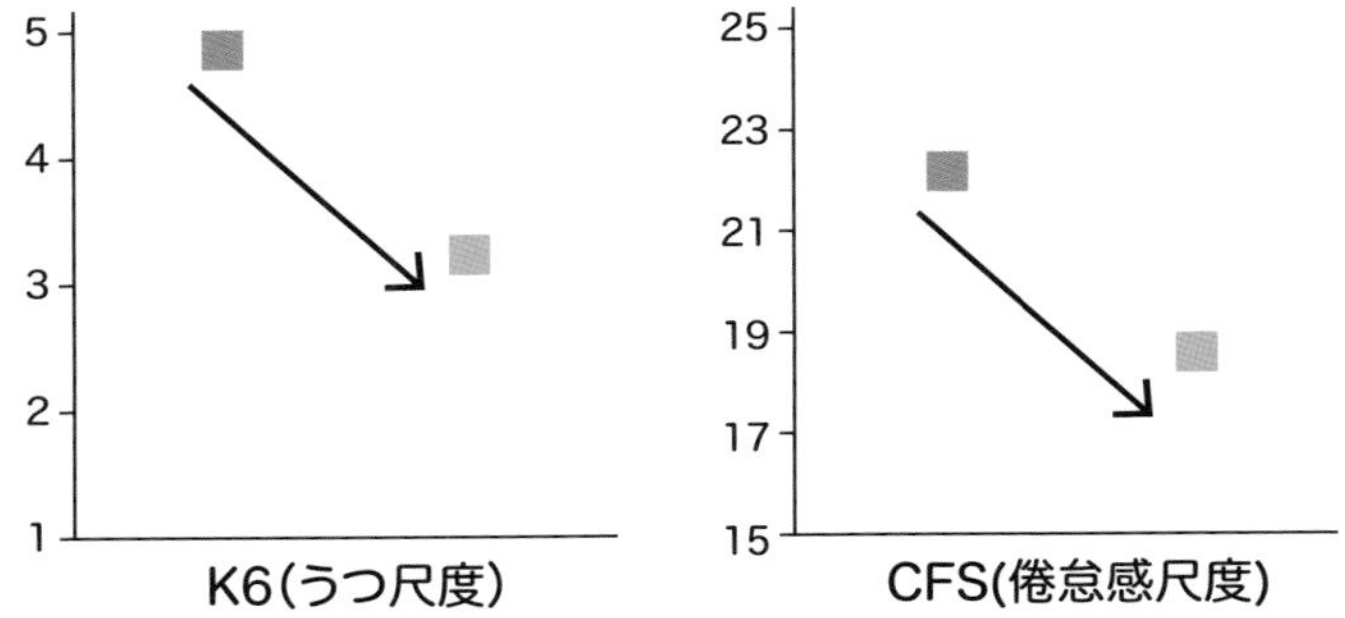

プログラムの内容

栄養指導

なぜ減量が必要かを解説し、減量のポイントを指導し、毎日、体重グラフを記録するよう指示。1週間ごとに記録を振り返って改善点などを講義。

運動指導

ストレッチとダンスエクササイズによる有酸素運動の組み合わせ。自宅でもDVDにより実施。

グループコーチング

管理栄養士、乳腺外科医、精神腫瘍科医、運動療法士らの専門家を交えてグループ全員で対話を重ね、それぞれの行動を支援する。

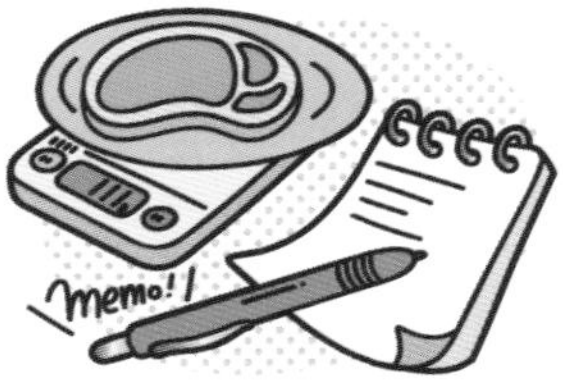

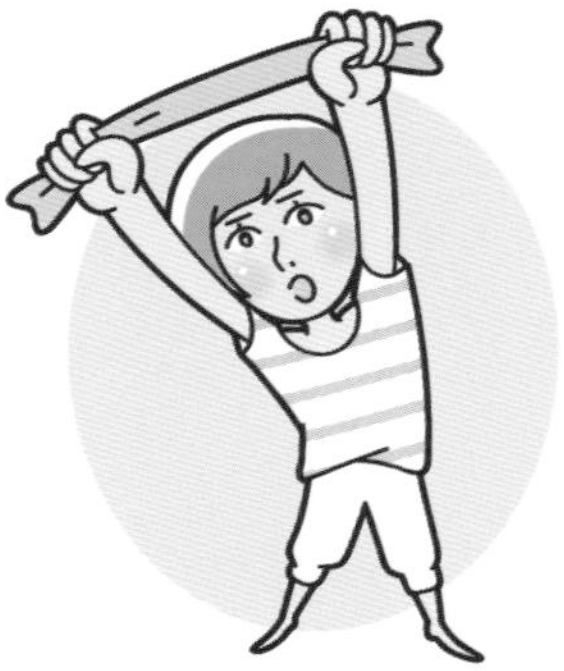

出典：Kitagawa et al. Effects of a structured group intervention on obesity among breast cancer survivors. Breast Cancer 2019

ダイエット体験談

目標体重を5年間キープして、ついに栄養指導は卒業！

荒木美沙（仮名）さん（57歳）

美沙さんがステージⅢの乳がんで左乳房切除と腋窩《えきか》リンパ節郭清《かくせい》術を受けたのは8年前のことです。半年間の抗がん剤治療を経てホルモン療法がスタート。1年後、体重は標準体重より2kgほど多い程度だったものの、脂肪肝と診断されました。

そこで主治医から食事と運動で減量するよう、シェイプアップRing（20ページ）への参加をすすめられた美沙さんは、週に1回、合計3回の講習で1.2kgの減量を達成。講習の内容で、今でも美沙さんが覚えているのは、乳がんの闘病は「食事、運動、治療が3本柱」というフレーズ。食事指導では「見た目のイメージと実際のカロリーは違う」という落とし穴をたくさん知ったことが役立ったといいます。

講習後は3か月に1回の栄養指導を受け、半年後には目標体重に。「カロリー計算をまめにしたわけではないのですが、主食や間食の量を意識して食べる習慣がつきました」

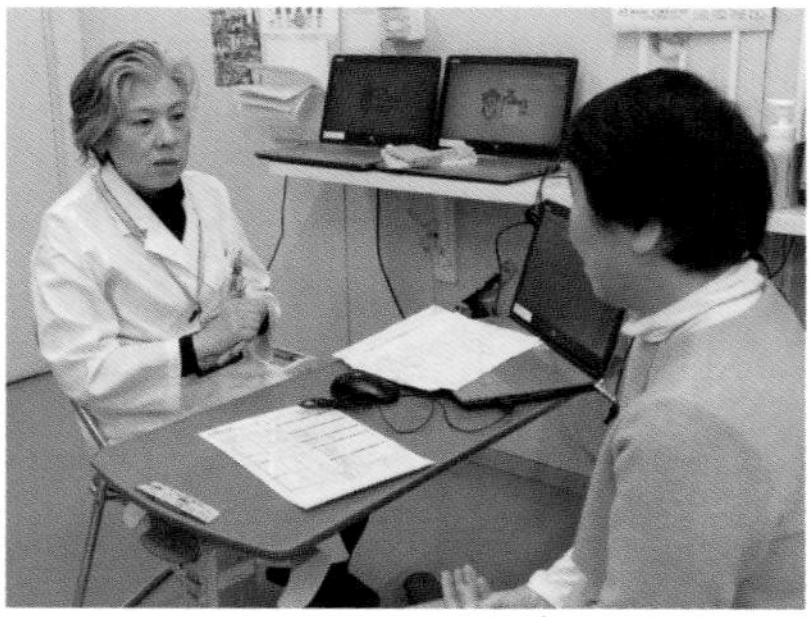
脂肪肝の治療の一環として食事指導を受ける荒木美沙さん。指導するのは管理栄養士の松元先生。

運動も講習をきっかけに習慣化

週に1回、ジムでマシントレーニングをし、毎日、できるだけ歩くよう心がけただけでしたが、「体が軽くなって腹筋もついた気がします。便秘も治ったんですよ」

取材当日は食事指導20回目。脂肪肝の検査はすべてクリアし、食事内容も合格。体重も目標値をキープできており、この回をもって無事に卒業となりました。

美沙さんのホルモン治療はあと2年。今の生活習慣を維持すれば、最後まで治療を続けることができると、お墨つきをもらったといえるでしょう。

「食事と運動は、がん患者に限らず、健康に生きる基本ですものね。その基本を学ぶことができて、これからの人生の大きな財産になったと思います」

管理栄養士から

「荒木さんは高血圧のご主人と食べ盛りの息子さん2人の食事作りをしながら、自分の食事をちゃんとコントロールして、頑張りましたね。体重の記録を続けてきたことも大きな勝因だと思います」

（聖路加国際病院栄養科 松元紀子先生）

主治医から

「ホルモン療法と更年期が重なると体重が増えやすく、脂質異常症や脂肪肝が悪化すると治療を中断せざるをえなくなります。荒木さんは食事と運動の両輪で根気よくコントロールできた優等生です」

（mammaria tsukiji※尹玲《いんれい》花《か》先生）

※聖路加国際病院のパートナーズクリニック。乳がん検診や乳がん術後のフォローアップなどを行う乳腺専門クリニック。

Part 2

しっかり食べてゆっくりやせる
ダイエット入門

ダイエットというとたいへんに感じるかもしれません。でもここで紹介するのは、体の回復に必要な栄養をしっかりとりながら、1か月に1～2kgのペースでゆっくり減量する方法です。初めは少しめんどうに感じるかもしれませんが、一度覚えれば、一生役立ちます。まずは「1日チャレンジ」。できたら「次は3日やってみよう」という感じで、ぜひ気軽に始めてみてください。

医学監修／山内英子　食事指導／松元紀子

信じていいの?

エビデンスのない食事療法や、民間療法にご用心!

再発を予防する特別な食事療法もサプリメントもない

「○○を食べるとがんが消える」「○○は再発を防ぐ」等々、そんな情報が気になるかもしれません。でも、それらはエビデンス、つまり科学的な根拠のある情報ではありません。

米国対がん協会が２０１２年に出した『がんサバイバーのための栄養と運動のガイドライン』は、「再発率や生存率を改善することが科学的に十分確認された、食事療法、サプリメント、健康食品は存在しない」としています。

一方、日本乳癌学会の「乳癌診療ガイドライン２０１８」は、大豆イソフラボンを、再発リスクを減少させる「可能性がある」と評価しました（25ページ）。

ただ、「可能性がある」のエビデンスのレベルは、「確実に」、「ほぼ確実に」の次です。また、研究対象の多くは欧米人です。大豆製品を日常食品としている日本人が、さらに多くとる必要はないといえます。

特に、大豆イソフラボンをサプリメントで大量摂取するのはやめましょう。イソフラボンはエストロゲン作用から再発リスクを高めるとする学説もあり、サプリメントでの大量摂取の効果と安全性は証明されていません。

ご存じ?　糖質制限は落とし穴がいっぱい

近年、糖質制限が人気です。肥満が乳がんの再発リスクを高めると知り、糖質ダイエットに挑戦したくなるかもしれません。でも、糖質制限は、以下のようなリスクを招きます。

●血糖値が低い状態が続くと、ブドウ糖だけをエネルギー源にしている脳がエネルギー不足になる。

●食事のバランスが高脂肪に傾き、血液中の脂肪が増えて動脈硬化が進む。

●細胞の新陳代謝や修復に必要なエネルギーを確保するために、体は筋肉を分解してエネルギー源に使う。その結果、がんと闘うために必要な筋肉が失われてしまう。筋肉が減ると代謝も下がり、体脂肪は減らず、隠れメタボに。

思い込みで極端なことをせずに、何事もバランスをとることが大切です。

今、わかっていることは?

乳がんサバイバーの再発リスクと食事

参考資料：日本乳癌学会「乳癌診療ガイドライン2018」、国立がん研究センターがん情報サービス「がん体験者の栄養と運動のガイドライン」

大豆イソフラボン

リスク減少の可能性あり

大豆イソフラボンは大豆の胚芽に多く含まれ、女性ホルモンのエストロゲンに化学構造が似ている物質です。

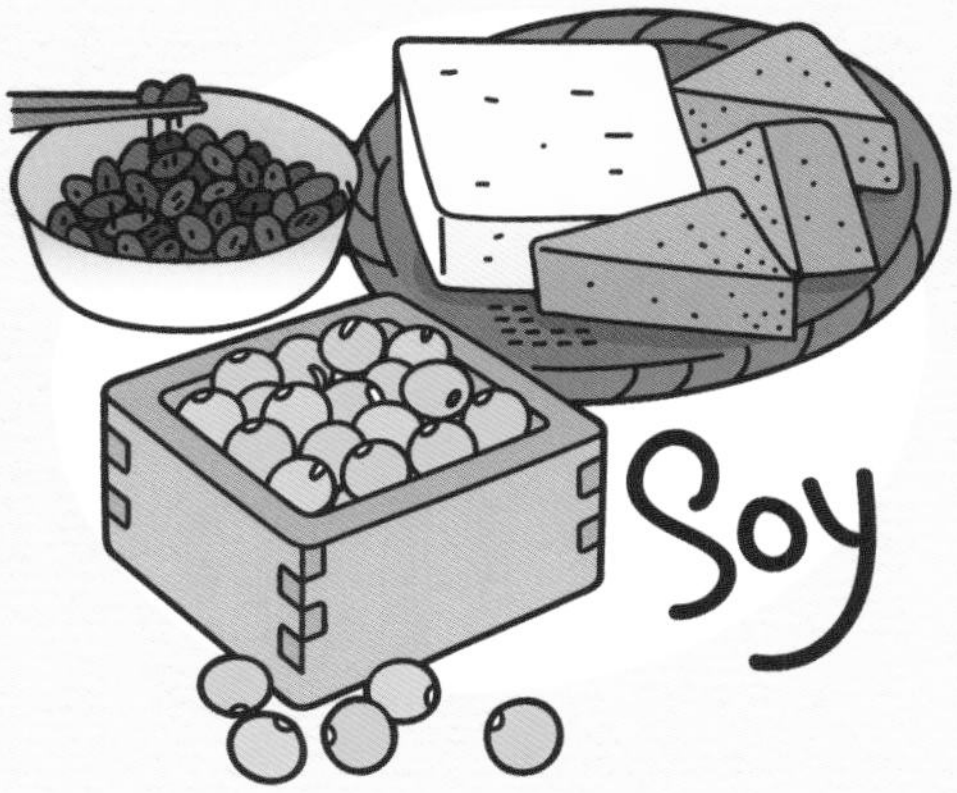

世界がん研究基金と米国がん研究協会は2014年に出した報告書「乳がん患者と食事・栄養・身体活動」で、大豆イソフラボンに乳がんの再発リスクを減少させる「可能性があり」、再発リスクを高めるような有害な影響はないとしています。

報告された複数の研究はいずれも、大豆や大豆食品など食事でイソフラボンを摂取した場合です。つまり、大豆イソフラボンは、サプリメントによる大量摂取ではなく、食事でとる程度の量だからこそ、再発リスクを高めることなく、むしろ予防する可能性があると認められたということです。

乳製品

リスク増加の証拠不十分

乳製品をとりすぎると乳がんのリスクが高まる、という俗説があります。しかし、世界がん研究基金と米国がん研究協会による2017年更新の報告書では、乳製品やカルシウムを含む食品は、むしろ、乳がんの発症リスクを減少させる「可能性がある」と報告されています。

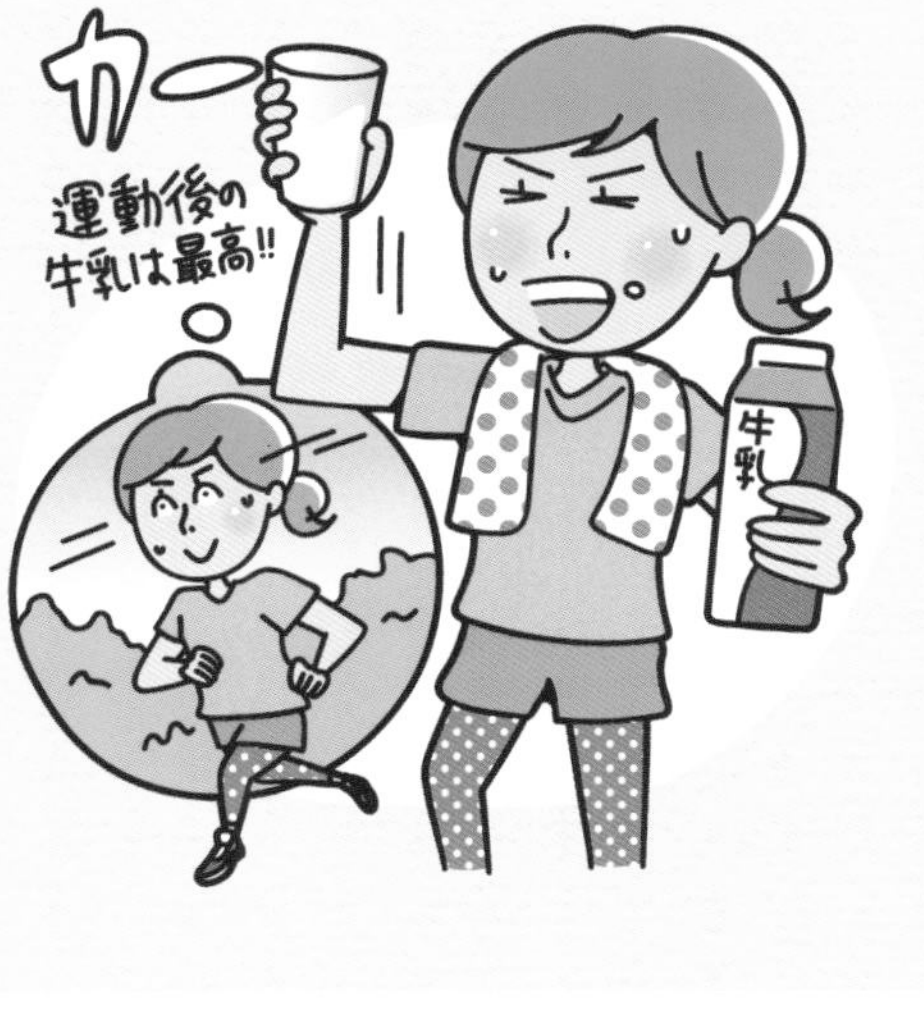

一方、再発リスクについてはまだ結論は出ていませんが、高脂肪乳製品のとりすぎは再発リスクを増加させ、低脂肪乳製品はリスクが生じなかったと報告されています。

乳製品は、骨粗《そ》鬆《しょう》症を防ぐカルシウムの最も効率のよい供給源です。乳脂肪のとりすぎに注意して、適量をとるようにしましょう。

ヘルスリテラシーが大事！

その情報を信じる前に「い・な・か・も・ち」でチェック

健康情報の読解力はがんサバイバー必携

さまざまな健康情報が飛び交う昨今、治療中であっても、もっとほかに何かできないだろうかと、インターネットで検索した経験がありませんか？

検索して玉石混交の情報の林に迷い込み、よくわからないまま高額な健康食品や健康法に高額な代金を支払う前に、ぜひ身につけてほしいのが健康情報を活用する力です。

その活用力を専門用語で「ヘルスリテラシー」といいます。自分に必要な健康情報を集め、情報を正しく理解して評価し、選びとる力です。

食事などライフスタイルの選択は、健康を左右する大きな要因です。がんサバイバーにとっても、QOLの向上や予後の改善のために必要不可欠です。

ヘルスリテラシーを高める「い・な・か・も・ち」

ヘルスリテラシーを高めるためにまず知っておきたいのは、信頼できる情報を見つける方法「い・な・か・も・ち」です。27ページに紹介したので、パソコンなどで試してみてください。

次はその情報を正しく理解・評価する方法です。ポイントは次の4つです。

①全体の数は充分に多いか

研究の結果は、対象人数が多いほど誤差が少なくなります。少なくとも数百人規模を対象に検証された情報を求めましょう。

②いくつかの原因を考える

病気も症状も原因は一つではありません。複数の原因も含めて検証された情報かどうかチェックしましょう。

③比較検討しているか

たとえば、ある健康法を試すときに、ほかの方法も行って比較検討しているでしょうか？　一つの方法だけ行ったのでは、どのくらいよいのか、比較対象がないのでわかりません。

④メリットとデメリットを考える

その情報を活用したとき、あるいは排除したときの、それぞれのメリットとデメリットを考えましょう。そのうえで、自分の生活や行動に生かす情報はどれなのか、見きわめましょう。

健康情報をチェックするい・な・か・も・ち

い

いつの情報？

医学の進歩は日進月歩です。健康情報も猛スピードで更新されています。いつ発信された情報か確認しましょう。書籍や雑誌の出版年や改訂年、インターネットのウェブサイトも、作成日や更新日を確認しましょう。

な

なんのために？

なんのために発信されている情報か、確かめましょう。ウェブサイトのトップは営利目的のもの。雑誌も広告を兼ねた記事が少なくありません。ウェブサイトの運営目的、書籍なら前書きやあと書きをチェックしましょう。

か

書いたのはだれ？

著者の専門分野や経歴を確認しましょう。出版社やウェブサイトの運営者、雑誌記事の署名、取材相手の名前や所属などもチェックしましょう。発信者名がわからなかったり匿名だったりする情報は要注意です。

も

もとネタはなに？

情報の科学的、あるいは客観的な根拠は示されていますか？　個人的な主張や意見ではないことを確かめましょう。図表などのデータの出典や参考資料が明記されていることも重要です。

ち

違う情報と比べた？

特定の治療法や健康法をすすめている場合は、ほかの治療法や健康法とかならず比較しましょう。偏った引用になっている情報は要注意。別の人の著作や別のウェブサイトと見比べることが大切です。

出典：聖路加国際大学国際地域連携センター（PCC開発・地域連携室）「ヘルスリテラシー学習拠点プロジェクト」
ヘルスリテラシー学習用eラーニング教材（https://car.luke.ac.jp/HLproject-1/materials/）

まずはここから!

食事の見直しからスタート

まず、食事で体重を減らすほうが得策

乳がんサバイバーのダイエットは、16ページで紹介したように、食事と運動を合わせて行うと、再発予防の効果が得られます。

ただ、短期間で効率よく減量できるのは運動より食事です。特にすでに肥満気味の人は、まず食事の改善からスタートしましょう。

食事を改善して体重が減ってくると、体が動かしやすくなり、関節痛やリンパ浮腫も軽くなる可能性があります。運動を久しぶりにする人、あるいは運動が苦手という人でも無理なく行えるからです。

摂取エネルギーを上げている犯人は誰?

ダイエットは、食事からとる摂取エネルギーを、活動するために必要な消費エネルギーより減らすことです。

問題は、現代生活は、消費エネルギーは低下しやすく、摂取エネルギーは増加しやすいことです。

消費エネルギーの6～7割を占める基礎代謝量は、10代をピークに減少し、身体活動による消費エネルギーも加齢とともに減る一方です。

逆に、摂取エネルギーを上げる要因はいっぱい。グルメ情報、名物を求める行列、続々登場する新商品……に刺激されて、つい口に入れていませんか。

ダイエットの王道は栄養のバランスのよい食事

がんの再発を防ぐには、体力が必要です。そのためには筋肉を落とすわけにはいきません。筋肉ではなく、余分な体脂肪を落とすには、栄養のバランスよく食べることです。24ページで紹介したように、エネルギー源の糖質だけを制限しても逆効果なのです。

制限するべきは、エネルギー源にしかならない砂糖、油脂、アルコール飲料。でも、砂糖も油脂も、食事をおいしく食べるために適量は必要です。では、何をどのくらい食べたらよいか、正しい食事療法を次のページからご紹介しましょう。

ダイエットの鉄則は
摂取エネルギー ＜ 消費エネルギー

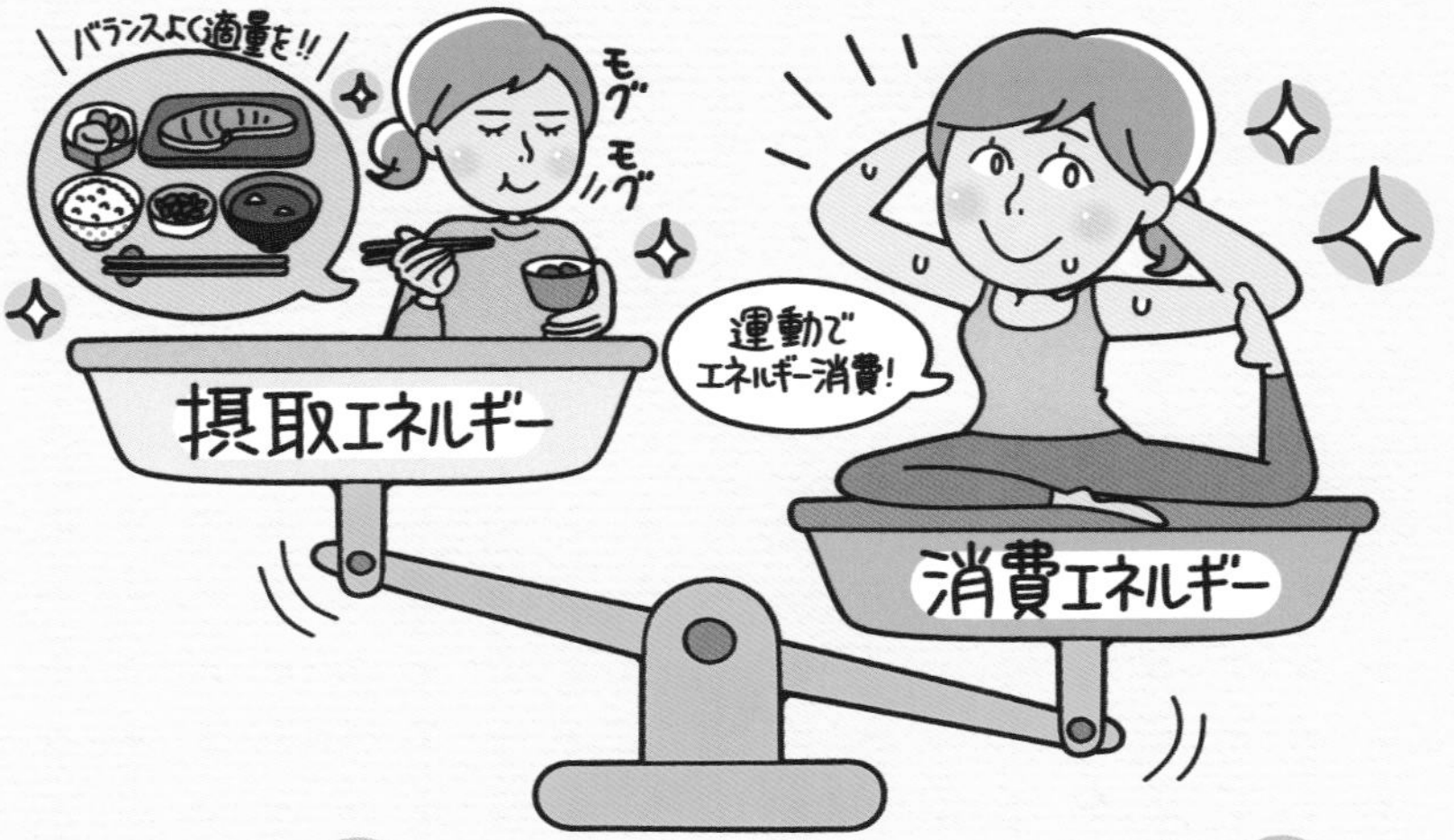
バランスよく適量を!!
モグモグ
運動でエネルギー消費!
摂取エネルギー
消費エネルギー

それなのに!

摂取エネルギーは増えやすい

それなのに!

消費エネルギーは減るばかり……

基礎代謝量は閉経後に低下する

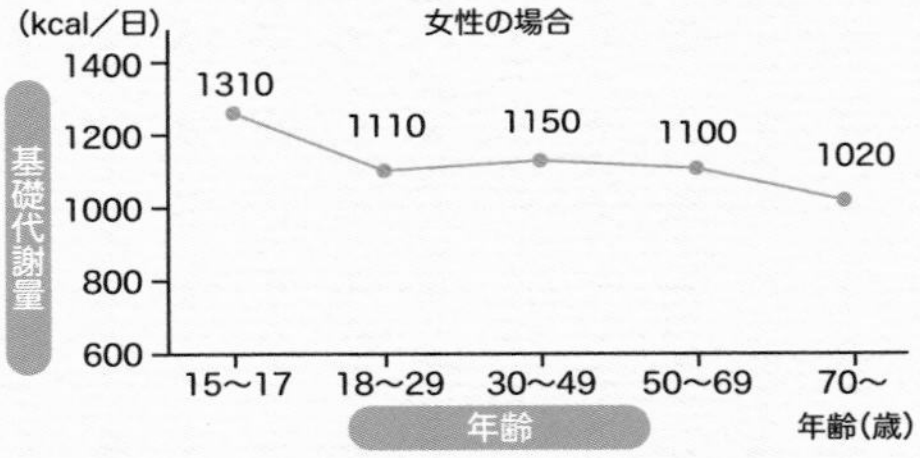

資料：厚生労働省「日本人の食事摂取基準（2015 年版）」

グルメ情報

食べ歩き情報

行列の誘惑

デパ地下の魅力……

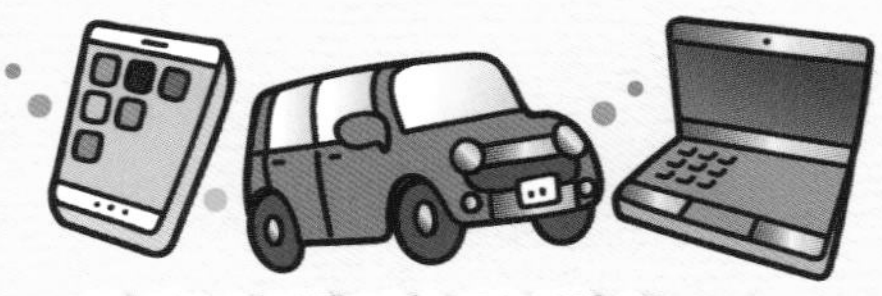

仕事も遊びも移動も……
座っている時間が大部分

チョイスする前に考えよう

それって、私に必要?

1日1500kcalを目安にしましょう

ダイエットの目標体重は実現可能な範囲に

ダイエットで大切なのは、具体的に実現可能な目標を立てることです。

目標体重は、2つの数値を並べて検討しましょう。一つは、現在の身長とBMIから算出できる標準体重（31ページ参照）です。もう一つは、あなたがこれまでの人生で、最も健康だったときの体重です。

標準体重と健康なときの体重の、どちらか、現在の体重に近いほうを最初の目標体重にしましょう。近い将来、この目標体重を達成できたら、残りもう一つの体重を次の目標に定めて、気長にダイエットしましょう。

体力キープのダイエットは1か月1～2kg減

摂取エネルギーを大幅に減らせば、1か月に5～6kg、頑張ればそれ以上減量することも可能です。でも1か月に3kg以上の急激なダイエットは、糖質ダイエットと同じく、体内のタンパク質の分解を促して筋肉を減らし、病気と闘う体力をそこなうばかりか、体脂肪が増えてリバウンドしてしまいます。

体力をそこなわずにダイエットするには、1か月1～2kgの減量がおすすめです。1か月1kg減でも半年後には6kg減。見た目もすっきり、全身が軽くなって、運動にも意欲が湧《わ》くはずです。

体力をキープするためには、体に必要な栄養をバランスよくとることが重要です。そのためにどんな栄養をどれだけとればよいのかを32ページ以下に解説しました。それらの栄養をバランスよくとり、安全に体重を落とす摂取エネルギー量の目安として、本書では、1日※1500kcalとしました。

主治医に相談のうえ、まずこの目安量でダイエットを始めてみましょう。体重が1か月に1～2kg減ればそのまま継続。減量しない場合は1日1400～1450kcalに減らします。3kg以上減る場合は、1600kcalまで増やし、1か月1～2kg減に調節しましょう。

なお最低ラインは1日1400kcalとします。それ以下のダイエットは医師の指導が必要です。

※1500kcalは身長150～165cm程度の女性を対象にした目安になります。それよりも身長が高い方は、1日の摂取エネルギーをさらに50～150kcal程度増やし、体重の増減を見ながら、1か月で1～2kgペースのゆるやかな減量になるよう調整しましょう。

そもそもカロリーとは？

1kcalとは＝1ℓの水を1℃上昇させるエネルギー量

三大栄養素の1gあたりのカロリー

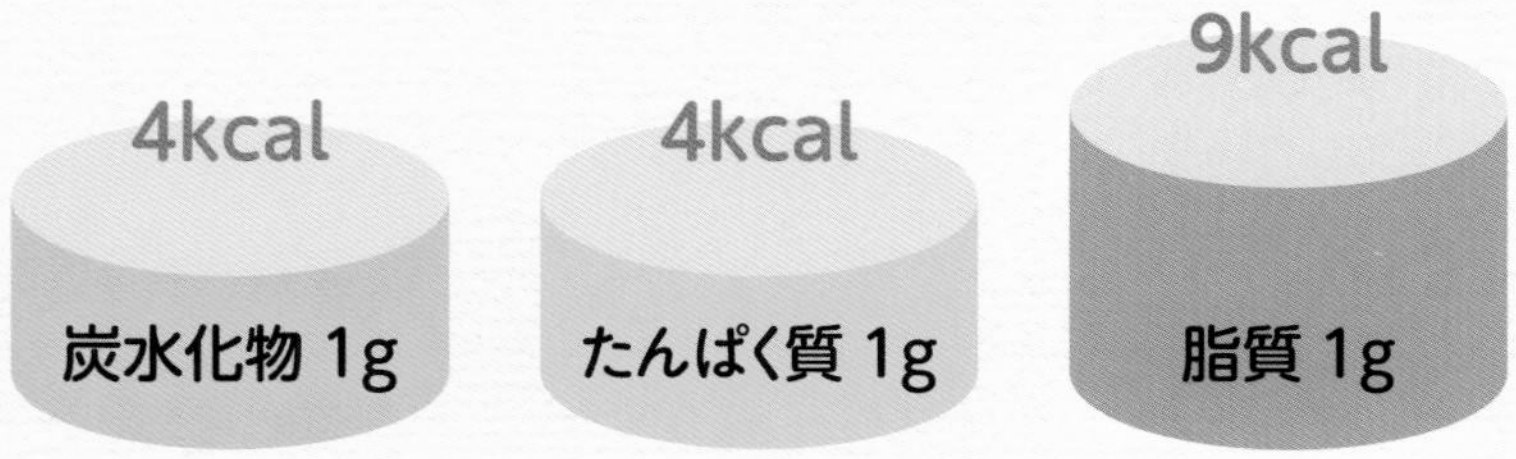
4kcal
炭水化物 1g
4kcal
たんぱく質 1g
9kcal
脂質 1g

---

①現在のBMI（体格指数）は？

BMI※ ＝ 体重（　　）kg ÷ 身長（　　）㎡

※BMIは体格指数。18.5未満は低体重、25以上は肥満。
18.5以上25未満は普通体重。その中央値のBMI22が標準体重とされる。

②めざすべき目標体重は？

標準体重（　　）kg ＝ 身長（　　）m × 身長（　　）m × 22.0（BMI）

計算の例（身長160㎝、体重64kgの場合）

BMIは　64(kg) ÷ 〔1.6(m)〕^{2} ＝ 25

標準体重は　1.6(m) × 1.6(m) × 22 ＝ 56.3kg

「4つの食品群」でバランスのよい食べ方をチェック！

栄養素は大きく5つに分類される

私たちが生きるために必要な栄養素は、大きく分けると以下の5つです。

たんぱく質…筋肉や臓器、血や髪、つめなど体の材料となる。20種類のアミノ酸からできており、動物性食品と植物性食品とではアミノ酸の量や質が異なるため、合わせてとる必要がある。

炭水化物…エネルギー源となる栄養素。ごはんやパン、めんなどの穀類に多く含まれる。糖質とも呼ばれ、植物に含まれるでんぷんや砂糖の主成分でもある。体内に吸収されるとすぐにエネルギーになる一方で、消化吸収されない炭水化物として食物繊維も含む。

脂質…体内に蓄積できるエネルギー源。動物性食品、植物性食品ともに含まれ、体内では皮下脂肪や内臓脂肪として蓄積され、体温の維持や、体細胞の材料にも使われる。必要に応じてエネルギーにもなり、炭水化物よりエネルギーが高く効率よく働く。

ビタミン類…たんぱく質や糖質、脂質が体内で分解・吸収・再合成されるのを助け、体のさまざまな機能を調整する生命活動に欠かせない微量栄養素。ビタミンA・C・Eは抗酸化作用も持つ。水に溶ける水溶性ビタミンと油に溶ける脂溶性ビタミンがある。

ミネラル…体の構成成分になるとともに、体の働きを助ける微量栄養素。骨や筋肉、臓器、血液の成分となる、体液や血液中にあって浸透圧の調整や神経や筋肉の働きをコントロールするなど、多彩な働きをしている。女性はカルシウム、鉄、亜鉛が不足しやすい。

「4つの食品群」で手軽に栄養バランスが整う！

5つの栄養素は互いに連携して働くので、それぞれ適量をとる必要があり、過不足が続けばリスクが生じます。

そこで、食事から5つの栄養素をバランスよくとるために、食品を栄養素の特徴から4つのグループに分けたのが、「4つの食品群」です。1日の食事に、4つの食品群をそろえると、5つの栄養素が自然にとれます。

「4つの食品群」は女子栄養大学で提唱する食事法「四群点数法」で用いられている分類です。

「4つの食品群」で示した 1日1500kcalの目安量

第1群

卵、乳・乳製品

たんぱく質食品のなかでも、カルシウム、ビタミンB_2など、日本人に不足しがちな栄養素を含む食品を集めたグループ。

第2群

肉、魚介類、豆・豆製品

筋肉や血液などを作るために必要な良質たんぱく質を含むグループ。

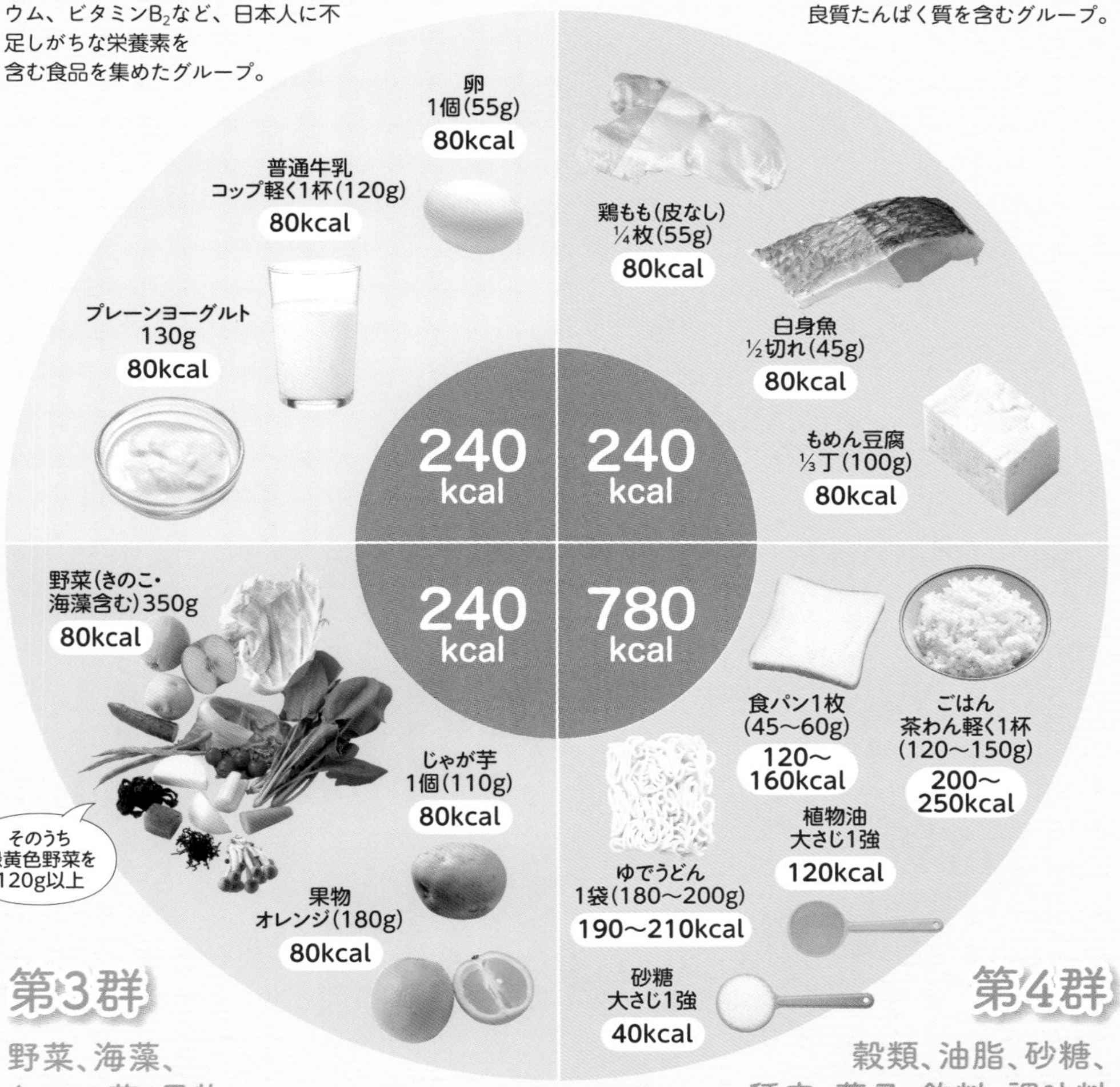

第3群

野菜、海藻、きのこ、芋、果物

ビタミンやミネラルの他、免疫機能を支える腸内細菌のエサとなる食物繊維も供給するグループ。

第4群

穀類、油脂、砂糖、種実、菓子、飲料、調味料

エネルギー源となる炭水化物を多く含む食品グループ。 食事を美味しく食べるための調味料や嗜好品も含まれる。 嗜好品をとりたいときは、4群の中で調整する。

・上記の食品のカロリーは、目安をつかむため、端数処理をした数値です。

食品のエネルギー量を計算するには

必要なもの

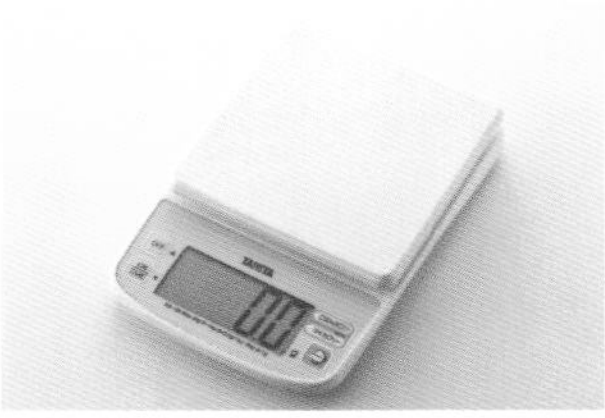

風袋引き機能※1のある
1g目盛りデジタルはかり

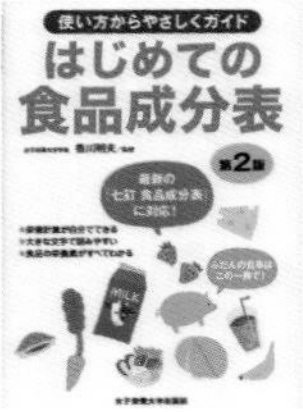

「食品成分表」※2

※1 材料を計るとき、食品を乗せた容器や器の重さを差し引いて計量する機能。
※2「食品成分表」は見やすく、使いやすいものがおすすめ。
『はじめての食品成分表』(女子栄養大学出版部)、『日常食品成分表』(医歯薬出版)など。

食品の準備

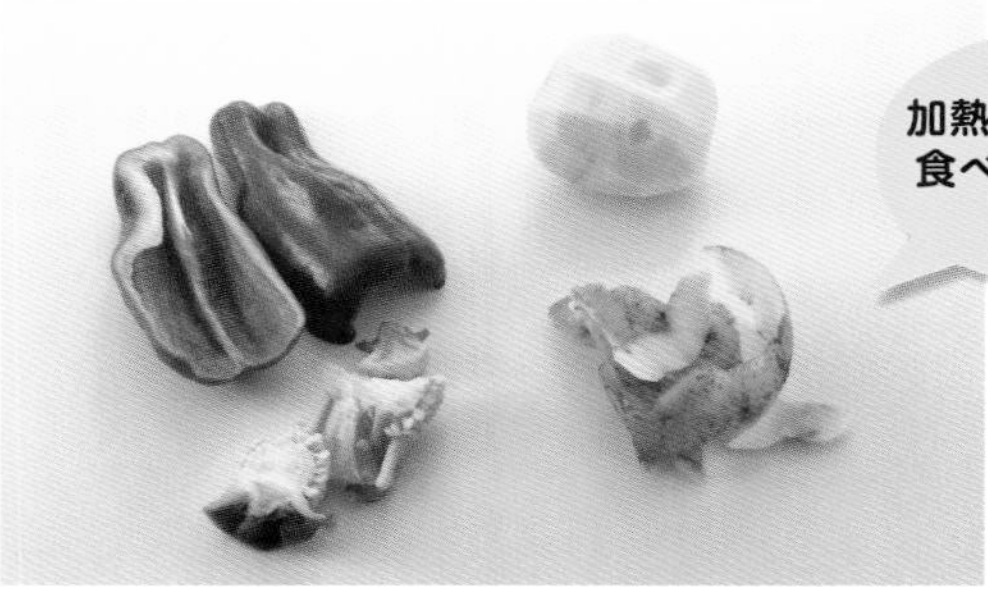

加熱前の生の状態で、
食べられない皮や骨、
殻などは除く

計測と計算

1	食品の重量を計る	A g
2	「食品成分表」で100gあたりのエネルギー量を検索する	B kcal

3 A g のエネルギー量(kcal)＝ B kcal ×(A g ÷100)

※小数点以下は四捨五入する

記録する

食品群別に、計測した重量とエネルギー量を記録していくと、自分がよく食べる食材の「マイ食品成分表」ができ、そのたびに計測する必要がなくなります。44〜45ページに紹介した「ダイエットダイアリー」に書きこんでもいいでしょう。

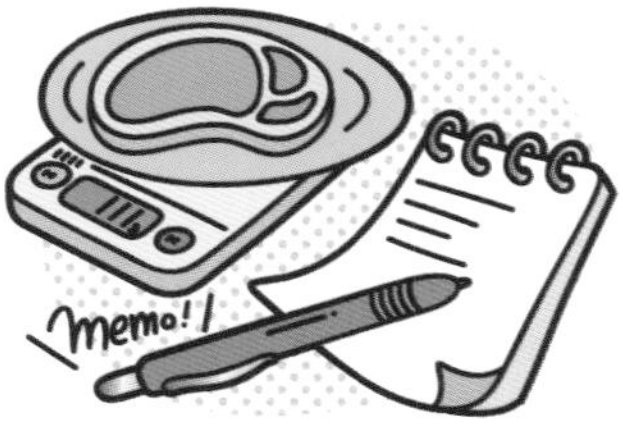

液体や粉末食品のエネルギー量を計算するには

必要なもの

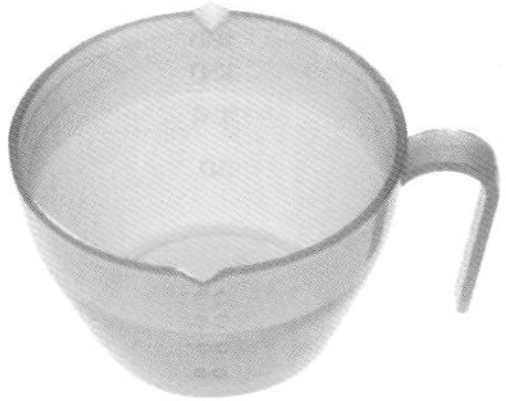

軽量カップは上からのぞいて目盛りが見えるタイプがおすすめ。計量スプーンは、ミニスプーン（1ml）などもあると、楽に正確に計れる。

計量カップ
（200ml容量）

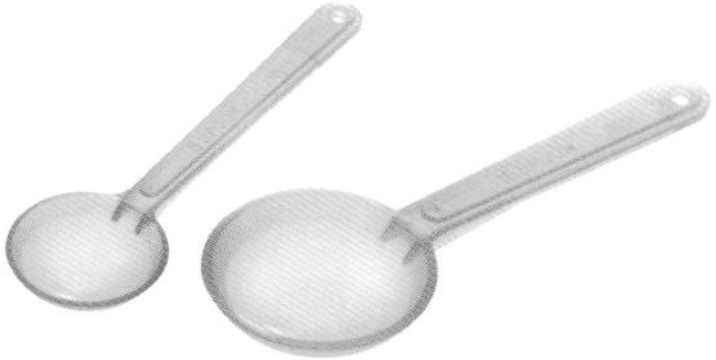

計量スプーン
小さじ1（5ml）、**大さじ1**（15ml）

測り方のコツ

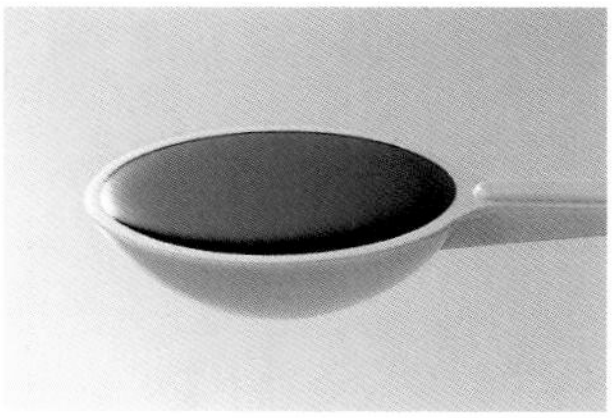

液体

1杯は、表面張力で液体が盛り上がるくらいの状態。

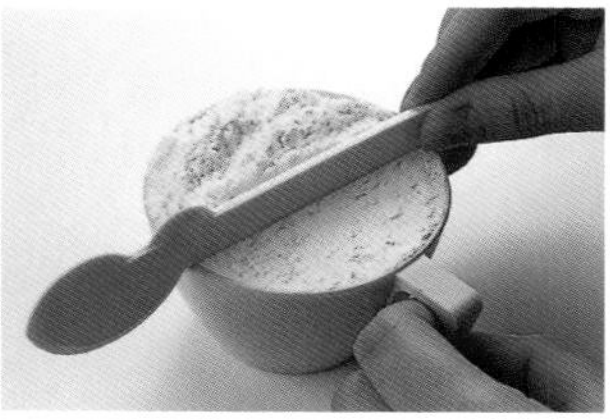

粉末類

山盛りにすくってからへらで平らにすり切る。押し込んだりしないこと。

エネルギー量はカップ・スプーン単位で計算

1gあたりの容量がそれぞれ異なるので、下記の重量表とエネルギー量をもとに換算すると簡単。

表1 おもな調味料のカップ・スプーンによる重量とエネルギー量

食品名	小さじ1（5ml）		大さじ1（15ml）		カップ（200ml）	
	重量（g）	エネルギー（kcal）	重量（g）	エネルギー（kcal）	重量（g）	エネルギー（kcal）
植物油	4	37	12	111	―	―
バター	4	30	12	89	―	―
マーガリン	4	31	12	92	―	―
マヨネーズ	4	27	12	80	―	―
ねりごま	6	36	18	109	―	―
生クリーム（高脂肪）	5	22	15	65	200	866
みそ	6	12	18	35		
トマトケチャップ	6	7	18	21	240	286
砂糖	3	12	9	35	130	499
酒	5	5	15	16	200	218
みりん	6	14	18	43	230	554
ジャム	7	18	21	54	―	―
はちみつ	7	21	21	62	―	―
小麦粉	3	11	9	33	110	404
パン粉	1	4	3	11	40	149

出典：『調理のためのベーシックデータ　第5版』（女子栄養大学出版部）

ワッ!
こんなに
違うの!

選び方で変わる「食品のエネルギー量」

第1群

成分表示の
脂質の含有量を
チェックしよう!

牛乳 150g

濃厚乳
脂質6.3g
111kcal

普通牛乳
脂質5.7g
101kcal

低脂肪乳
脂質1.5g
69kcal

ヨーグルト 80g

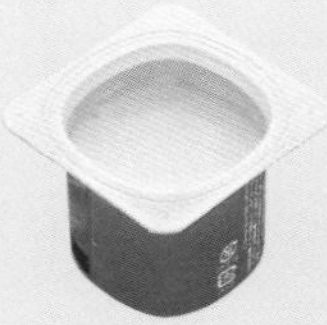

脱脂加糖
脂質0.2g
54kcal

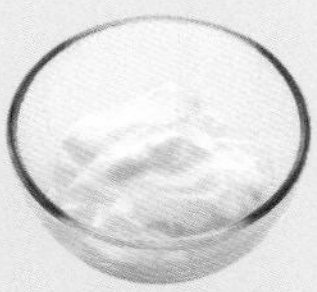

プレーン
脂質2.4g
50kcal

乳酸飲料 150g

ドリンクヨーグルト(加糖)
脂質0.8g
98kcal

乳酸菌飲料
脂質0.2g
107kcal

炭水化物(糖質)の
少ないものを選ぼう

ナチュラルチーズ 25g

ゴーダ
脂質7.3g
95kcal

クリーム
脂質8.3g
87kcal

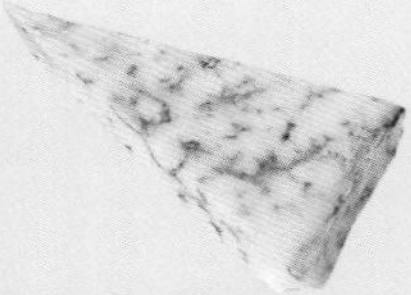

ブルー
脂質7.3g
87kcal

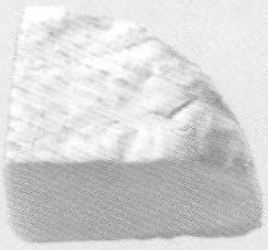

カマンベール
脂質6.2g
78kcal

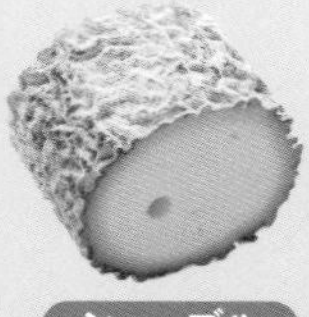

シェーブル
脂質5.4g
74kcal

モッツァレラ
脂質5.0g
69kcal

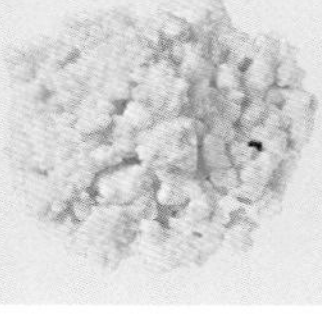

カテージ
脂質1.1g
26kcal

プロセスチーズ

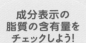

スライスチーズ
1枚(18g)
脂質4.7g
61kcal

チーズはカルシウムと
たんぱく質が豊富だが、
脂質も多い。

資料:『七訂 食品成分表2019』(女子栄養大学出版部)より

第2群

鶏肉の脂肪は皮に集中している。

脂身が多いほど高カロリー。たんぱく質も少なくなる。

鶏肉

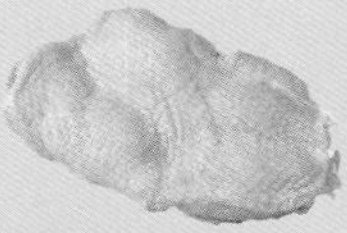

もも皮つき 1枚(210g)
脂質29.8g
428kcal

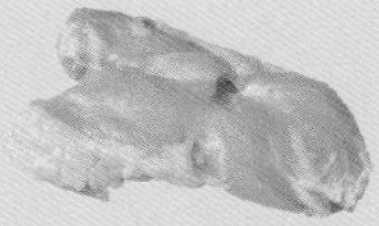

もも皮なし 1枚(200g)
脂質10.0g
254kcal

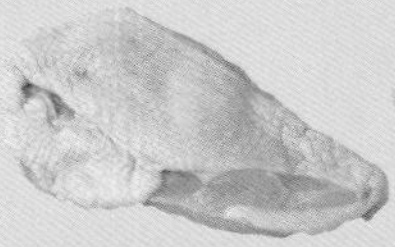

胸皮つき 1枚(230g)
脂質13.6g
334kcal

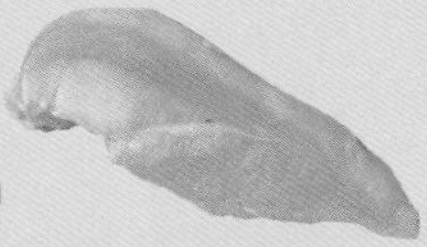

胸皮なし 1枚(190g)
脂質3.6g
220kcal

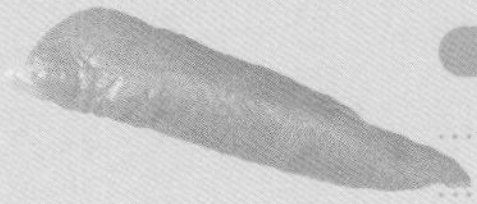

ささ身 1本45g
脂質0.4g
49kcal

牛肉 30g

カルビ
脂質11.8g
128kcal

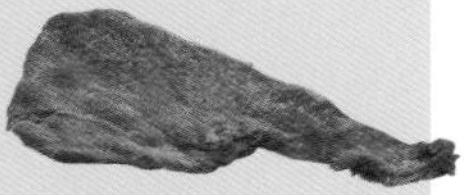

肩
脂質5.9g
77kcal

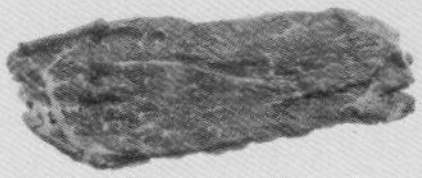

もも
脂質4.0g
63kcal

豚肉 30g

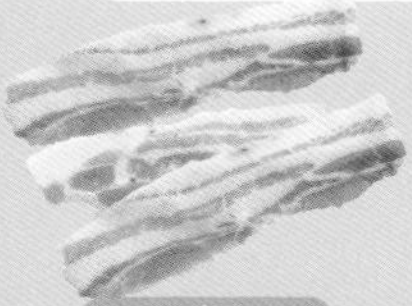

バラ
脂質10.6g
119kcal

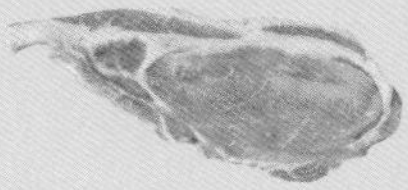

ロース
脂質5.8g
79kcal

もも
脂質3.1g
55kcal

魚1切れ 100g

同じ魚なら、背身より腹身のほうが、一般に高脂肪高カロリー。

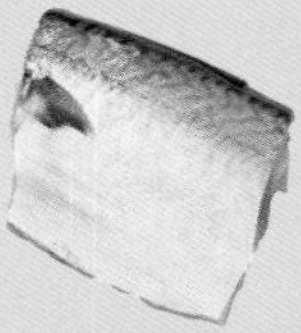

マサバ
脂質16.8g
247kcal

ゴマサバ
脂質5.1g
146kcal

ノルウェーサバ
脂質26.8g
326kcal

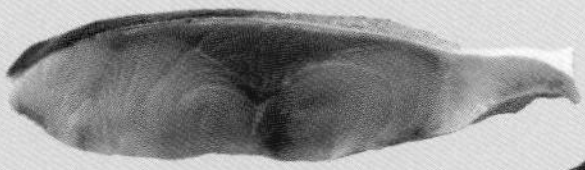

ブリ
脂質17.6g
257kcal

キングサーモン
脂質12.5g
200kcal

シロサケ
脂質4.1g
133kcal

青背魚の油にはDHA、EPAが豊富。白身魚は比較的、脂質が少なめだが、種類によっては多いものも。

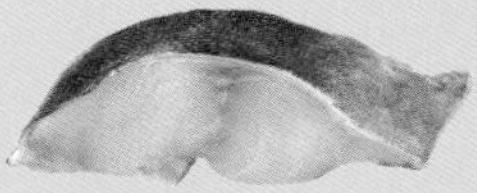

ギンダラ
脂質18.6g
232kcal

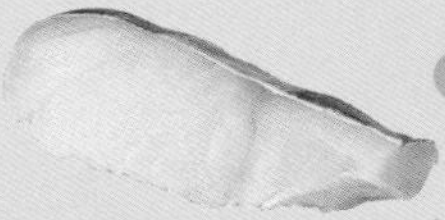

マダラ
脂質0.2g
77kcal

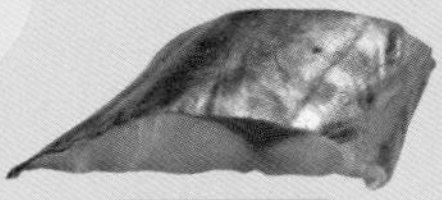

サワラ
脂質9.7g
177kcal

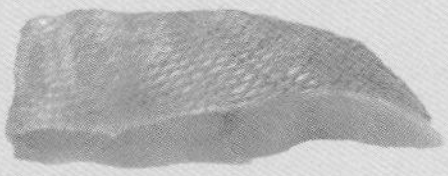

キンメダイ
脂質9.0g
160kcal

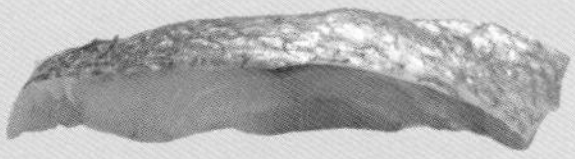

マダイ(養殖)
脂質9.4g
177kcal

マダイ(天然)
脂質5.8g
142kcal

33～41ページ写真撮影 (堀口隆志　松園多聞　中村淳　川上隆二　岩本朗)

第3群

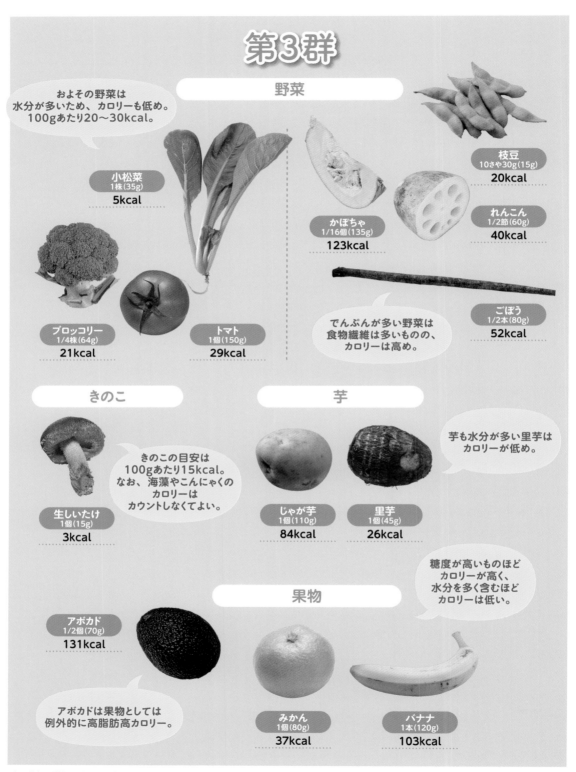

野菜

およその野菜は
水分が多いため、カロリーも低め。
100gあたり20～30kcal。

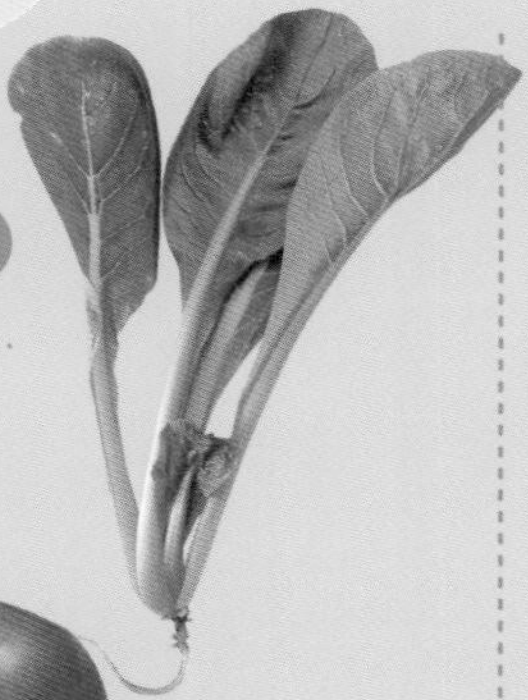

小松菜
1株(35g)
5kcal

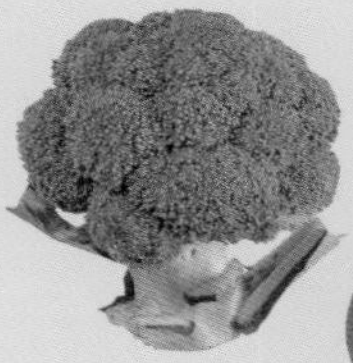

ブロッコリー
1/4株(64g)
21kcal

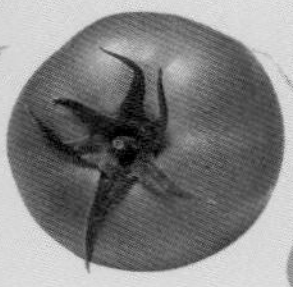

トマト
1個(150g)
29kcal

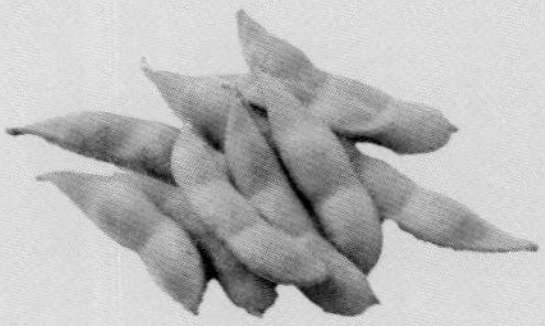

枝豆
10さや30g(15g)
20kcal

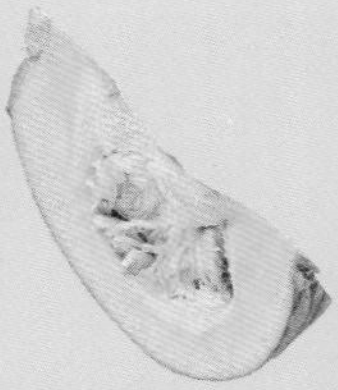

かぼちゃ
1/16個(135g)
123kcal

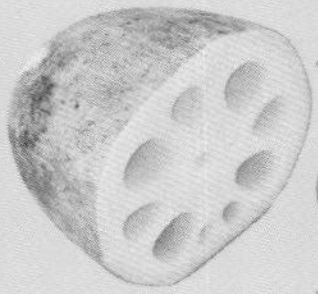

れんこん
1/2節(60g)
40kcal

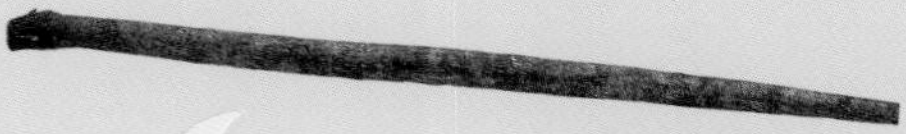

ごぼう
1/2本(80g)
52kcal

でんぷんが多い野菜は
食物繊維は多いものの、
カロリーは高め。

きのこ

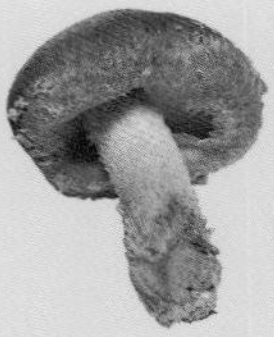

生しいたけ
1個(15g)
3kcal

きのこの目安は
100gあたり15kcal。
なお、海藻やこんにゃくの
カロリーは
カウントしなくてよい。

芋

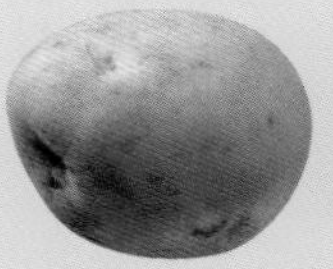

じゃが芋
1個(110g)
84kcal

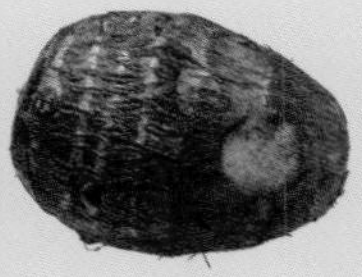

里芋
1個(45g)
26kcal

芋も水分が多い里芋は
カロリーが低め。

果物

糖度が高いものほど
カロリーが高く、
水分を多く含むほど
カロリーは低い。

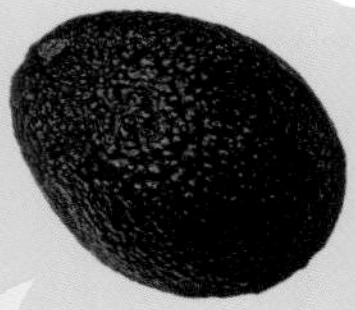

アボカド
1/2個(70g)
131kcal

アボカドは果物としては
例外的に高脂肪高カロリー。

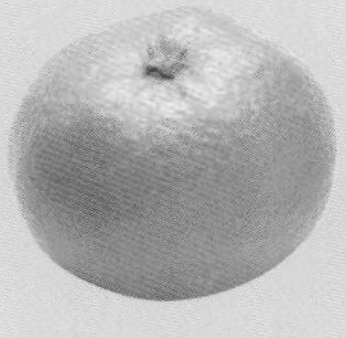

みかん
1個(80g)
37kcal

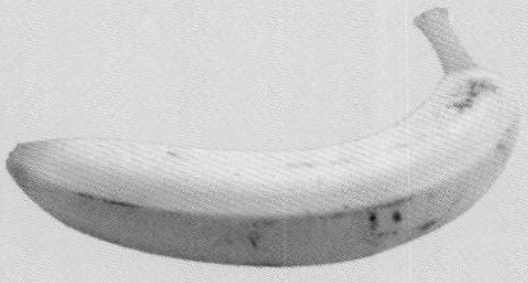

バナナ
1本(120g)
103kcal

・(　)内の重量は、皮や種などを除いた正味重量。

第4群

ごはんは精白米より
もち米のほうがカロリー高め。
なお、玄米、胚芽米、
雑穀のカロリーは
精白米とほぼ同じ。

ごはん 1杯(150g)

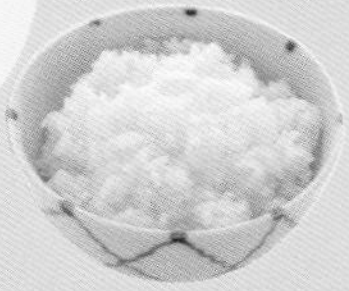

ごはん(精白米)
252kcal

赤飯
285kcal

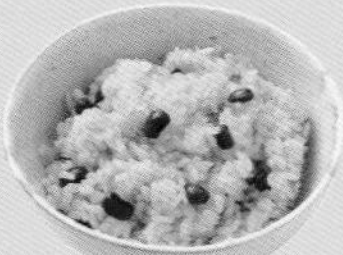

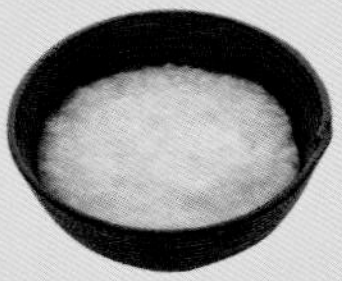

全がゆ
107kcal

もち

切りもち
1個(50g)
117kcal

パン1個

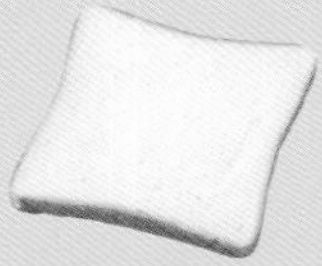

食パン
6枚切り1枚(60g)
156kcal

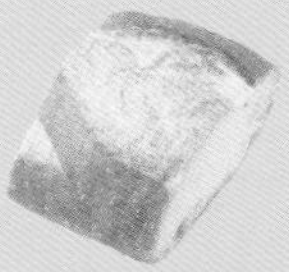

フランスパン
6㎝(50g)
140kcal

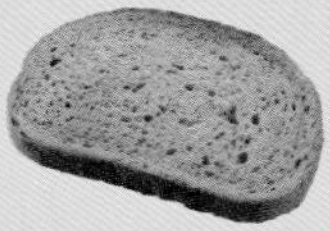

ライ麦パン(ライ麦50%)
1枚(30g)
79kcal

油脂の使用量が多いほど高カロリー。
食パンも、牛乳や生クリームなどを加えた
生地になるとカロリーが上がる。

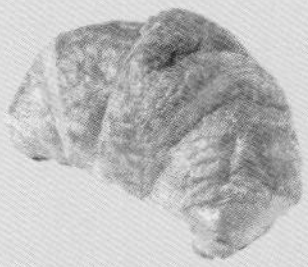

クロワッサン
1個(40g)
179kcal

ナン
1枚(80g)
210kcal

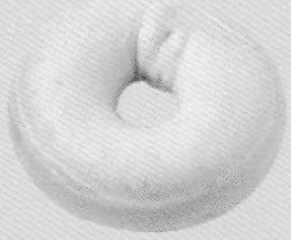

ベーグル
1個(85g)
234kcal

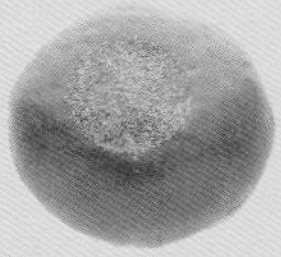

あんパン
1個(80g)
224kcal

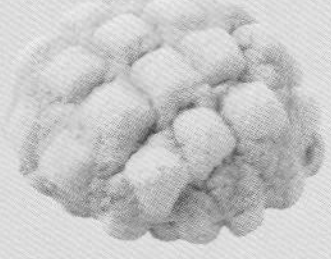

メロンパン
1個(90g)
329kcal

めん類1食分

そばはめん類の中で
比較的、食物繊維が多い。

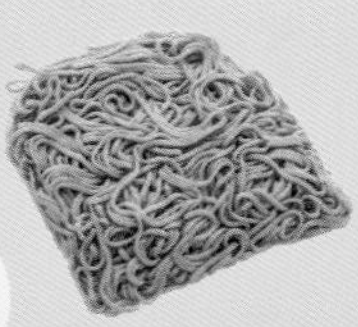

ゆでそば
1袋(160g)
211kcal

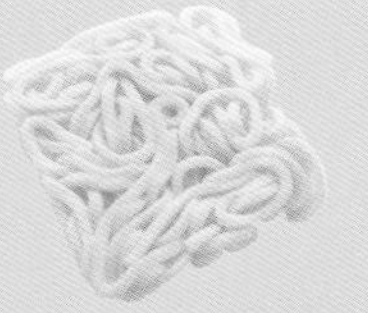

ゆでうどん
1袋(200g)
210kcal

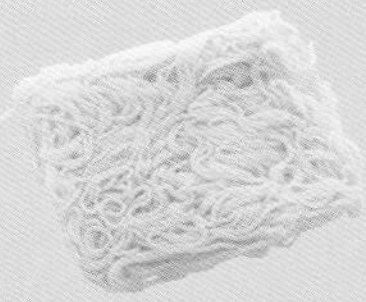

蒸し中華めん
1袋(150g)
297kcal

そうめん(乾燥)
1把(50g)
178kcal

パスタ(乾燥)
100g
378kcal

ビーフン(乾燥)
80g
302kcal

ドキッ!

あなたの「やせられない食習慣」はコレ!

やせられない原因は食習慣にあり!?

食事を改善してもやせられない……という人は、食べ方や食べるタイミングに問題があるかもしれません。そうした「やせられない食習慣」がないか、チェックしましょう。思い当たる場合は、41ページの改善策を実行してみて。きっとダイエットが進み出します。

●早食い

早食いは噛《か》む回数が少ないために満腹感を得にくく、食べすぎます。

35〜65歳の男女約4700人を対象に、「食べる早さと体重」の関係を調べた名古屋大学の調査では、「かなり早い人」は、普通の早さの人より男性は3.9kg、女性は3.2kg重いと報告されています。

また、同調査では、食べるカロリーが同じでも、同じ結果が得られたとのことです。これは、同じカロリーの食事をとった場合も、早食いをすると血糖・インスリンが急激に上昇するため、脂肪が蓄積されやすくなるのではないかと考えられています。

●朝食抜き

絶食時間が長くなるので過食を招きます。適量におさえても、食後の血糖・インスリンが、朝食をとった場合より上昇するため、肥満を招きます。

●遅い夕食の過食

朝食抜きと同じく絶食時間が長いうえ、夜遅い時間帯は、代謝のリズムにより体脂肪が蓄積されやすくなっているため、太りやすくなります。

また、本来は休息から睡眠へと向かう時間帯に食事をたくさんとると、体内時計のリズムが乱れ、その結果、代謝異常が起きて、脂肪がいっそう蓄積されやすくなるという説もあります。

なお、遅い夕食に伴って睡眠時間が短くなりがちです。1日6時間未満の短時間睡眠が、肥満と関連するという報告もあります。

●間食ぐせ

間食は手軽にとれるお菓子を選びやすいうえ、ほかのことをしながら無意識のうちにつまんでいるなど、気づかないままくせになりがちです。食品(33ページ)を選び、タイミングと量をコントロールする意識がたいせつです。

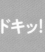

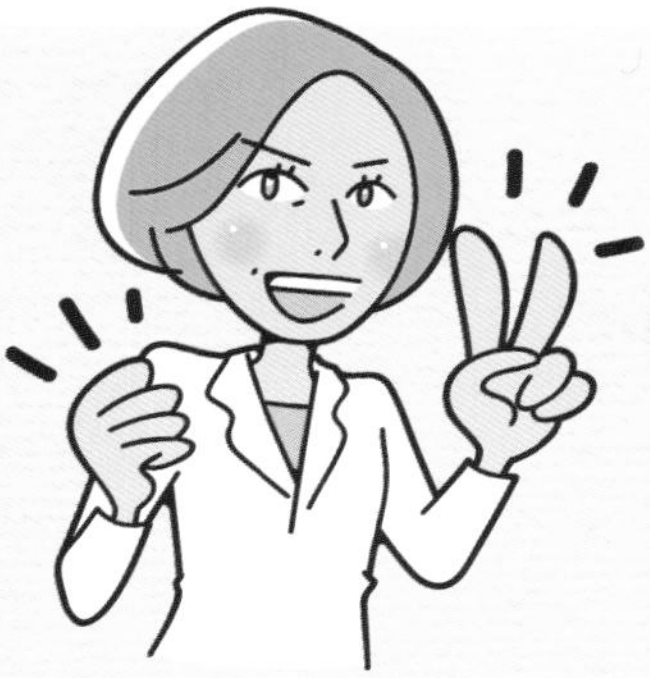

「やせられない食習慣」はこれで撃退!

朝食抜き

➡改善案

●朝型生活に切り替えて、朝食をとる時間を確保しましょう。

●朝食はたんぱく質食品を必ずとりましょう。 体温が上がって満腹感も得られ、仕事や家事の効率も上がるはず。

早食い

➡改善案

●一口入れたら、箸《はし》を置いて20〜30回噛みましょう。 好みの箸置きを用意すると効果的。

●早食いの人は食物繊維の摂取量が少ないとか。 豆、根菜、きのこ、こんにゃくなど、歯ごたえのある食材を食卓に。

間食ぐせ

➡改善案

●間食をとりたくなったときに気分転換できることを見つけましょう。おすすめは散歩です。 太陽を浴びて軽く汗をかけば、一杯の水が甘露の味わいに。

●お菓子の買いおきをやめましょう。お菓子の代わりに野菜スティックやナッツを。

遅い夕食の過食

➡改善案

●夜勤や残業などで、どうしても夕食が遅くなる人は、早めの時間に少しでも何か食べて、遅い時間の食事の量を減らすしかありません。

●昼食を一日のメインにして、夕食をできるだけ軽くする方法も。

その「食べぐせ」はストレスのせい？

慢性のストレスは ニセの食欲を増進させる！

肥満の原因は食べすぎですが、多くの場合、ドカ食いより、「少し食べすぎ」のくり返しです。問題は、くり返しが「食べぐせ」になってやめられないこと。そんな「食べぐせ」を招く元凶の一つは慢性のストレスです。

急性のストレスは交感神経を強く刺激するため、心拍数や血圧が上がり、胃は緊張し、食欲は一気に消失します。

一方、慢性的なストレスは交感神経を弱い興奮状態にし、その刺激によって副腎皮質ホルモンのコルチゾールが放出されます。コルチゾールは、急性ストレスを受けると、戦闘力を高めるために脂質の分解を促しますが、慢性ストレスがあると、来たる戦闘に向けて、脂質を蓄えるよう働きます。

さらに、慢性ストレスは、心の安定を保ち、食欲をおさえる働きを持つ神経伝達物質セロトニンも不足させます。

慢性ストレスを感じると、苛立ったり、うつ状態になったりするのも、セロトニン不足により、恐怖や驚きを伝える神経伝達物質のノルアドレナリンが活性化するため。セロトニン不足は欲求を促すドーパミンの活性化を促すため、食欲が増大します。しかも、ドーパミンは甘味と油脂が大好物。セロトニンが止めるまで、お菓子や揚げ物を求めるドーパミンの暴走は止まりません。

ストレス管理で 「ニセの食欲」を解消しよう

甘いものや脂っこいものがほしくなったら、ストレスによる「ニセの食欲」ではないか自問自答してみましょう。

「ニセの食欲」を抑えるには、食べ物以外の方法でセロトニンを増やすことです。セロトニンは日光、特に朝日とリズミカルな運動が好物。いちばんのおすすめは、朝日を浴びながらのウォーキングやジョギングです。

セロトニンの原料、トリプトファンの豊富な第2群のたんぱく質食品を充分にとりましょう。咀《そ》嚼《しゃく》もセロトニンの分泌を促します。一口20～30回噛《か》みながら味わって食べましょう。

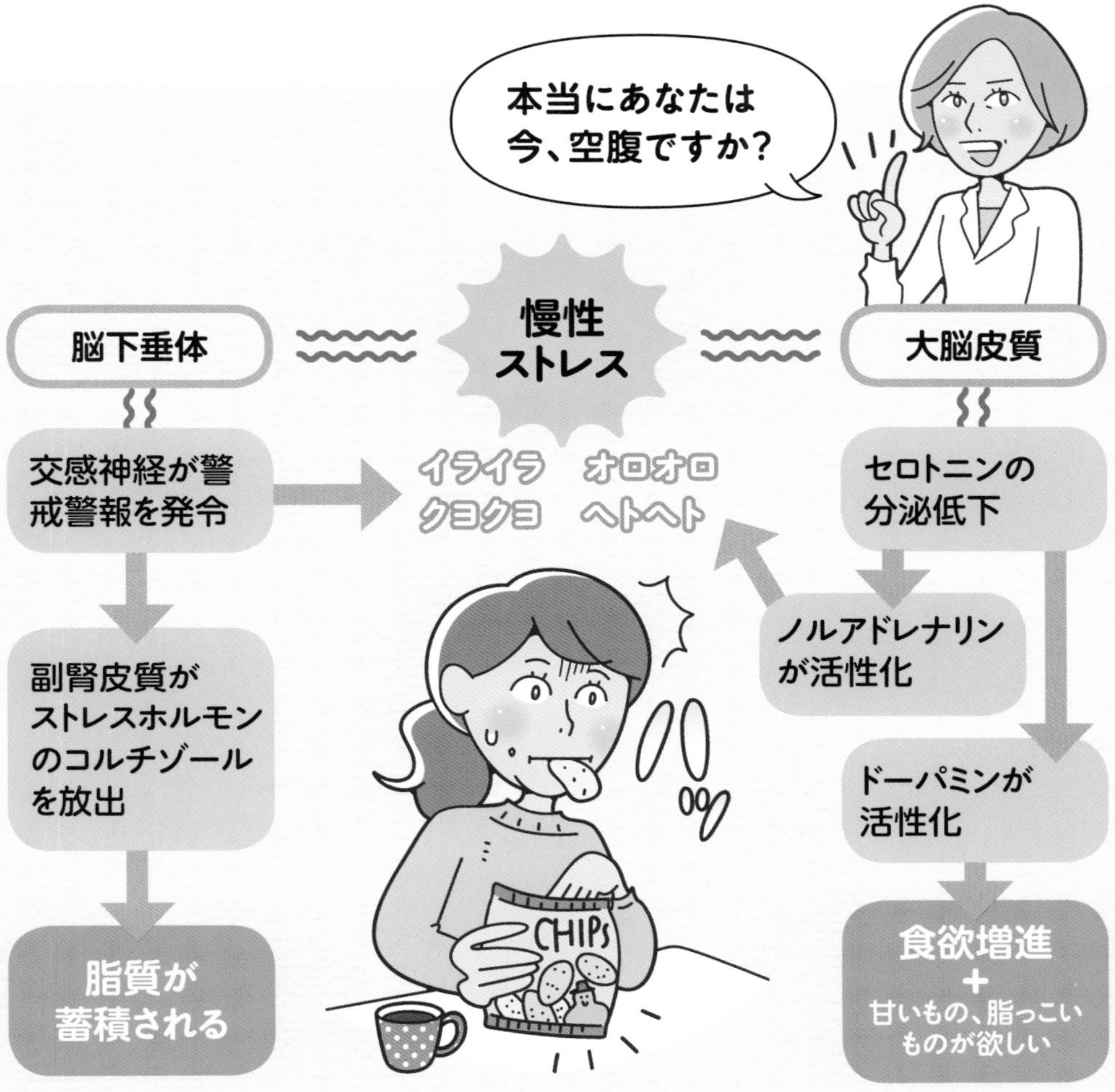

セロトニンを増やしてニセの食欲をおさえよう!

運動
- 朝日を浴びながら、ウォーキングやジョギング

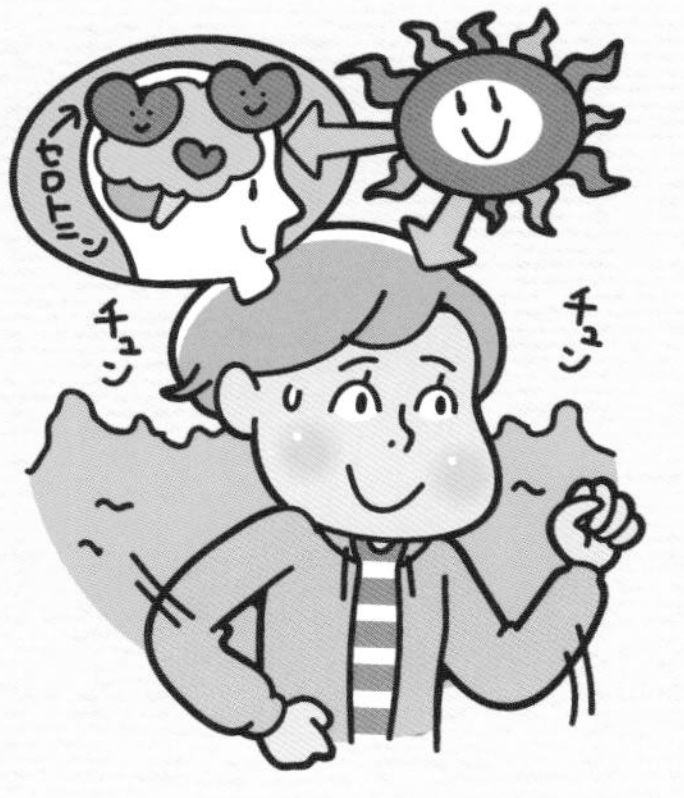

食事
- トリプトファン豊富なたんぱく質(肉、魚、大豆製品)をとる。
- よくかんで食べる。

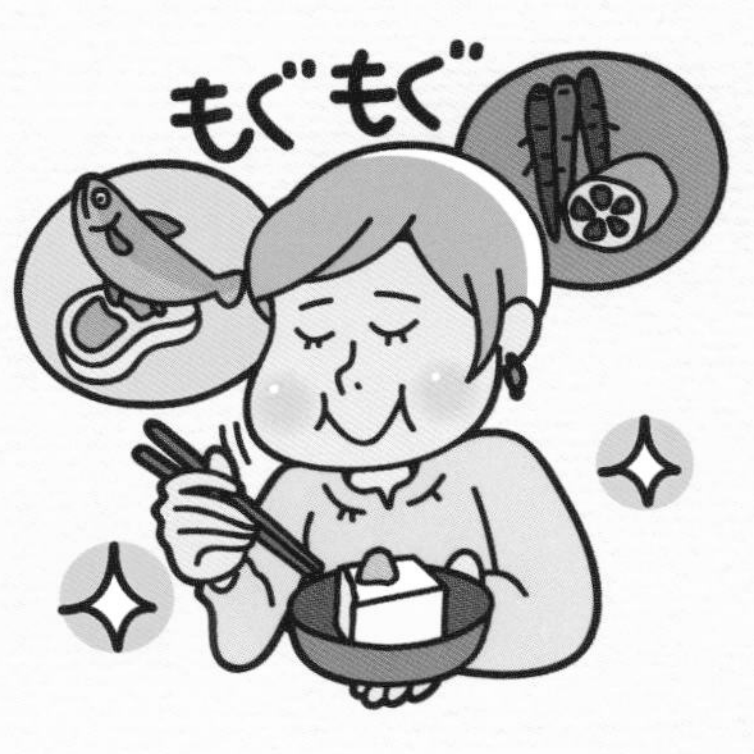

「ダイエットダイアリー」をつけてみよう

自分が思っているより、じつは食べている！

「食べていないのに太る」と思っていませんか。じつは人が食べたと認識するエネルギー量は、実際に食べたエネルギー量より3割少ないという研究報告があります。また、何をどのくらい食べたかを申告してもらうと、お菓子やデザートなど、食べるといけないと思っている食品は実際より少なくカウントするという実験結果もあります。

まずは自分が朝起きてから夜寝るまでに食べたものをすべてメモしてみましょう。メモをながめてみて、思っていた以上に食べていると気づくかもしれません。その気づきが、ダイエットに踏み出すモチベーションになります。

さらに、自分の食事を正確に把握するために役に立つのがダイエットダイアリーです。

ダイエットダイアリーは左ページに示したように、食事の時間、料理名、材料の食品名を記入することが基本です。食品ごとに重量とカロリーを記入すれば完成です。メモ欄には気がついたことや診察や治療について記録してもよいでしょう。

カロリー計算の方法は34〜35ページに紹介しました。最初はめんどうでも、記録し続けていくと、よく使う食品の重量やカロリーは計らなくてもわかるようになり、どんどん楽になっていきます。そのころにはダイエットの成果も出てくるはずです。

体重グラフをつけるだけでも効果あり！

体重の変化もぜひ記録しましょう。1日1回、毎日同じ時間に量り、体重グラフ（110〜111ページ）に記入します。

体重の変化と食事記録を重ねると、体重が増減する原因が見えてきます。

食事の時間や体調の変化、ストレスの有無などそうした生活の変化と体重の変化を一覧することで、自己コントロール力が養われていきます。食事記録をつける余裕がない人は、体重グラフだけでもOKです。自分の太る原因に気づくことができ、食生活を見直すことができます。

「ダイエットダイアリー」のつけ方

108～109ページにコピー用のシートがあります。

野菜は便宜的に100gあたり30kcalで計算してもよい。

3月 1日

体重 7時 57.1kg

便通 (有) 無

	料理名と食品(g)	第1群		第2群			第3群			第4群		
		卵	乳・乳製品	肉	魚介類	豆・豆製品	野菜・きのこ・海藻	芋	果物	米・パン・めん	油脂	砂糖・お菓子他
朝食 7時	メモ											
	目玉焼き 卵1個	80										
	オリーブ油小さじ1/2										18	
	ブロッコリー 60						30					
	プチトマト 40											
	ライ麦パン 2切れ (55)									145		
	ヨーグルト ヨーグルト100 キウイ40		62						21			
	ミルクティー 牛乳100		67									
昼食 12時	メモ 友人とランチ。ドレッシングはノンオイルに。											
	スパゲティボンゴレ スパゲティ100?									378		
	アサリ少なめ 20?				6							
	オリーブ油 大さじ1/2										55	
	ミニサラダ レタス・プチトマト50?						15					
	オレンジジュース(100%) コップ1杯150?											
夕食 19時	メモ 鶏肉は皮なしに。野菜はたくさんとった。											
	鶏胸肉のてり焼き 鶏胸肉 80			93								
	油小さじ1										37	
	みりん 大さじ1/2											22
	つけ合わせ(ブロッコリー、ピーマン、しめじ) 100						30					
	酢の物(わかめ、きゅうり、もやし) 100						30					
	ごはん 150									252		
間食 16時	メモ チョコは3枚と決めていたのについ食べてしまった。											
	ビターチョコレート 6枚 (28)											156
合計	1560	80	129	93	6		105		84	775	110	178

・運動(メニューと時間)
朝 ストレッチ 15分
夕 ウォーキング 30分

・体調 (良好 (普通) 悪い)

・気分 ((良好) 普通 悪い)

メモ
・昼食は2、3群が少なかったけど、3群は夕食でリカバーできた!
・チョコは1日3枚までに!

食材や油などのカロリーを、該当する食品群の欄に記す。調味料は可能な範囲(35ページ)で記入すればOK。

市販食品や外食は商品名や料理名のほか、食材もわかる範囲で記す。

食事どきの気分、誰と食べたか、料理の工夫や反省など、その日のトピックスを記す。

お風呂上がりのジュースなど、飲み物も無糖のお茶類以外は忘れずに記す。

1日の食品群ごとのカロリーを合計して記す。

忙しい日は料理名だけでもOK!

食品の重量を計る余裕がないときは、食べたものを記入するだけでもOKです。
自分が何を食べたかを書いて自覚するだけでもダイエット効果があります。
また、カロリー計算ができない場合は、その食品の食品群の欄に○をつけておきましょう。
それだけでもバランスよくとっているかどうかをチェックできます。

リバウンドを防ぐ!

目標体重に達したあと、体重をキープするには？

食事は100kcal分、増やしてみよう

これまでの方法でダイエットを続けると、1か月1～2kg、3か月で3～5kgのペースで減量できます。無事に目標体重に到達したら、今度はキープする食事に切り替えます。

まず、これまでより1日100kcal多くとってみましょう。ダイエット中、1500kcalだった人は1600kcalにします。3～4週間続けてみて、もし体重が増えるようなら100kcal減らし、体重が減る場合はさらに100kcal増やし、目標体重で落ち着くエネルギー量に調整しましょう。

体重は減少しすぎると体力が衰えてしまうので、目標体重でキープすることが大切です。

なお、摂取エネルギー量を増やす場合は2群のたんぱく質食品や4群の主食がおすすめです。たんぱく質は筋肉の材料になる大切な栄養素。さらにたんぱく質を含むおかずは満足感を得やすく、リバウンド予防にも役立ちます。

朝型生活リズムを続けよう

「やせられない食習慣」（41ページ）から改善した新しい食習慣は、ぜひそのまま続けましょう。

特に続けたいのは朝型の生活リズムです。脂肪が蓄積しやすくなる朝食抜き、遅い夕食の夜型生活とはおさらば。1日3食の朝型生活が体内リズムを整え、リバウンドを防ぎます。

体重は1日1回量ってリバウンド予防！

リバウンドを防ぐ最強のツールは、ダイエットダイアリーです。すでに、食事や生活リズムをコントロールする方法が身についているはず。詳細な記録をつけなくてもだいじょうぶと思ったら、項目を整理して、メモ程度にしてもよいでしょう。

ただ、体重測定は、1日1回はかならず行いましょう。たとえ1日1回でも、セルフモニタリングの役割を果たし、自己コントロール力の源になります。継続は力なりです。

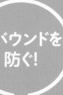

Part 3

簡単だから続けやすい!
ダイエットレシピ

ダイエットの成功のコツは、まず、野菜をたっぷりとること。体の調子を整えるビタミンや食物繊維がたっぷりとれるうえに、低カロリーでも、満足感のあるごはんになります。さらに、筋肉や内臓のもとになるたんぱく質、骨の材料となるカルシウムもしっかりととることがポイント。料理がおっくうなときは、作りおきや加工食品、コンビニなども利用して、無理せず楽しく続けていきましょう。

食事指導／松元紀子　料理案／渡辺律子
料理作成・栄養価計算／金原桜子

体験から生まれたレシピ

ここで紹介するレシピは、キャンサーフィットネスで開催する「がん患者のための料理教室」（103ページ）で人気のレシピがもとになっています。講師を務める渡辺さんは、自身も乳がん術後に体重が増加したため、松元先生より「がんサバイバーのためのダイエット」を学びました。子育てをしながら、無理なくおいしく続けられる料理を試行錯誤し、見事減量に成功。その実体験から生まれたレシピが生徒たちに好評を博しています。

1日1500kcalの献立

エネルギーをおさえる分、栄養が不足しないよう、毎食、「主食・主菜・副菜」を意識してそろえましょう。
野菜は1日350g以上を目安に、たっぷりとることで、おなかの満足感も増します。

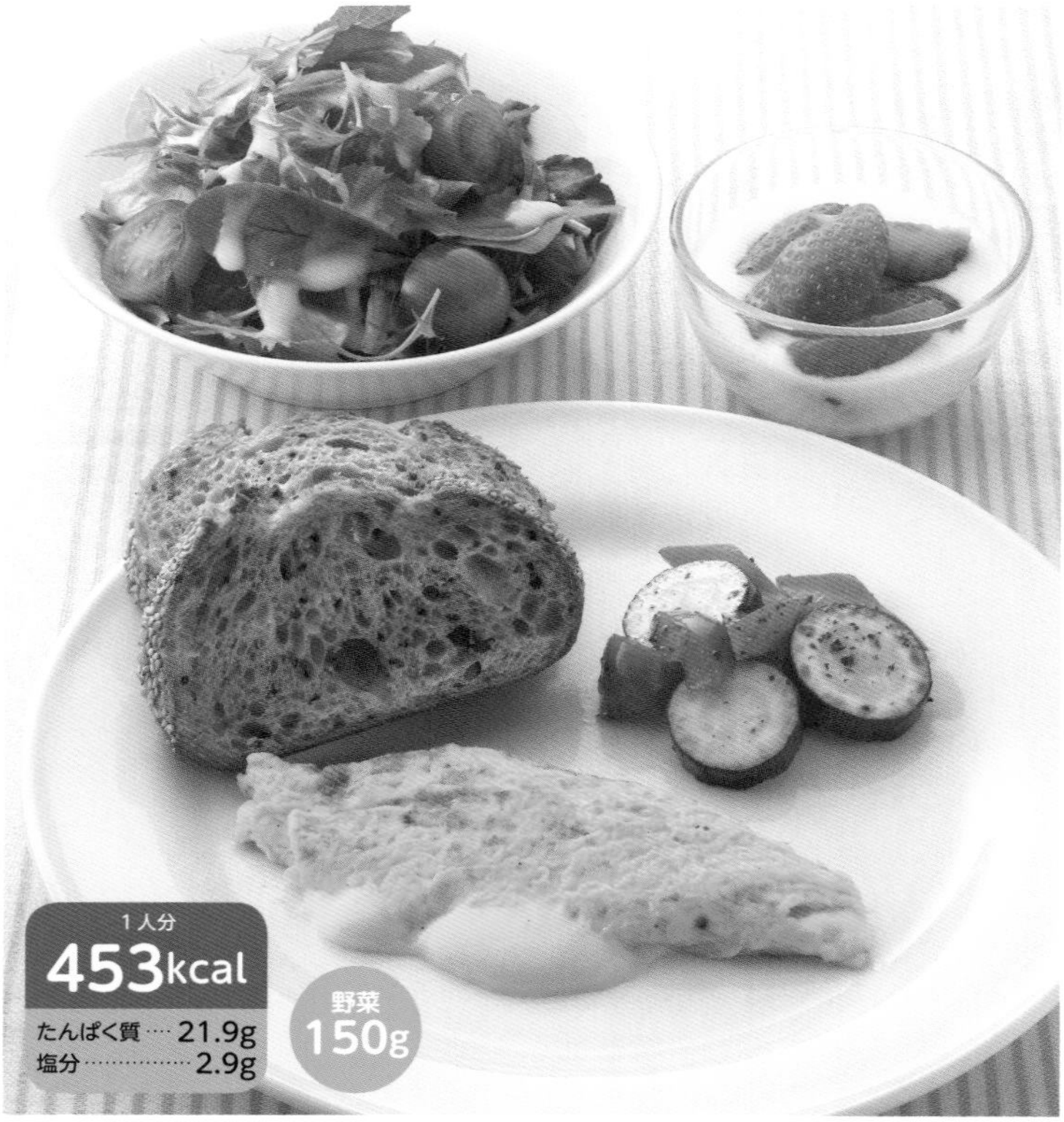
1人分
453kcal
たんぱく質……21.9g
塩分……2.9g
野菜
150g

朝食

忙しい朝は、ある程度、献立のパターンを決めてしまうのがおすすめです。

主菜 ＋ 副菜

チーズオムレツ 野菜ソテー添え

材料（1人分）

- 卵……1個（50g）
- A［牛乳……小さじ2 ／ 黒こしょう……少量］
- ズッキーニ……30g
- パプリカ（赤）……20g
- オリーブ油……小さじ1
- 塩……少量（0.3g）
- こしょう……少量
- スライスチーズ……1枚（18g）

作り方

1. ボールに卵を割りほぐし、**A**を加えて混ぜ合わせる。
2. ズッキーニは5〜6mm厚さの輪切りにする。パプリカは小さめの乱切りにする。
3. フライパンにオリーブ油の半量を熱して**2**を入れていため、塩とこしょうで調味して器に盛る。
4. フライパンをふき、残りのオリーブ油を流して**1**を流し入れ、大きく混ぜて半熟状になったらチーズをのせ、舟形に形をととのえて焼き、**3**の器に盛る。

1人分 190kcal 塩分1.0g

手抜きメモ

「オムレツ」に添える野菜ソテーに冷凍野菜を使えば、下調理が省けます。市販の冷凍野菜だけでなく、残り野菜などを冷凍しても（61ページ参照）。

主食

全粒粉パン

1人分・2切れ（55g）

1人分 155kcal 塩分0.7g

デザート

いちごヨーグルト

材料（1人分）

- プレーンヨーグルト……100g
- いちご……3個

作り方

器にヨーグルトを盛り、いちごを食べやすく切ってのせる。

1人分 77kcal 塩分0.1g

副菜

グリーンサラダ

材料（1人分）

- レタス……30g
- ベビーリーフ・水菜……各20g
- ミニトマト……2個（30g）
- ノンオイルドレッシング（市販品）……大さじ1

作り方

1. レタスは一口大にちぎる。ベビーリーフは洗って水けをきる。水菜は3cm長さに、ミニトマトはへたを除いて半分に切る。
2. 器に盛り合わせ、ドレッシングをかける。

1人分 31kcal 塩分1.1g

野菜 …献立に含まれる野菜と海藻、きのこの合計重量です。

昼食

めんだけですませず、必ずたんぱく質食品と野菜を添えましょう。缶詰めや野菜ジュースなど、加工品を利用するのも手です。

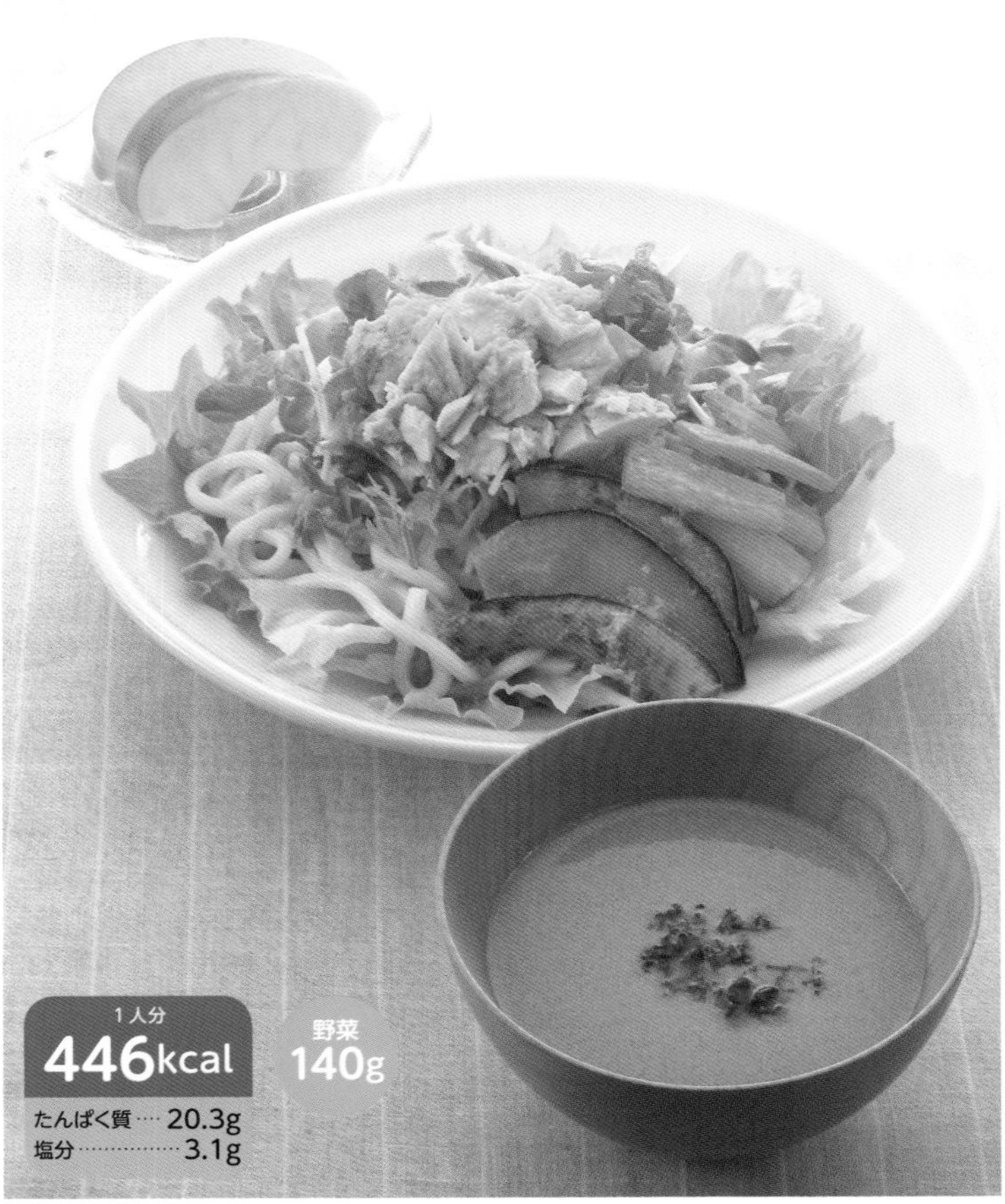
1人分
446kcal
野菜
140g
たんぱく質……20.3g
塩分……3.1g

主食＋主菜＋副菜

ツナサラダうどん

材料（1人分）

ツナ水煮缶……小1缶（55ｇ）
かぼちゃ……40ｇ
にんじん……20ｇ
レタス……1枚（50ｇ）
豆苗……30ｇ
オリーブ油……小さじ1/2
ゆでうどん……150ｇ
A
- めんつゆ（2倍濃縮）……大さじ1
- 水……大さじ1
- おろししょうが……小さじ1
- オリーブ油……大さじ1/2

作り方

1 かぼちゃは8mm厚さのくし形に切る。にんじんは薄い短冊形に切る。
2 フライパンにオリーブ油を熱し、かぼちゃとにんじんを並べてふたをして、途中で裏返して火が通るまで焼く。
3 レタスは一口大にちぎり、豆苗は根を落として長さを半分に切る。
4 うどんは熱湯にさっと通して水けをきって冷やす。
5 器にレタスを敷いてうどんを盛り、豆苗をのせ、缶汁をきったツナ、**2** の野菜を盛り合わせる。**A**を混ぜ合わせて食卓でかける。

1人分　344kcal　塩分2.0g

手抜きメモ

かぼちゃとにんじんは切ったあと、電子レンジ加熱しても。ソテー用のオリーブ油は**A**のめんつゆに加えても。

デザート

りんご

1人分・60ｇ

1人分　34kcal　塩分0g

お菓子を食べたいときは

お菓子やお酒を楽しみたいときは、ごはんやめんなど主食の量を減らして調整します。今回の献立の例なら、夕ごはんのごはんを30ｇ減らして120ｇにすれば、－50kcal。すると、1日の合計が1465kcalから1414kcalになるので、およそ80kcal分のお菓子やお酒をとれます。せんべいなら約20ｇ、ビールなら1杯分（200ml）です。

汁物

トマト豆乳スープ

材料(1人分)

トマトジュース（有塩）・豆乳（無調整）……各1/2カップ
コンソメ顆粒……小さじ1/2
パセリのみじん切り……少量

作り方

1 トマトジュースを小なべに入れて火にかけ、コンソメと豆乳を加えてかきまぜ、沸騰しないよう弱火で温める。
2 好みの温度に温まったら器に盛り、パセリを散らす。

1人分　68kcal　塩分1.1g

夕食

夜は、食べたものが脂肪として蓄積されやすいので、夕食は軽めに。低カロリーの野菜やきのこを活用して、見た目もおなかも満足感をアップ。

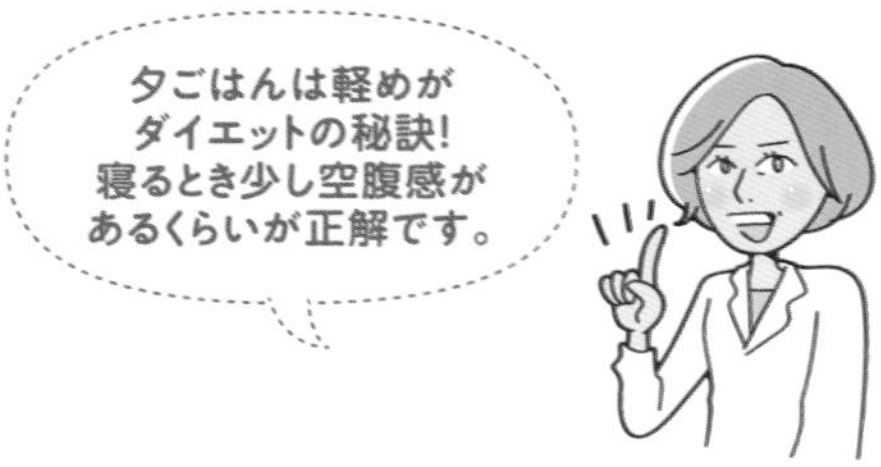
夕ごはんは軽めが
ダイエットの秘訣!
寝るとき少し空腹感が
あるくらいが正解です。

汁物

にんじんと玉ねぎのせん切りスープ

材料（１人分×５回分）

にんじん……大1本（200 g）
玉ねぎ……小2個（300 g）
バター……5 g
水……4 カップ
固形コンソメ……2個
ロリエ……1枚
塩……ミニスプーン1/2
あらびきこしょう……少量

作り方

1 にんじんはスライサーでせん切りに、玉ねぎは薄切りにする。
2 なべにバターをとかし、玉ねぎを入れて弱火で透き通るまでいためる。玉ねぎが透き通ったらにんじんを加えてしんなりするまでいためる。
3 水とコンソメ、ロリエを入れ、中火で3分煮、ふたをして4～5分煮、塩とこしょうで味をととのえる。

1人分　48kcal　塩分0.8g

手抜きメモ

スープは作りおきしてもおいしいので多めに作って。さましたなべごと冷蔵庫で保存したり、1回分ずつ保存容器に入れて冷凍庫で保存してもよい。冷蔵なら3日、冷凍なら2週間はもつ。食べる前には加熱して。

主食

ごはん

1人分・150 g

1人分　252kcal　塩分0g

副菜

スナップえんどうとアスパラのマスタードあえ

材料（1人分）

スナップえんどう※……2本（20 g）
グリーンアスパラガス　2本（30 g）
A
　酢……小さじ1
　マヨネーズ（低カロリータイプ）……小さじ1
　粒マスタード……小さじ1/2
塩……少量（0.3 g）
こしょう……少量

※さやえんどうや、さやいんげんでもOK。

作り方

1 スナップえんどうとアスパラは筋を除いて熱湯で色よくゆで、ざるに上げて水けをきって冷まし、それぞれ斜めに3～4cm長さに切る。
2 **1**をボールに合わせて**A**を加えてよくあえ、味をみて塩とこしょうで味をととのえる。

1人分　35kcal　塩分0.5g

アレンジメモ

「甘辛ポークときのこのレタスカップ」の白髪ねぎの代わりに、玉ねぎを薄切りにしたり、好きなハーブをのせてもよい。

主菜

甘辛ポークときのこのレタスカップ

材料（1人分）

豚もも薄切り肉……80 g
きのこ（しめじ、生しいたけ、えのきたけなど）……合計50g
ねぎ……10 g
オリーブ油……小さじ1
A
　みりん……大さじ1/4
　焼き肉のたれ（市販品）……大さじ1/2
塩……ミニスプーン1/2
こしょう……少量
粉ざんしょう（好みで）……少量
レタス……小3枚（60 g）

作り方

1 豚肉は一口大に切る。しめじは小房に分ける。しいたけは軸を除いて薄切りにする。
2 ねぎの白い部分を縦にせん切りにし、水にさらして辛みを除き、水けをよくきる。
3 フライパンにオリーブ油を熱し、豚肉を広げて両面を焼く。豚肉に火が通ったらきのこを入れていためる。きのこに火が通ったら**A**を加えてさっとからめ、塩とこしょうで味をととのえ、好みで粉ざんしょうをふる。
4 レタスを1枚ずつはがして器に並べ、**2**を盛り分け、**3**の白《しら》髪《が》ねぎを飾る。

1人分　231kcal　塩分1.3g

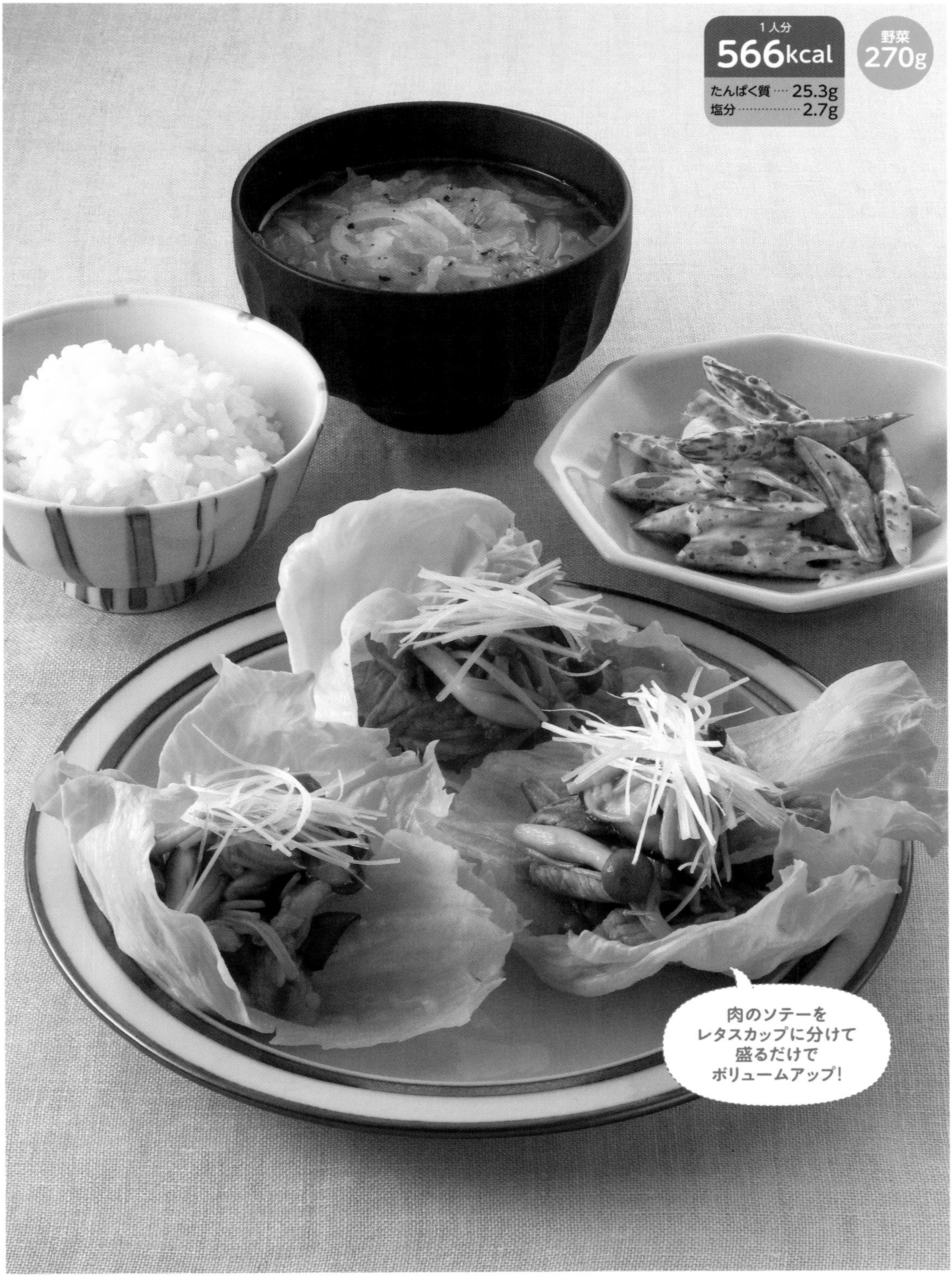

1人分
566kcal
たんぱく質……25.3g
塩分……2.7g

野菜
270g

肉のソテーを
レタスカップに分けて
盛るだけで
ボリュームアップ！

腹もちする！ 500kcalの朝ごはん

昼食が遅くなりそうな日は朝食にしっかり食べておくのがコツ。
野菜は少なめですが、じゃが芋からビタミンCや食物繊維が多くとれます。

ライ麦50％配合で、食パンより食物繊維が2倍以上多い。

主食

ライ麦食パン

1人分・1切れ（100g）

1人分　161kcal　塩分0.6g

デザート

キウイヨーグルト

材料（1人分）

キウイフルーツ……1/2個（40g）
プレーンヨーグルト……100g

作り方

ヨーグルトを器に盛り、皮をむいて輪切りにしたキウイをのせる。

1人分　86kcal　塩分0.1g

デザート

オレンジジュース

1人分・3/4カップ

1人分　63kcal　塩分0g

副菜

ハム入りレモン風味のさっぱりポテトサラダ

材料（作りやすい分量　2人分）

じゃが芋……1個（150g）
A［塩……ミニスプーン1
　こしょう……少量
　レモン汁……小さじ2］
きゅうり……1/2本（50g）
塩……少量（0.3g）
玉ねぎ……1/8個（25g）
パストラミビーフ※……2枚（30g）
B［マヨネーズ（低カロリータイプ）……大さじ1
　粒マスタード……小さじ1］

※好みのハムでOK。

作り方

1　じゃが芋は洗ってラップに包み、電子レンジ（600W）で2～3分加熱して火を通す。熱いうちに皮をむいてボールに入れ、フォークでざっとつぶし、**A**を混ぜて下味をつける。
2　きゅうりは輪切りにして塩をふり、しんなりしたら水けを絞る。
3　玉ねぎは薄切りにして水にさらし、水けをきる。
4　パストラミビーフは大きければ一口大に切る。
5　**1**に**2**～**4**を加えて**B**であえる。

1人分　113kcal　塩分1.3g

主菜

目玉焼き

材料（1人分）

卵……1個（50g）
オリーブ油……小さじ1/2
ミニトマト……2個（30g）
サラダ菜……2～3枚（25g）

作り方

フライパンにオリーブ油を熱し、卵を割り入れて好みのかたさに焼き、器に盛る。トマトとサラダ菜を添える。

1人分　106kcal　塩分0.2g

ボリューム朝食のすすめ

1日3食のどの食事を主役にするかは、ライフスタイルやその日のスケジュールによって異なるもの。ボリューム朝食は、朝、比較的余裕がある人におすすめ。朝ごはんをしっかり食べておけば、夕食は軽めにすることができます。

また、昼食が遅くなったり、残業で夕ごはんが遅くなったりしたときも、空腹感を感じる時間帯が遅くなるので、空腹のあまり過食してしまう失敗を防ぐことができます。

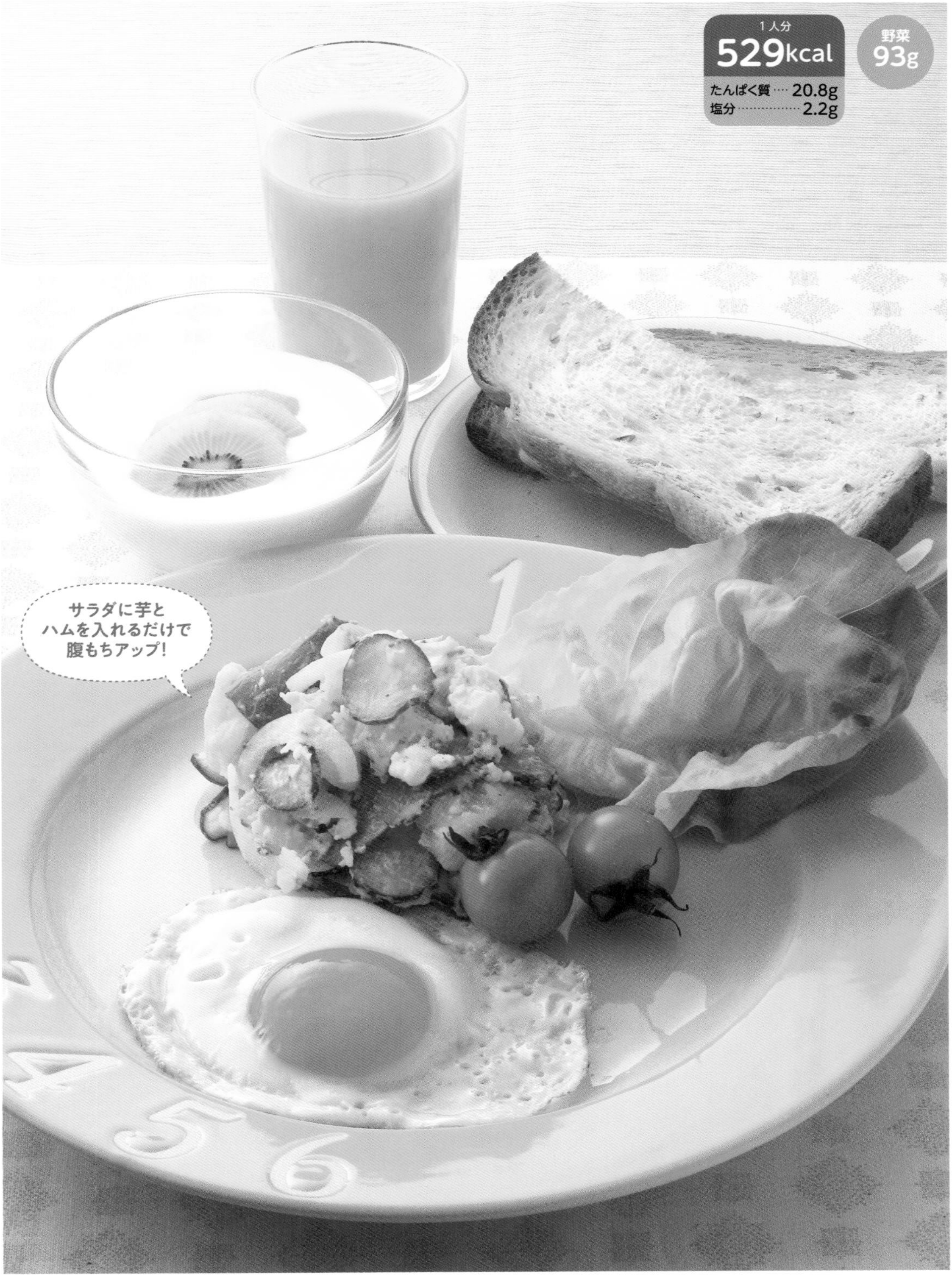

1人分
529kcal
たんぱく質……20.8g
塩分……2.2g

野菜
93g

サラダに芋と
ハムを入れるだけで
腹もちアップ!

カラフルに！ 500kcalのお弁当

500kcalでもカラフルで食感もバラエティ豊かだと、栄養のバランスがとれ、
満足感もあるお弁当になります。衛生に気をつけながら作りおきなども活用して。

主食

サクラエビと雑穀の炊き込みごはん

材料（作りやすい分量　6人分）

- 白米……2合
- 白だし……大さじ2〜3
- A
  - サクラエビ（釜あげ）……40g
  - しょうが……15g
  - アマランサス※……大さじ1
  - キヌア※……大さじ1/2
- 小ねぎ（小口切り）……3本分

※雑穀は同分量の好みのものに変えてもOK

作り方

1. 白米は洗って炊飯釜に入れ、雑穀を加え、水をひたひたに加えて30分おく。
2. 白だしを加えて2合の水加減の目盛りまで水を足す。
3. Aのしょうがはせん切りにして、他の材料と共に**2**に加え、普通に炊く。
4. 炊き上がったらさっくりとまぜ、あら熱をとってから弁当箱に詰め、小ねぎの小口切りを散らす。

- 1食分ずつ小分けにしてラップに包み、冷凍で20日ほど保存できる。

1人分　205kcal　塩分1.5g

手抜きメモ

白だしやめんつゆなどを使うと調味の手間がなく便利。なお、商品によって塩分が異なるのでレシピの分量を参考に加減するとよい。

副菜

にんじんとくるみのサラダ

材料（作りやすい分量　4人分）

- にんじん……1本（150g）
- くるみ……30g
- クランベリー（乾燥・あれば）……大さじ2
- A
  - オリーブ油……大さじ1
  - 塩……小さじ1/2
  - 酢……大さじ2
  - はちみつ……大さじ1
  - あらびきこしょう……少量
- リーフレタス……40g

作り方

1. くるみはフライパンに入れて弱火でいり、カリッとしたら冷ましてから包丁でざっと刻む。
2. にんじんは斜めに輪切りにしてからせん切りにするか、スライサーでせん切りにする。
3. ポリ袋に**A**を合わせてよく混ぜ、にんじんを入れて袋の外からもむようにして味をなじませ、くるみとクランベリーを加える。
4. レタスを添えて詰める。

1人分　132kcal　塩分0.6g

手抜きメモ

作りたてを詰めてもよいが、冷蔵で2〜3日はもつので、前日にまとめて作っておくと朝が楽。サンドイッチの具にもおすすめ。

主菜

鶏肉の塩麹《こうじ》焼き

材料（1人分）

- 鶏胸肉（皮つき）……80g
- 塩麹……小さじ1
- 青のり……少量
- ゆかり……ミニスプーン1

作り方

1. 鶏胸肉は余分な脂身を除き、一口大のそぎ切りにして塩麹をもみ込み、5〜10分おく。
2. フライパンにクッキングシートを敷き、鶏肉を皮目を下にして並べ、中火にかける。焼き色がついたら返して火が通るまで焼く。
3. 鶏肉をとり出して熱いうちに青のりとゆかりを全体にまぶす。

1人分　129kcal　塩分1.3g

副菜

焼きアスパラときのこのおかかあえ

材料（1人分）

- グリーンアスパラガス……1本（20g）
- 生しいたけ……1個（15g）
- しめじ……20g
- A
  - 削りガツオ……小1袋（1g）
  - しょうゆ……小さじ1/2

作り方

1. アスパラは固い根元を落とし、しいたけは石づきを除き、しめじと共に魚焼きグリル、またはトースターで焼く。
2. アスパラは3cm長さに切る。しいたけは半分にそぎ切り、しめじは小房に分ける。
3. **A**であえて弁当箱に詰める。

1人分　16kcal　塩分0.4g

1人分
482kcal
たんぱく質……26.6g
塩分……3.8g

野菜 110g

食感も楽しめる
炊き込みごはんで
食物繊維もアップ!

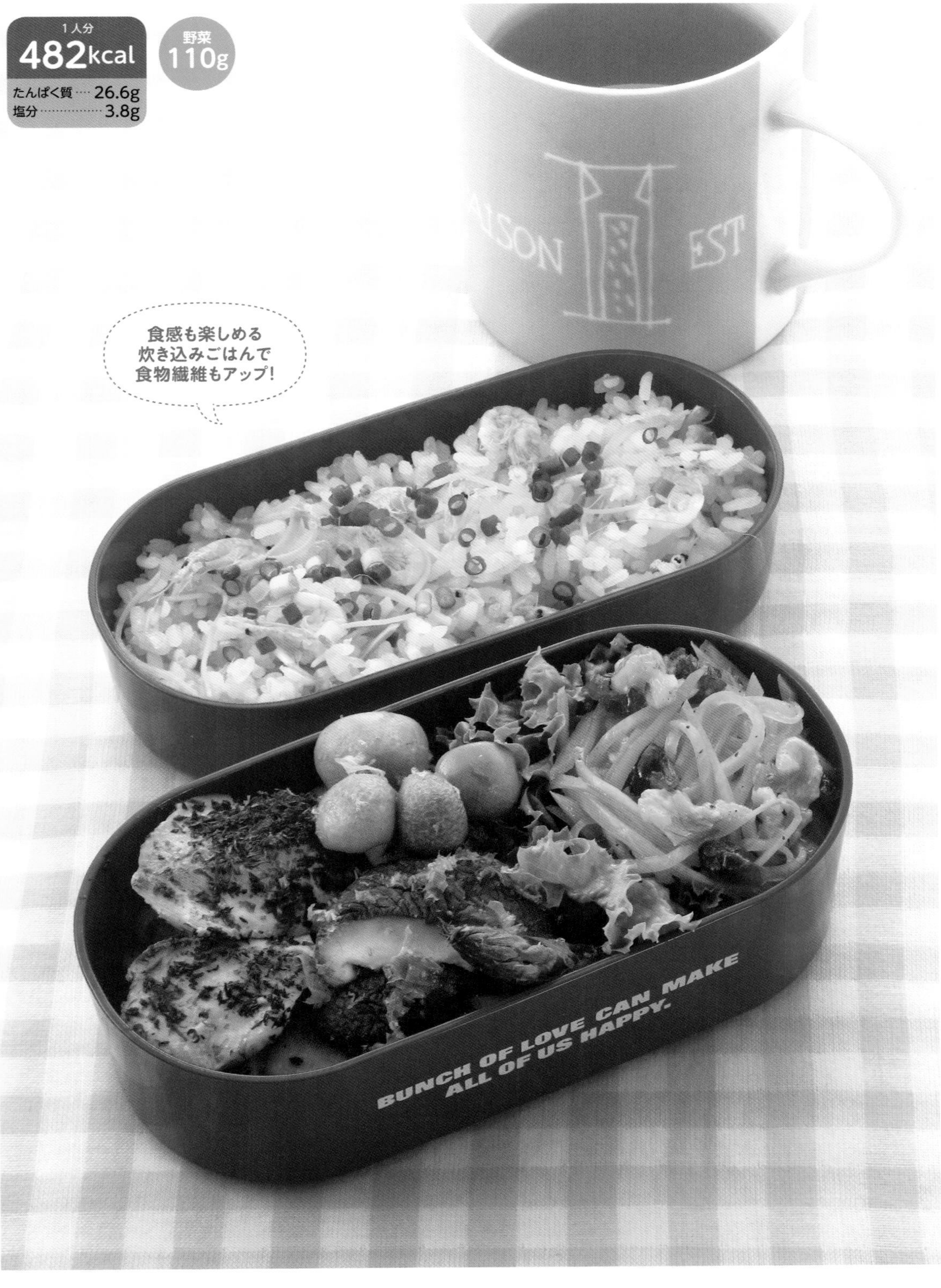
BUNCH OF LOVE CAN MAKE
ALL OF US HAPPY.

軽めでも満足! 500kcalの夕食

活動量が少ない夜は食べたものが脂肪として蓄積されやすくなります。
カロリーや脂質を控えめにしつつ、野菜たっぷりで、満足感ある夕食がおすすめです。

汁物

小松菜とまいたけのみそ汁

材料（1人分）

小松菜……40 g
まいたけ……20 g
だし……3/4カップ
みそ……大さじ1/2

作り方

1 小松菜は4㎝長さに切る。まいたけは食べやすく縦に裂く。
2 なべにだしを温めて**1**を入れて煮、火が通ったらみそをとき入れてひと煮立ちさせる。

1人分 28kcal 塩分1.2g

食卓を飾ればさらに満足感アップ！

今回の料理を考案してくださった渡辺律子さんは、乳がんの患者さんにテーブルコーディネートも提案しています。

ダイエット料理は、油脂が演出するつややこってり感、肉のボリューム感などが少なくなるため、見た目が地味になりがち。でも、花1輪を飾るだけでも食卓が華やぎ、楽しく食事ができるといいます。「水代えの必要がない、100均のお花でもいいんですよ」と渡辺さん。好みの食器やランチョンマットなどで演出しても楽しいもの。手近なもので無理をしないで楽しみましょう。

副菜

白菜の即席漬け

材料（1人分）

白菜……50 g
塩ミニスプーン1
ゆずの搾り汁（レモン汁でも）……小さじ1
ゆずの皮（あれば）……少量
砂糖……小さじ1/3

作り方

1 白菜はざく切りにし、塩をまぶしてしんなりするまでおき、水けをきつく絞る。
2 ゆずの皮は黄色い表皮だけを薄くそいでせん切りにする。
3 ボールに白菜を入れてゆずの搾り汁、砂糖、**2**を加えてあえ、器に盛る。

1人分 13kcal 塩分0.5g

主食

枝豆ごはん

材料（1人分）

ごはん……120 g
枝豆※（ゆでてさやから出す）……30 g

作り方

ごはんに枝豆を加えてさっくりとまぜ、器に盛る。

※枝豆は冷凍食品を利用してもよい。冷凍のまま入れて炊いてOK。

1人分 242kcal 塩分0g

主菜＋副菜

サケとごぼうとこんにゃくのきんぴら風

材料（1人分）

生ザケ……80 g
塩少量（0.3 g）
酒小さじ1
ごぼう……40 g
にんじん……20 g
こんにゃく……50 g
ごま油……小さじ1
赤とうがらしの輪切り……少量
A しょうゆ……大さじ1/2
A 砂糖……小さじ1/2
A みりん……小さじ1

作り方

1 生ザケはさっと洗って水けをふき、一口大に切る。塩をふって5分ほどおき、酒をからめる。
2 ごぼうとにんじんは4㎝長さの棒状に切る。こんにゃくも同じくらいの棒状に切る。
3 フライパンにごま油の半量を熱し、サケを並べて両面をこんがりと焼いて火を通し、一度とり出す。
4 フライパンの汚れをふきとり、残りのごま油と赤とうがらしを入れて中火にかけ、**2**を入れていためる。焦げつかないよう火加減をしながらごぼうに火が通るまでいためる。**3**のサケを戻し入れ、**A**を加えて大きくまぜながら味をからめる。

1人分 213kcal 塩分1.8g

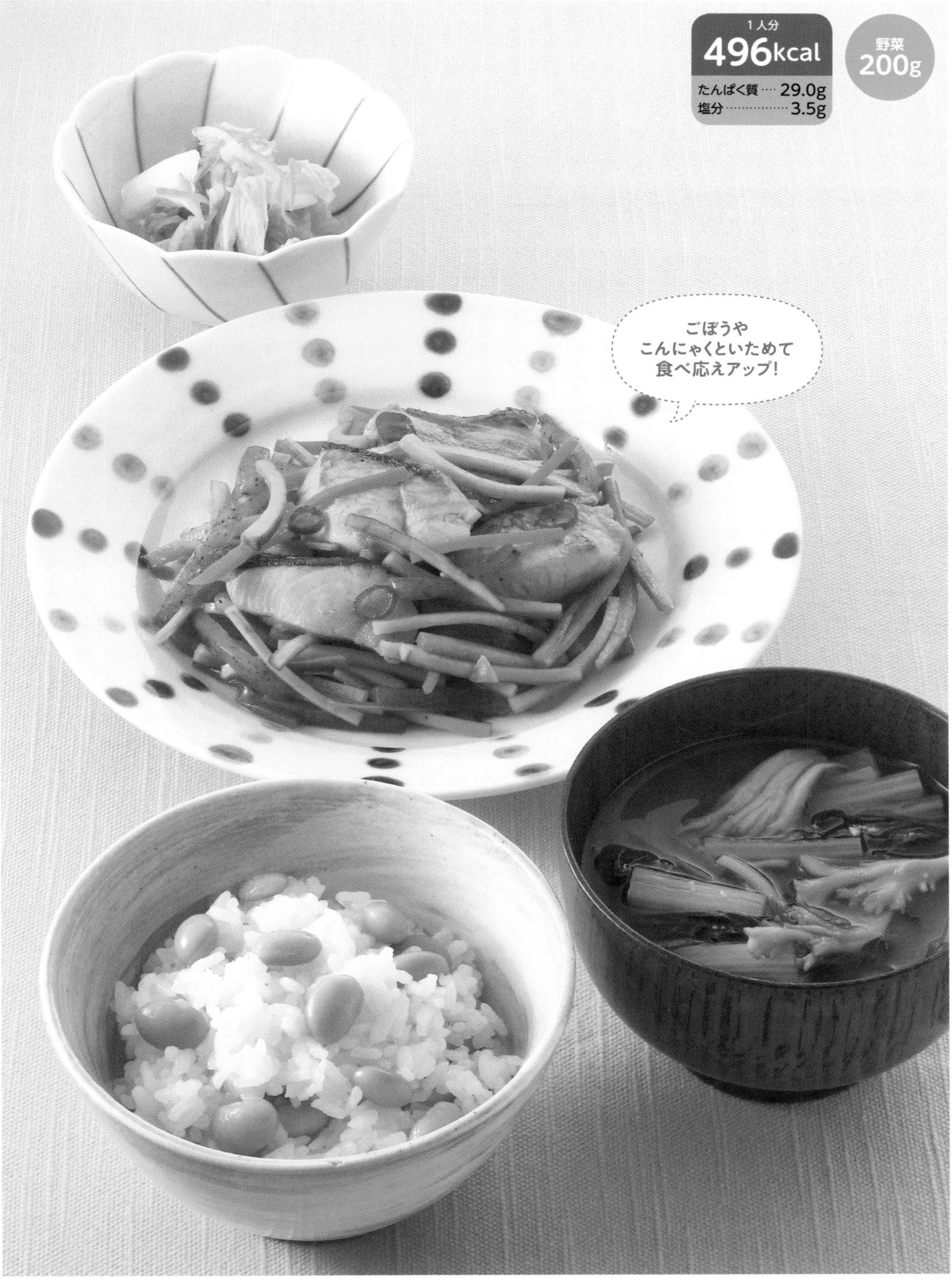
1人分
496kcal
たんぱく質……29.0g
塩分……3.5g
野菜
200g
ごぼうや
こんにゃくといためて
食べ応えアップ！

夜遅くなる日に

コンビニでお助け夕ごはん

遅い夕食をコンビニ食品ですませるときのポイントを実例と共に紹介します。

帰宅が遅くなり、夕食が21時をすぎてしまいそう……。そんな日は「分食」がおすすめです。18時ごろおにぎりを1個程度食べておき、その分、遅い夕食では主食を控えめにします。たんぱく質食品をしっかりとり、野菜や海藻などもとりましょう。エネルギーは300kcal以内を目安におさえればOKです。

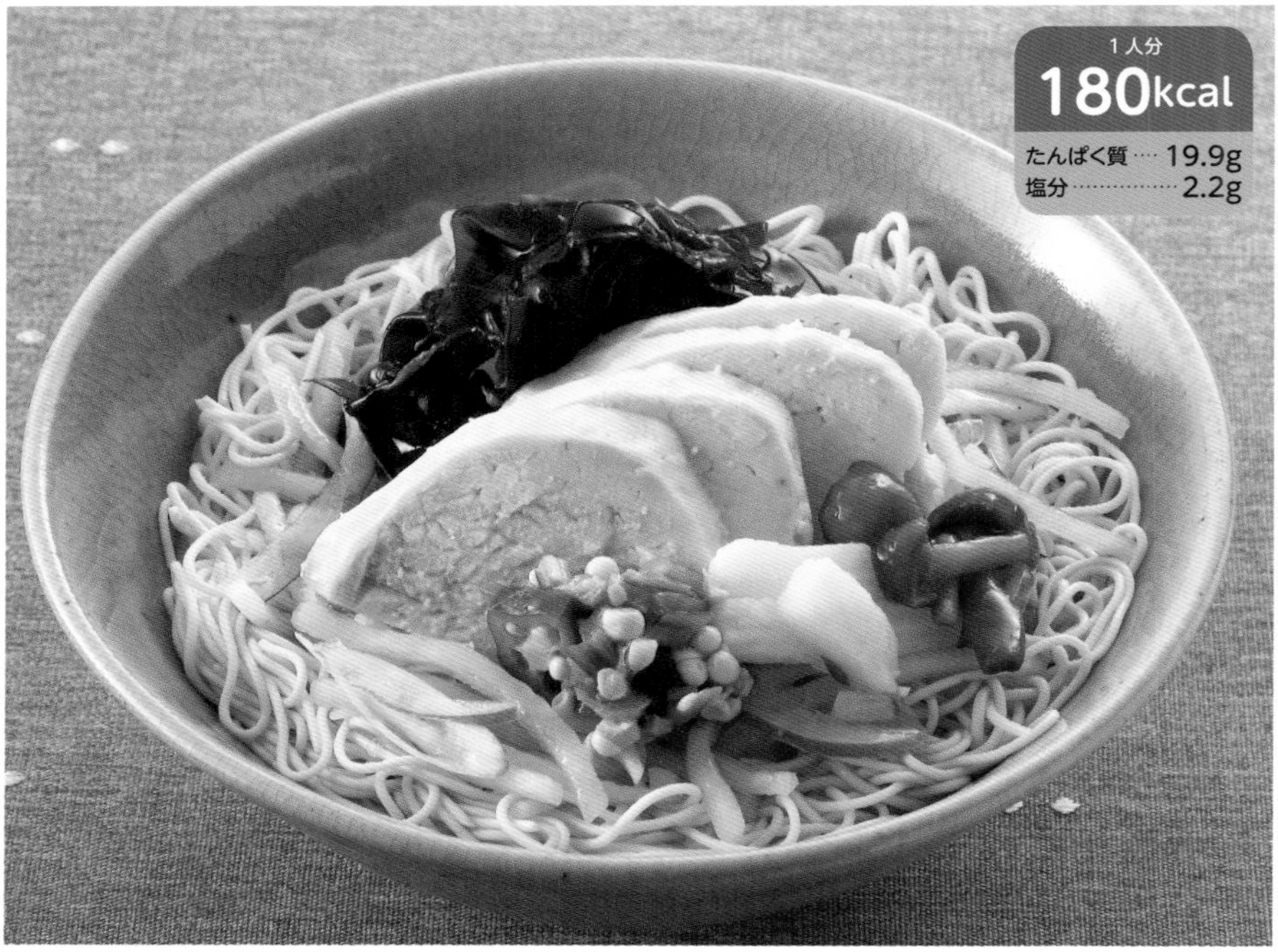

豆腐入りめんを使った、低糖質高たんぱくメニュー

サラダチキンの豆腐そうめん

材料（1人分）

＋

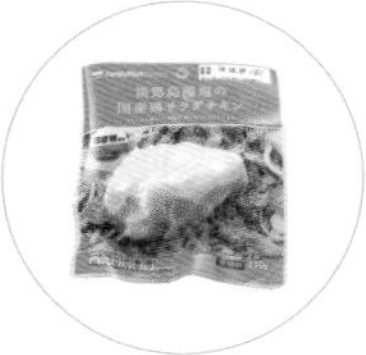

＋

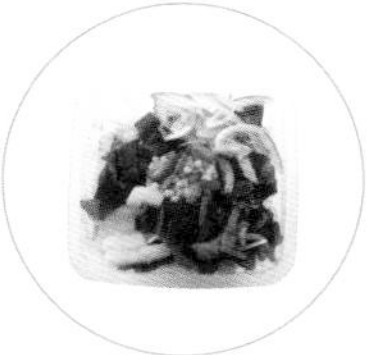

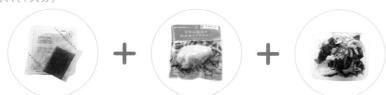

豆腐そうめん 1パック
（めん140ｇ、たれ1/2量）
1人分 90kcal

サラダチキン
1/2パック（55ｇ）
1人分 61kcal

わかめとなめこのサラダ
1パック（100ｇ）
1人分 29kcal

作り方

器に豆腐そうめんを盛り、サラダチキンは半量をそぎ切りにしてのせる。サラダの具を添えて、豆腐そうめんのたれを1/2量※だけかけて食べる。

※そうめんのたれを全量かけると1人分の塩分が3.4gになる。そうめんのたれをやめて、サラダに添付されたドレッシングをかけてもOK。その場合の塩分は1人分2.4g。

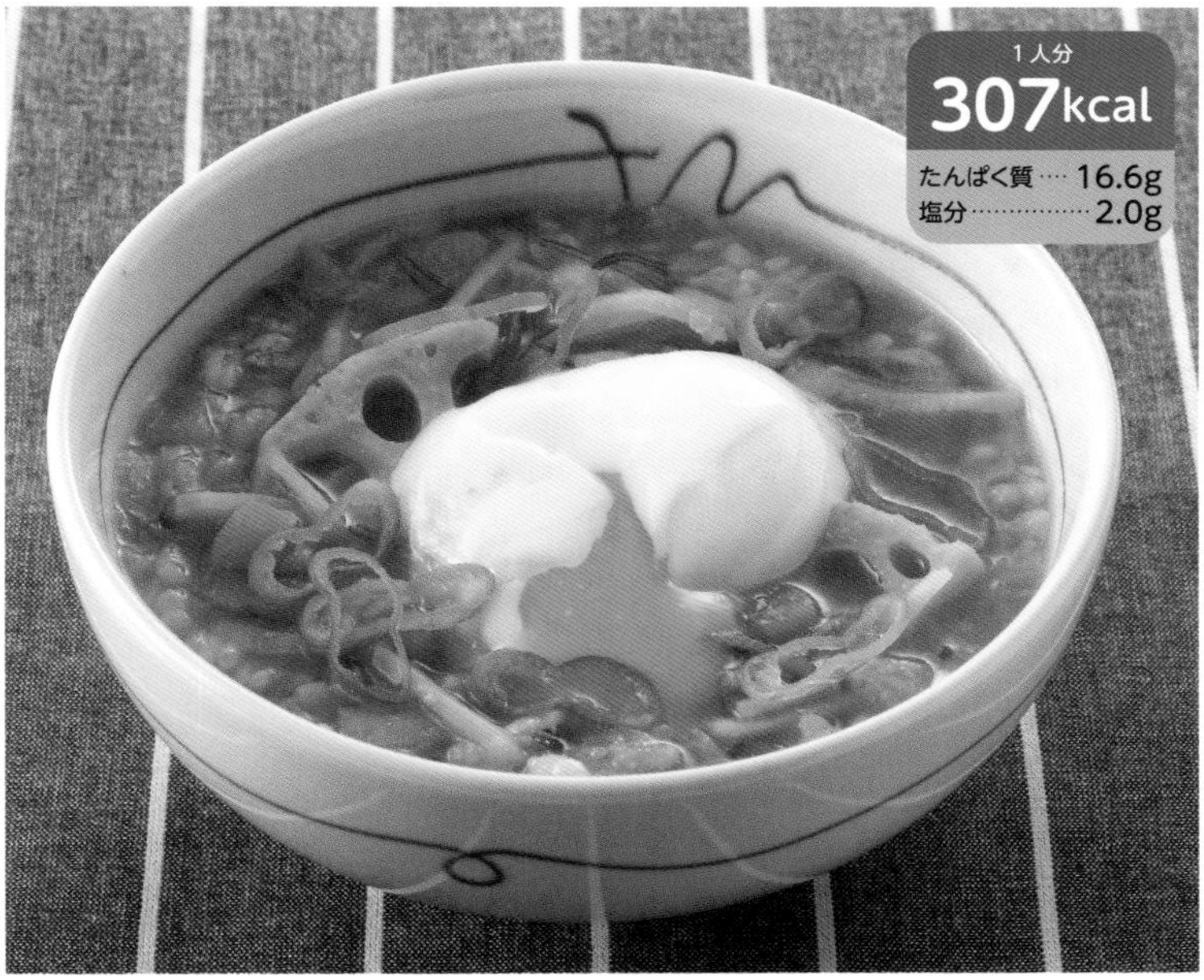

1人分
307kcal
たんぱく質……16.6g
塩分……2.0g

野菜多めのスープに卵を加えてバランス食に

具だくさん和風スープごはん

材料（1人分）

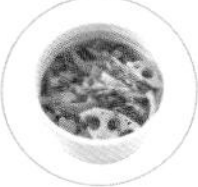

しょうが入り和風スープ
1パック
1人分 141kcal

＋

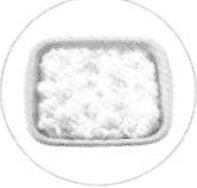

ごはん
1/4パック（50g）
1人分 84kcal

＋

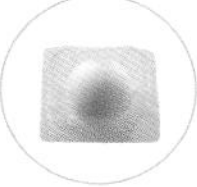

温泉卵
1個（50g）
1人分 82kcal

作り方

しょうが入り和風スープを耐熱性容器に移し、ごはん50gを加えて電子レンジで温め、温泉卵を割り入れる。

セレクトメモ

洋風、中国風スープでもOK．温泉卵のほか、サラダチキン、冷ややっこなどもおすすめ。

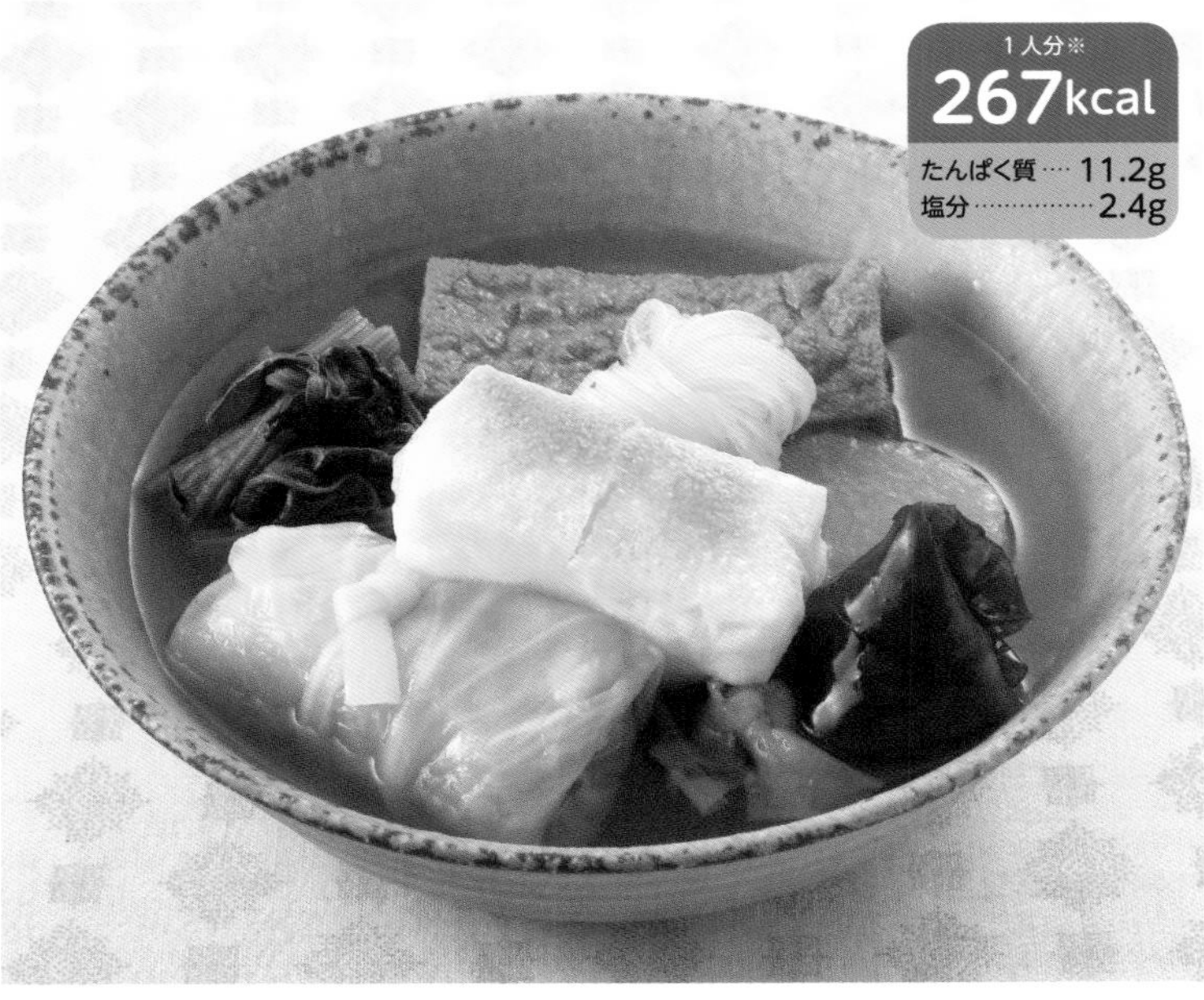

1人分※
267kcal
たんぱく質……11.2g
塩分……2.4g

主菜は練り製品か厚揚げの1つに。冷凍青菜を加えて彩りよく

おでん雑煮

材料（1人分）

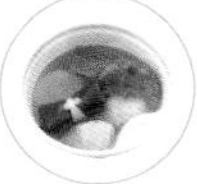

おでん（厚揚げ、ロールキャベツ、大根、しらたき、こんぶ巻き各1個、おでんの汁1カップ）
1人分 おでん118kcal、おでんの汁※22kcal

＋

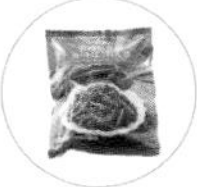

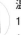

冷凍ほうれん草
40g
1人分 9kcal

＋

切りもち
1個（50g）
1人分 118kcal

作り方

おでんに冷凍ほうれん草をのせてふたをして電子レンジで温め、もちを焼いてのせる。

※おでんの汁を半量残した場合の栄養価。おでんの汁の栄養価は「毎日の食事のカロリーガイド第3版」（女子栄養大学出版部）参照。

●栄養価は、2019年11月当時の商品の表示を参考にしました。商品の入れかえもありますので、目安としてご活用ください。

手間をストック!

野菜をラクにとる!

乳がんサバイバーの料理教室でも大好評の、野菜をラクにとる技を紹介します。

野菜ストックのすすめ

「野菜たっぷり」はダイエットメニューの鉄則。それなのに野菜不足のメニューになってしまう最大の原因は、下調理がめんどうだから。そこでおすすめなのが野菜ストックの知恵です。

ポイントは、すぐに使えるように下調理をしておくこと。夕食作りのついでに、いっしょに切ったり下ゆでしたりしてストックしておけば、時間のない朝も帰宅の遅い日もパパッと料理にかかれます。

冷蔵ストック(生)

下処理 野菜を洗って、水けをきり、皮や種などを除いて使いやすいサイズに切る。
保存 保存容器に入れて、冷蔵で2〜3日ほど保存できる。
使い方 そのまま油を熱したフライパンに入れていため、好みの味で調味する。

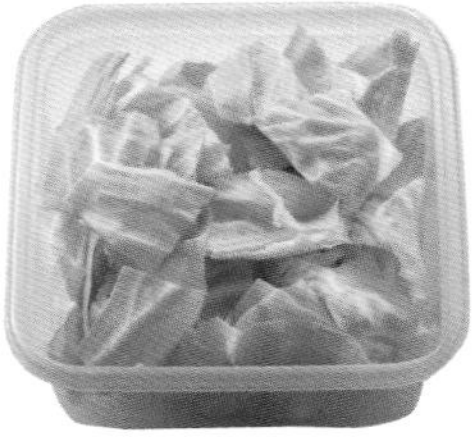

●キャベツ(一口大)

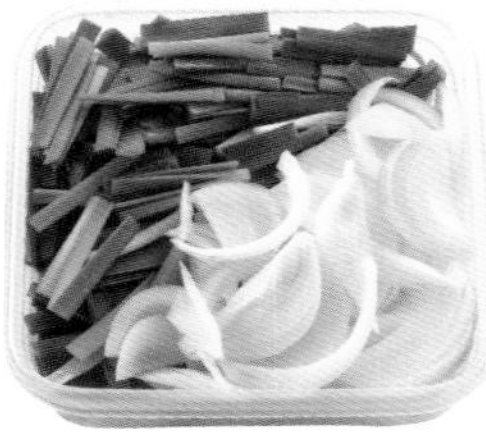

●にら(4cm長さ)
●玉ねぎ(薄切り)

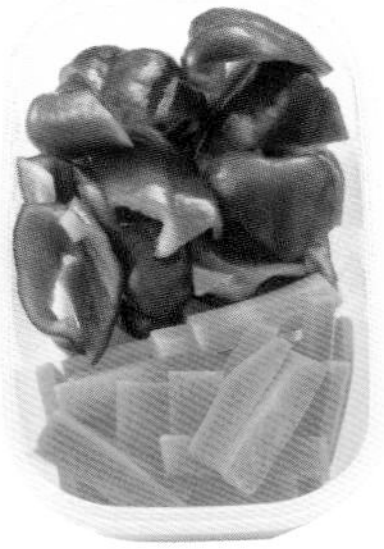

●にんじん(短冊切り)
●ピーマン(乱切り)

冷蔵ストック(ゆでる)

下処理 野菜を使いやすいサイズに切ってかためにゆで、あら熱をとる。
保存 キッチンペーパーを敷いた保存容器に入れ、冷蔵で3日ほど保存できる。
使い方 そのまま温野菜サラダに。フライパンでソテーして肉や魚料理のつけ合わせに。とけるチーズをふってグラタンに。さらに煮込んでつぶしてポタージュに。

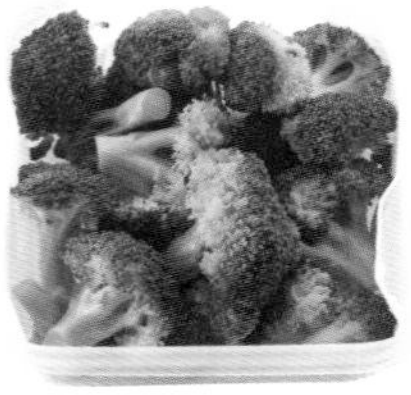

●ブロッコリー(小房)

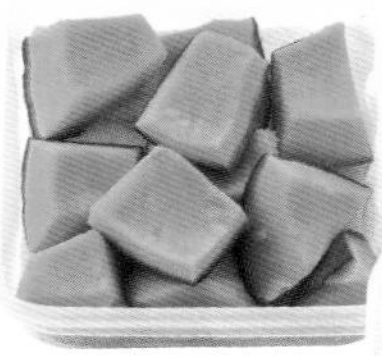

●かぼちゃ(一口大)

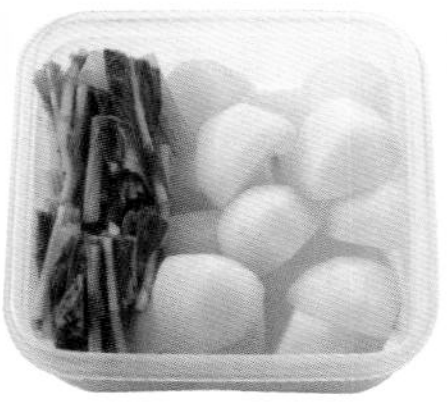

●かぶ(くし形)、かぶの葉(4㎝長さ)

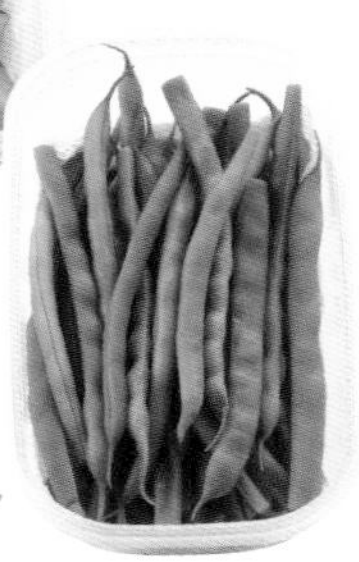

●さやいんげん(4㎝長さ)

冷凍は少しずつ
使えて便利!

冷凍ストック

下処理　野菜を使いやすいサイズに切る。冷凍後ほぐれやすいように、水けはしっかりきるのがコツ。

保存　冷凍用保存袋に入れて、冷凍で1か月ほど保存できる。

使い方　凍ったまま加熱調理する。線維が冷凍により壊れるので、火の通りが早い。

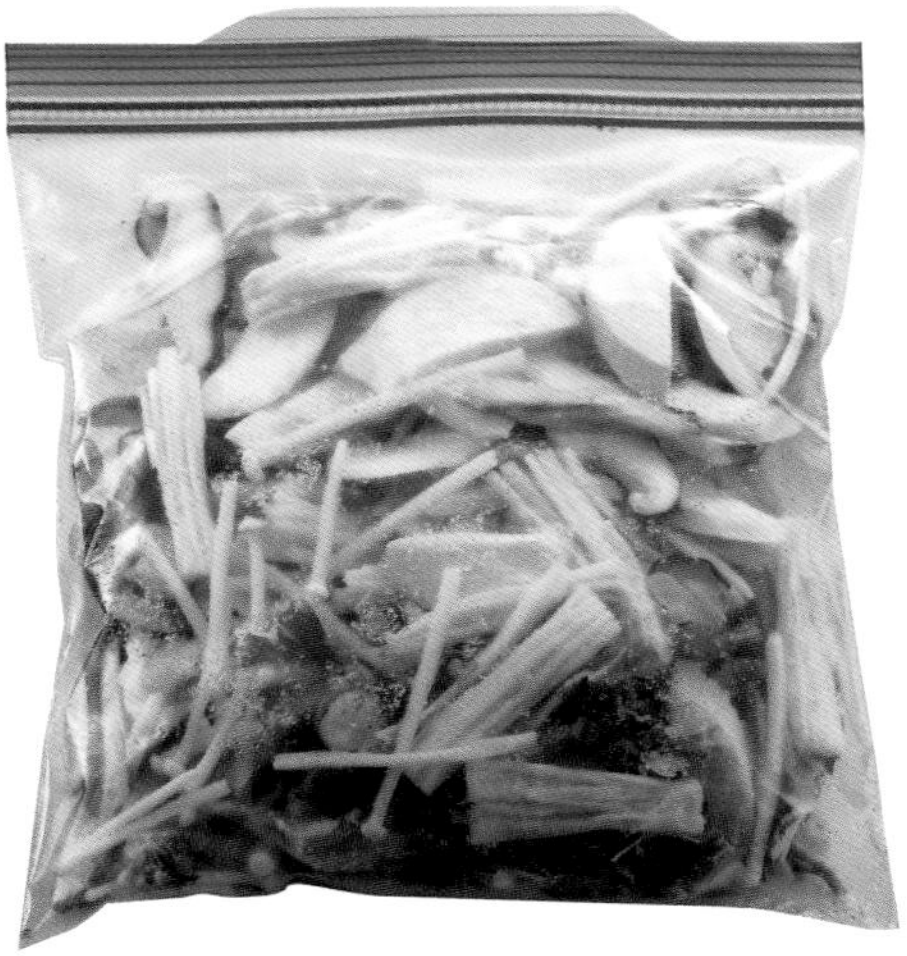

●きのこミックス
えのきたけ(3～4㎝長さに切ってほぐす)、生しいたけ(薄切り)、エリンギ(長さを半分に切って斜め薄切り)、まいたけ(小房)

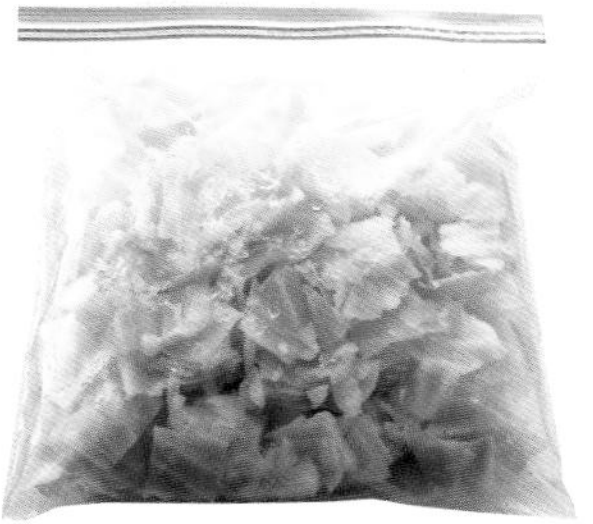

●キャベツ(一口大)

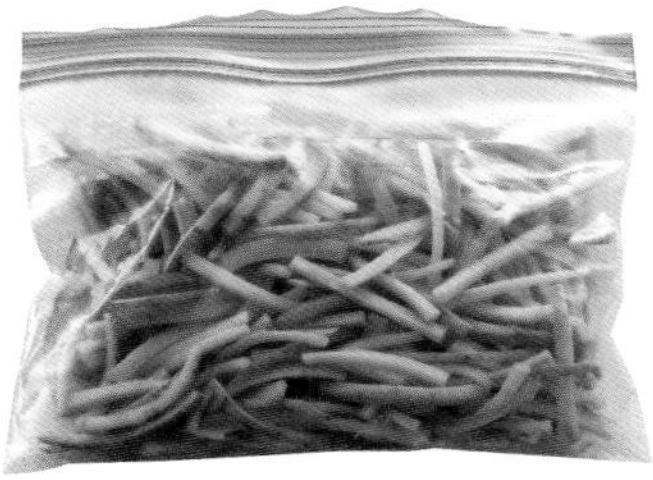

●ごぼう(せん切り)

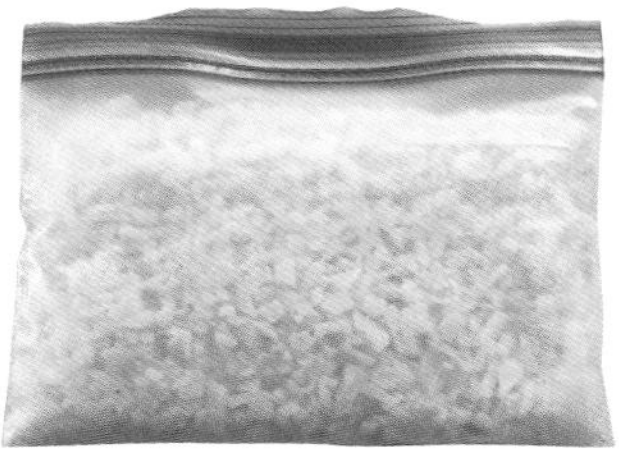

●玉ねぎ(みじん切り)

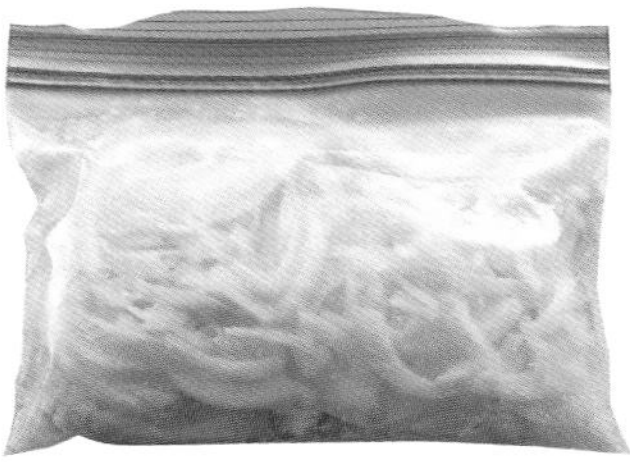

●玉ねぎ(薄切り)

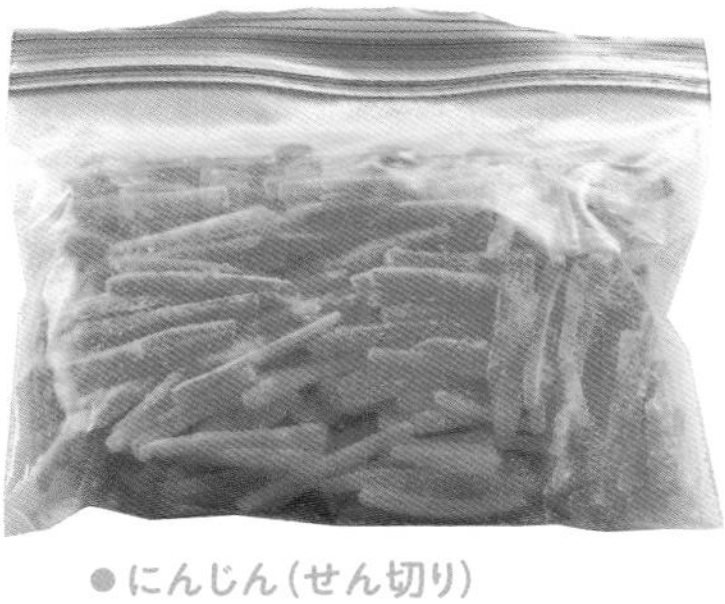

●にんじん(せん切り)

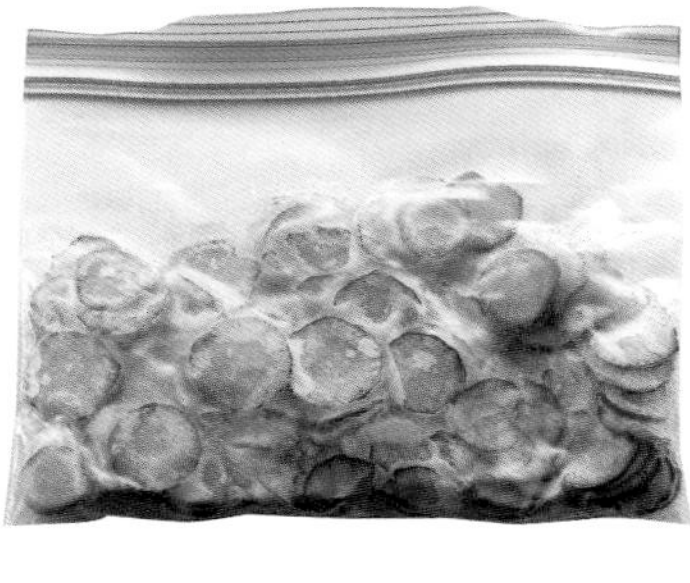

●きゅうり(輪切りにして塩もみする)＊自然解凍して、酢の物やいため物に。

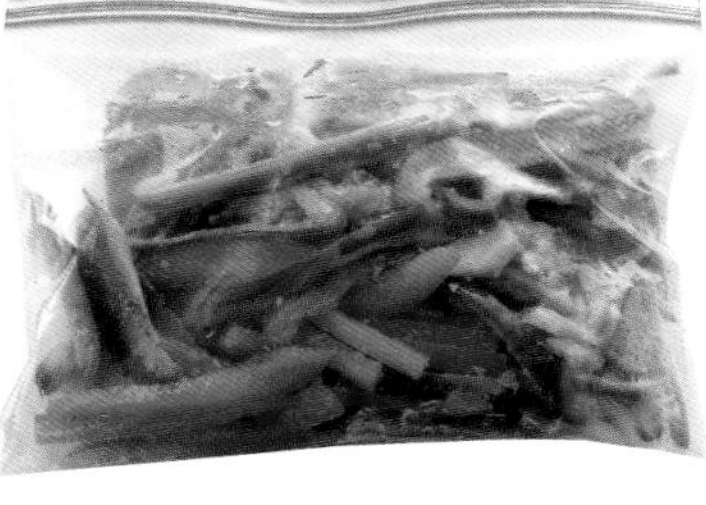

●ピーマン・パプリカ(細切り)

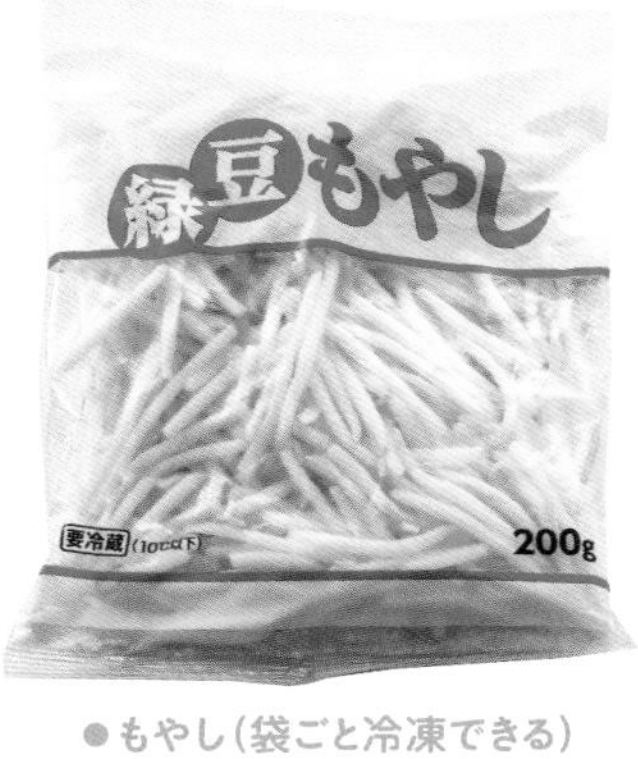

●もやし(袋ごと冷凍できる)

作りおきのきく野菜料理ベスト3

1品でも作りおき料理があれば時間も気分もゆとりが生まれ、主菜作りに集中できます。教室の生徒さんに人気の作りおきベスト3を紹介します。

保存 保存容器に入れて、冷蔵で3日。

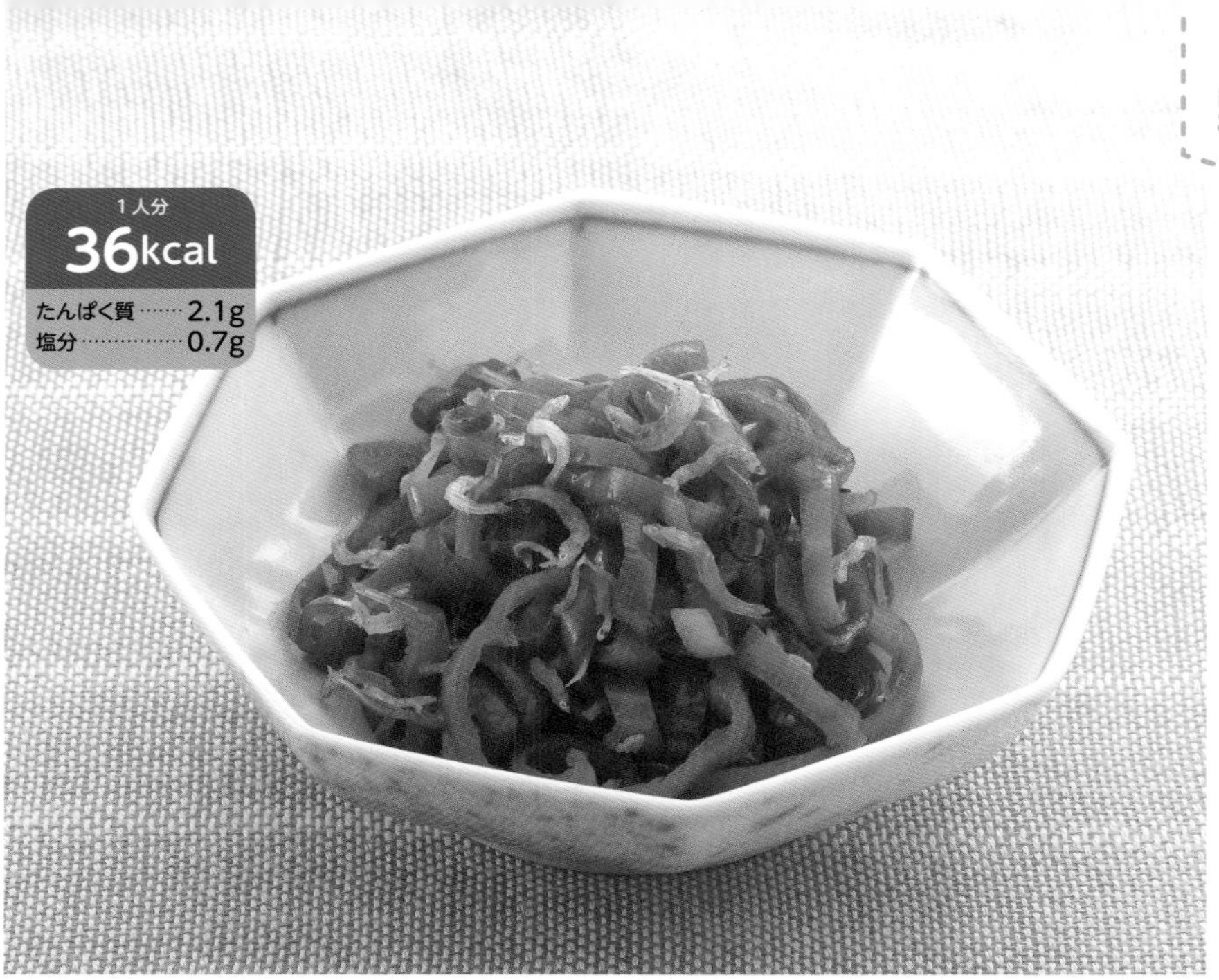

1人分
36kcal
たんぱく質……2.1g
塩分……0.7g

ビタミンC豊富なピーマンがたっぷり食べられる

じゃこピーマン

材料(作りやすい分量 1人分×6回)

ピーマン	12個(360g)
ちりめんじゃこ	20g
赤とうがらしの輪切り	少量
ごま油	小さじ1
しょうゆ	大さじ1
みりん	大さじ1

作り方

1. ピーマンはへたと種を除いて5㎜幅のせん切りにする。
2. フライパンを温めてごま油を入れ、ピーマンと赤とうがらしを入れていためる。
3. ピーマンがしんなりしたらじゃこを加えていため合わせ、しょうゆとみりんを加え、強火にして水分がなくなるまでいり煮にする。

アレンジメモ
ししとうがらし、ゴーヤ、さやいんげんでもおいしくできる。

食べる! ドレッシング

素材感が豊かなので、サラダの具も兼ねるドレッシングです。シンプルなサラダでもこれをかければ栄養価もアップ。肉や魚料理のソースにも合います。

作り方 ボールに材料を入れ、混ぜ合わせる。 **保存法** ガラスかほうろう容器に入れ、冷蔵で4～5日ほど保存できる。

にんじんドレッシング

材料(作りやすい分量)

にんじんのすりおろし	1/2本分(75g)
玉ねぎのすりおろし	1/4個分(50g)
りんご酢	大さじ2
はちみつ	大さじ1/2
塩	小さじ1
こしょう	少量

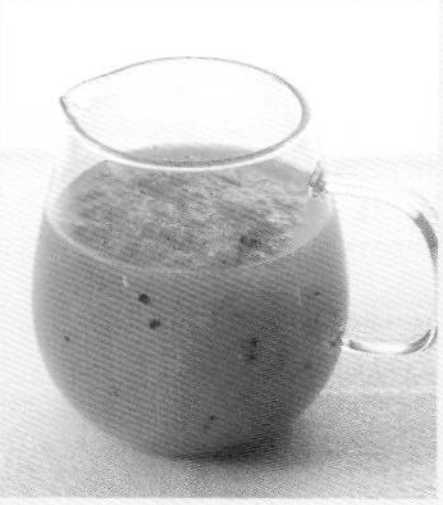

1/6量分 15kcal たんぱく質0.2g 塩分0.8g

大豆のポン酢ドレッシング

材料(作りやすい分量)

ゆで大豆(水煮でもよい)	120g
おろししょうが	小さじ1
ポン酢しょうゆ(市販品)	大さじ4

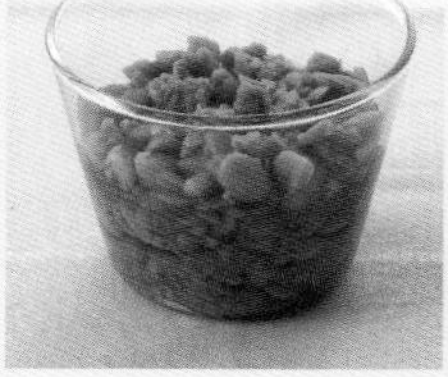

1/6量分 41kcal たんぱく質3.4g 塩分0.7g

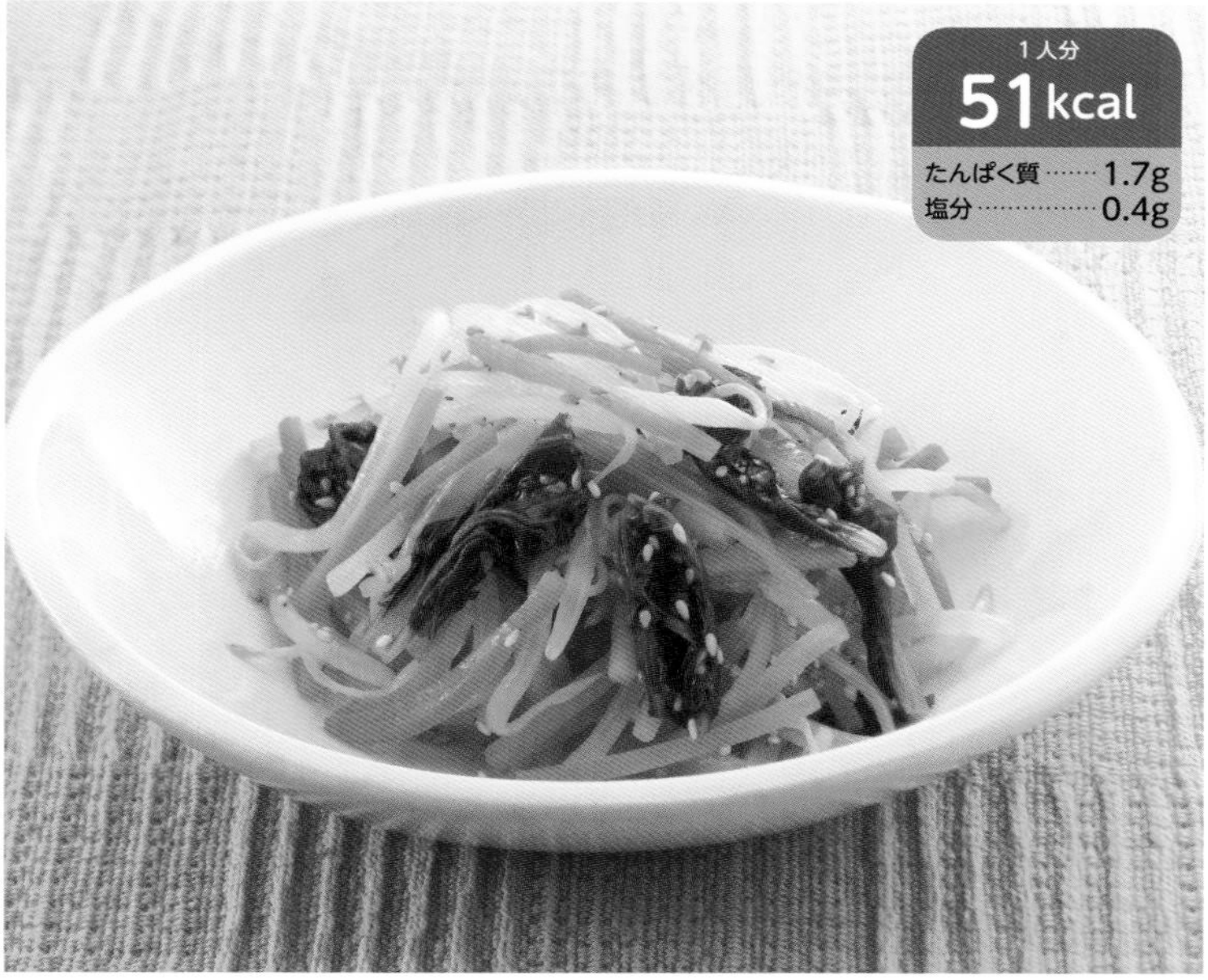
1人分
51kcal
たんぱく質……1.7g
塩分……0.4g

ごま油でコーティングするから歯ごたえも色も長もち

三色ナムル

材料（作りやすい分量 1人分×5回）

もやし……1袋（200 g）
にんじん……1/2本（75 g）
小松菜……1/2束（100 g）
A
- ごま油……大さじ1
- 中華だし……小さじ1/2
- しょうゆ……小さじ1/2
- 塩……ミニスプーン1
- いり白ごま……大さじ2

作り方

1 にんじんは4cmの長さのせん切りにする。小松菜は4cm長さに切り、茎と葉に分ける。もやしは洗ってざるにあげる。
2 湯を沸かして、にんじんを入れて2分ゆで、小松菜の茎、もやし、小松菜の葉の順に加えてゆでる。
3 **2**をざるにあげてさまし、水けをしっかり絞る。
4 ボウルに**A**の調味料を入れて混ぜ合わせ、**3**を加えてあえる。

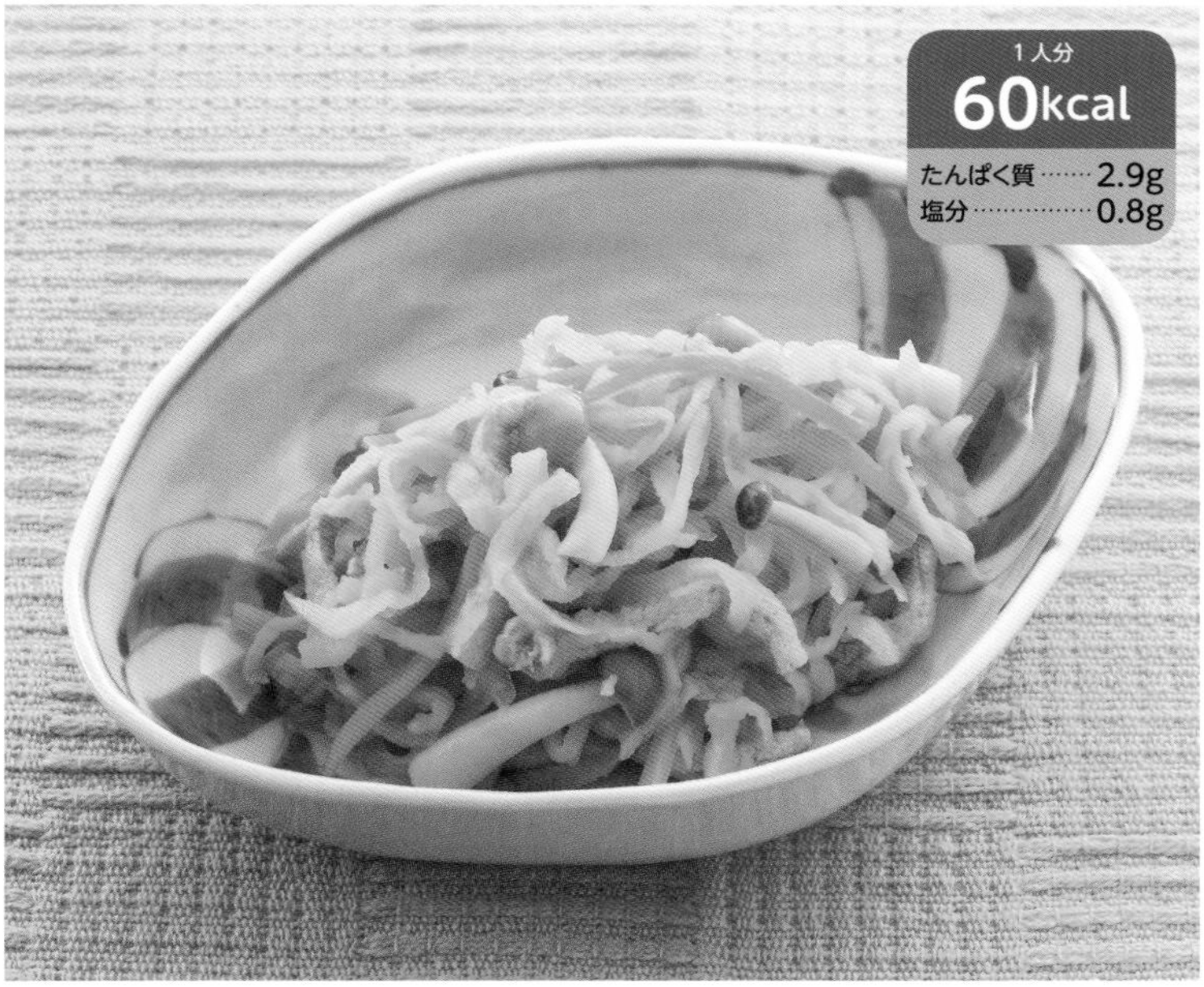
1人分
60kcal
たんぱく質……2.9g
塩分……0.8g

食物繊維豊富な切り干し大根をさっぱり味で

切り干し大根のポン酢煮

材料（作りやすい分量 1人分×6回）

切り干し大根（乾燥）……30 g
にんじん……1/4本（40 g）
しめじ……80 g
油揚げ……1枚
ごま油……小さじ1
A
- ポン酢しょうゆ……大さじ3
- めんつゆ……大さじ1
- 水……1カップ

作り方

1 切り干し大根は水に浸してもどし、しんなりしたら水けをきつく絞る。
2 にんじんは4cm長さの細切りにする。しめじは小房に分ける。
3 油揚げは湯をかけて油抜きをし、縦半分に切ってから横に細く切る。
4 なべにごま油を熱し、**1**と**2**を入れていため、**3**を加えて**A**を入れる。煮立ったら中火にして汁けがなくなるまで煮る。

野菜たっぷりリメイクスープ

野菜たっぷりのスープはまとめ作りに最適なメニュー。うす味に作って食べるたびに味つけを変えれば、変化がついて飽きません。温めると少し煮つまるので、味が濃くなってきたら水を足して調整しましょう。

保存 1回分ずつ密閉パックに入れ、冷蔵で3日はもつ。食べるときになべで温めて味つけを変える。冷凍保存は10日を目安に。

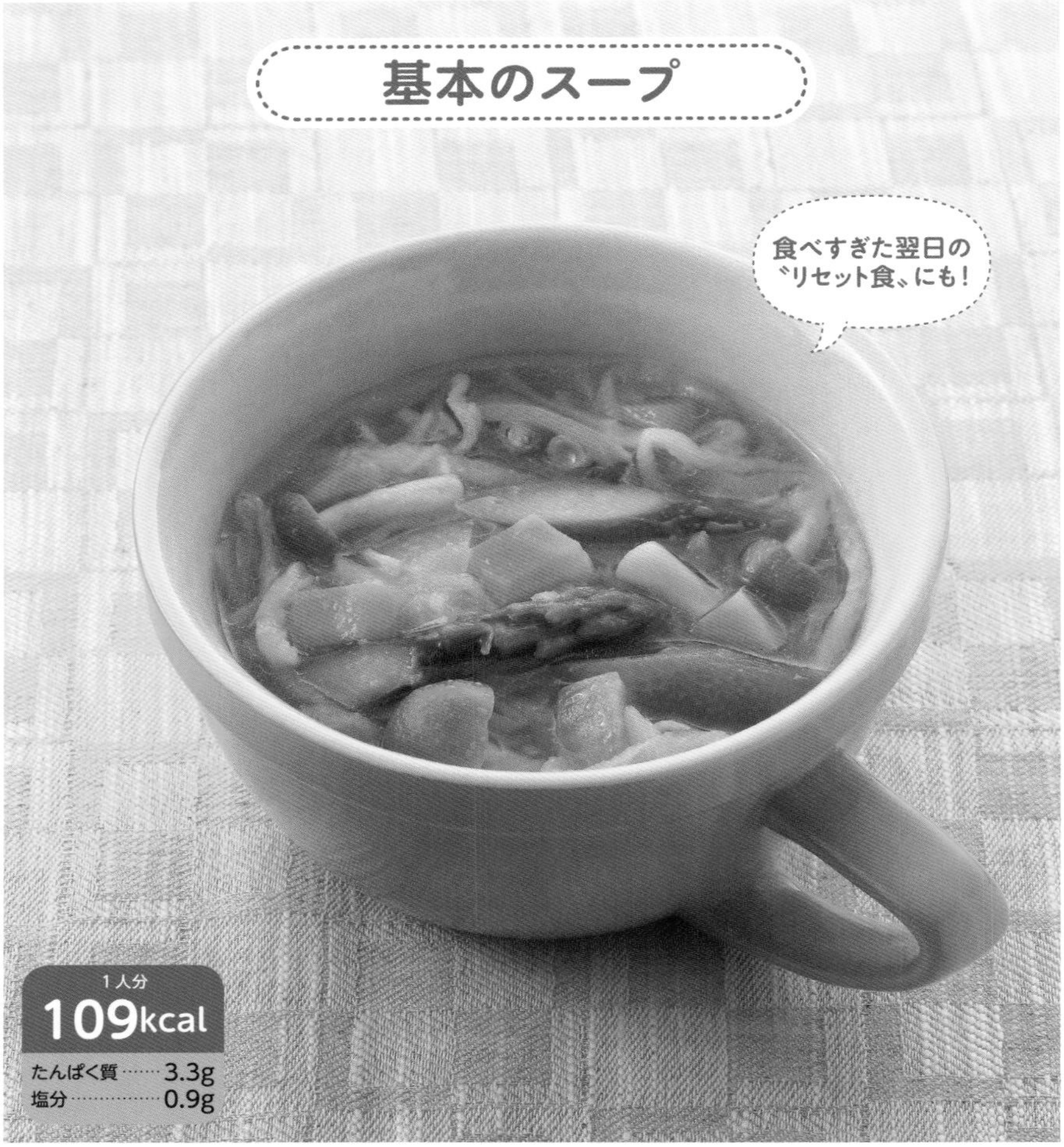
基本のスープ
食べすぎた翌日の〝リセット食〟にも！

1人分
109kcal
たんぱく質……3.3g
塩分……0.9g

1杯で1食分の野菜がとれる！

切り干し大根と野菜のスープ

材料（作りやすい分量 1人分×4回分）

切り干し大根	40g
玉ねぎ	1/2個（100g）
にんじん	120g
グリーンアスパラガス	4本（80g）
スナップえんどう・しめじ	各80g
にんにくのみじん切り	大さじ1弱
オリーブ油	大さじ1と1/3
A 水	3カップ
A 顆粒コンソメ	小さじ1
塩	小さじ2/5
こしょう	少量

作り方

1 切り干し大根は水に浸してしんなりするまでもどし、水けを絞って3cmくらいに切る。

2 玉ねぎとにんじんは1cm角に切る。アスパラガスは根元を落とし、スナップえんどうは筋を除き、斜めに3cm長さに切る。しめじは小房に分ける。

3 にんにくとオリーブ油をなべに入れ、弱火にかけて香りが立ったら**2**を入れて軽くいためる。**A**と切り干し大根を加えて野菜に火が通るまで煮る。塩とこしょうで味をととのえる。

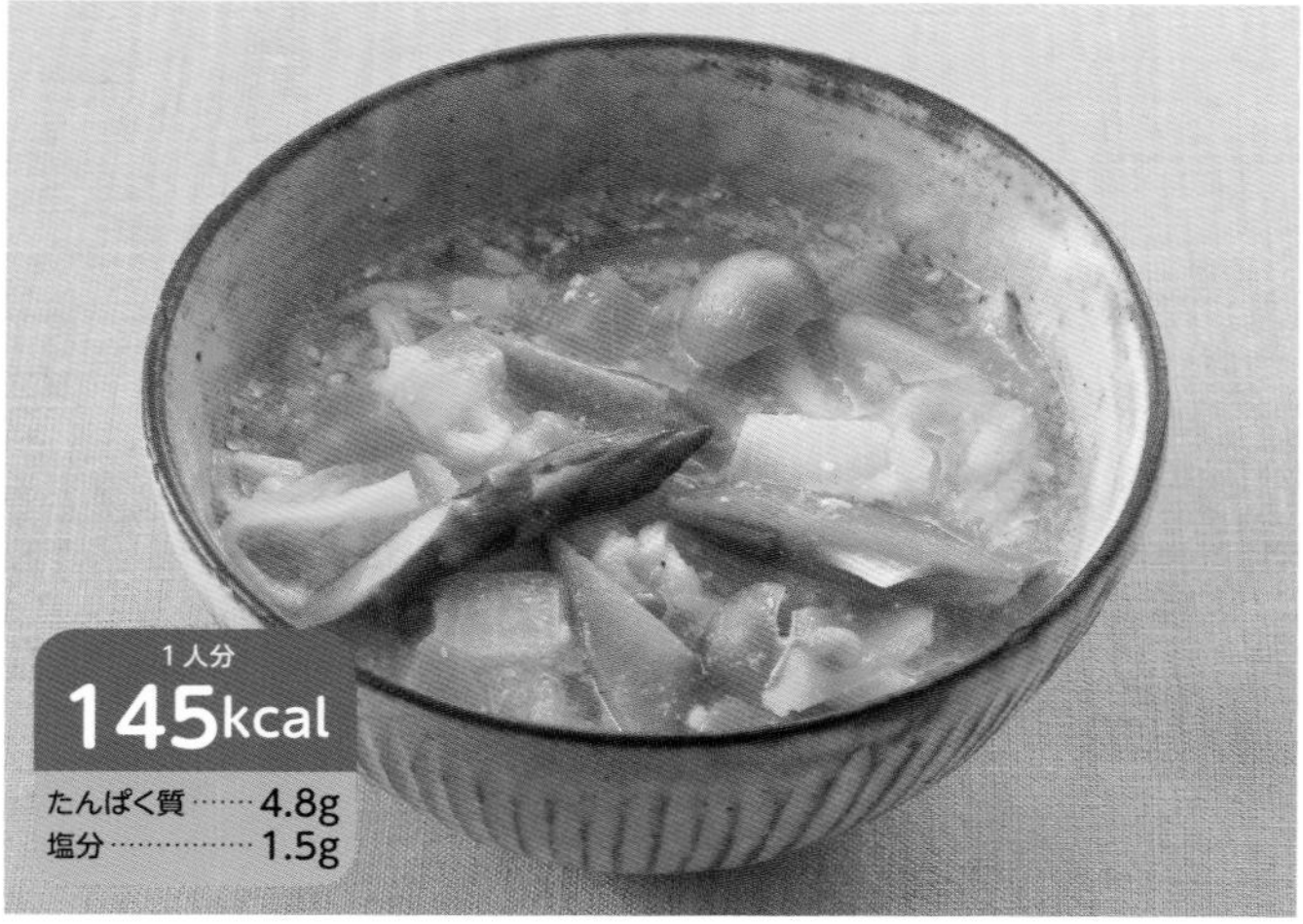

1人分
145kcal
たんぱく質……4.8g
塩分……1.5g

アレンジ 1
ごはんにもよく合う
ごまみそスープ

材料（1人分）

基本のスープ	1人分
みそ	大さじ1/4
白すりごま	大さじ1/2

作り方

基本のスープをなべに入れて温め、みそをとき入れ、ひと煮立ちしたら白すりごまを加えて火を止める。

アレンジ 2
元気の出る酸味と辛みを加えて
サンラータン風

材料（1人分）

基本のスープ	1人分
酢	小さじ2～大さじ1
豆板醬《とうばんじゃん》	小さじ1/3

作り方

基本のスープを温めて酢を加えてひと煮立ちさせる。器に盛って豆板醬をのせ、混ぜながらいただく。

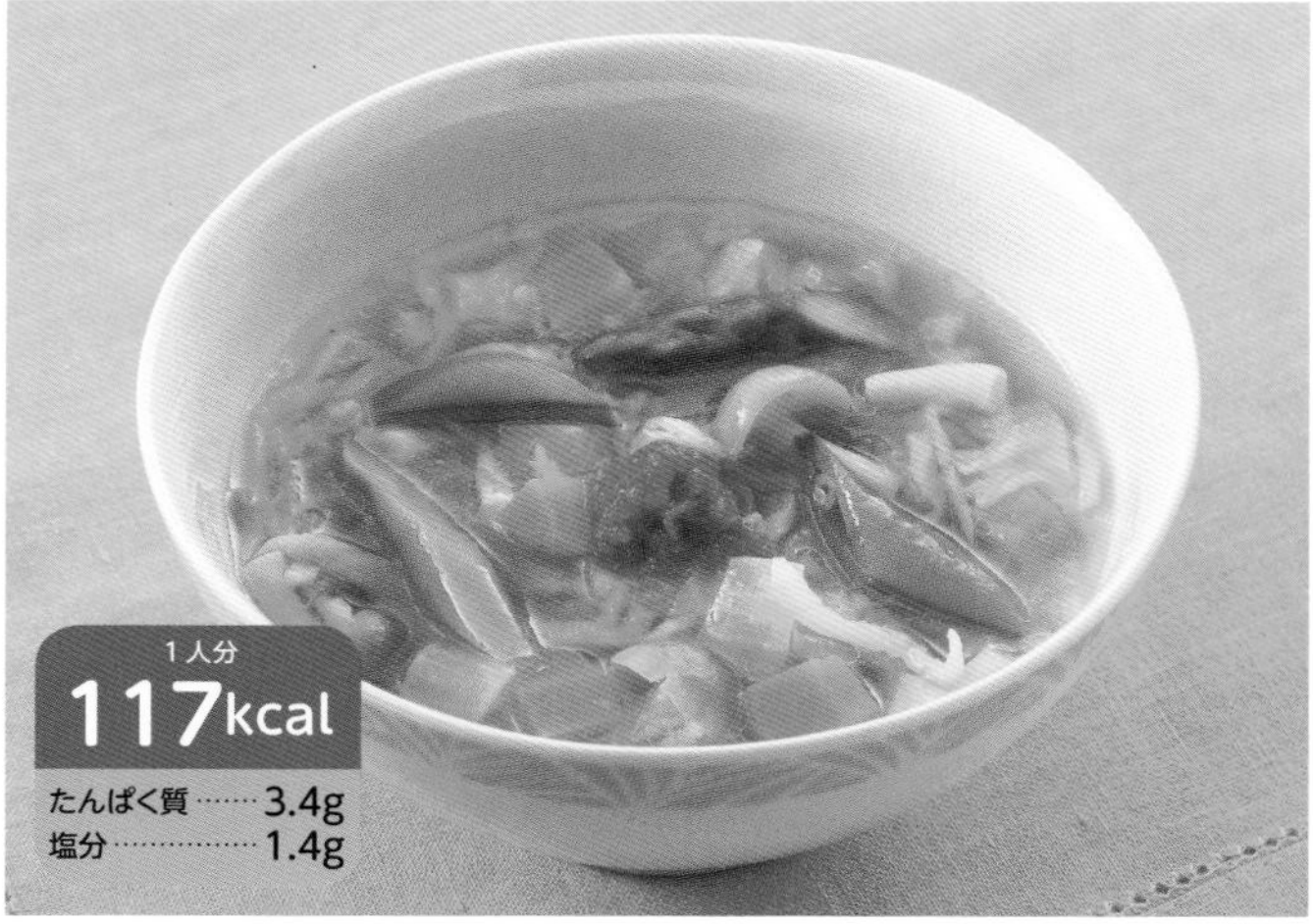

1人分
117kcal
たんぱく質……3.4g
塩分……1.4g

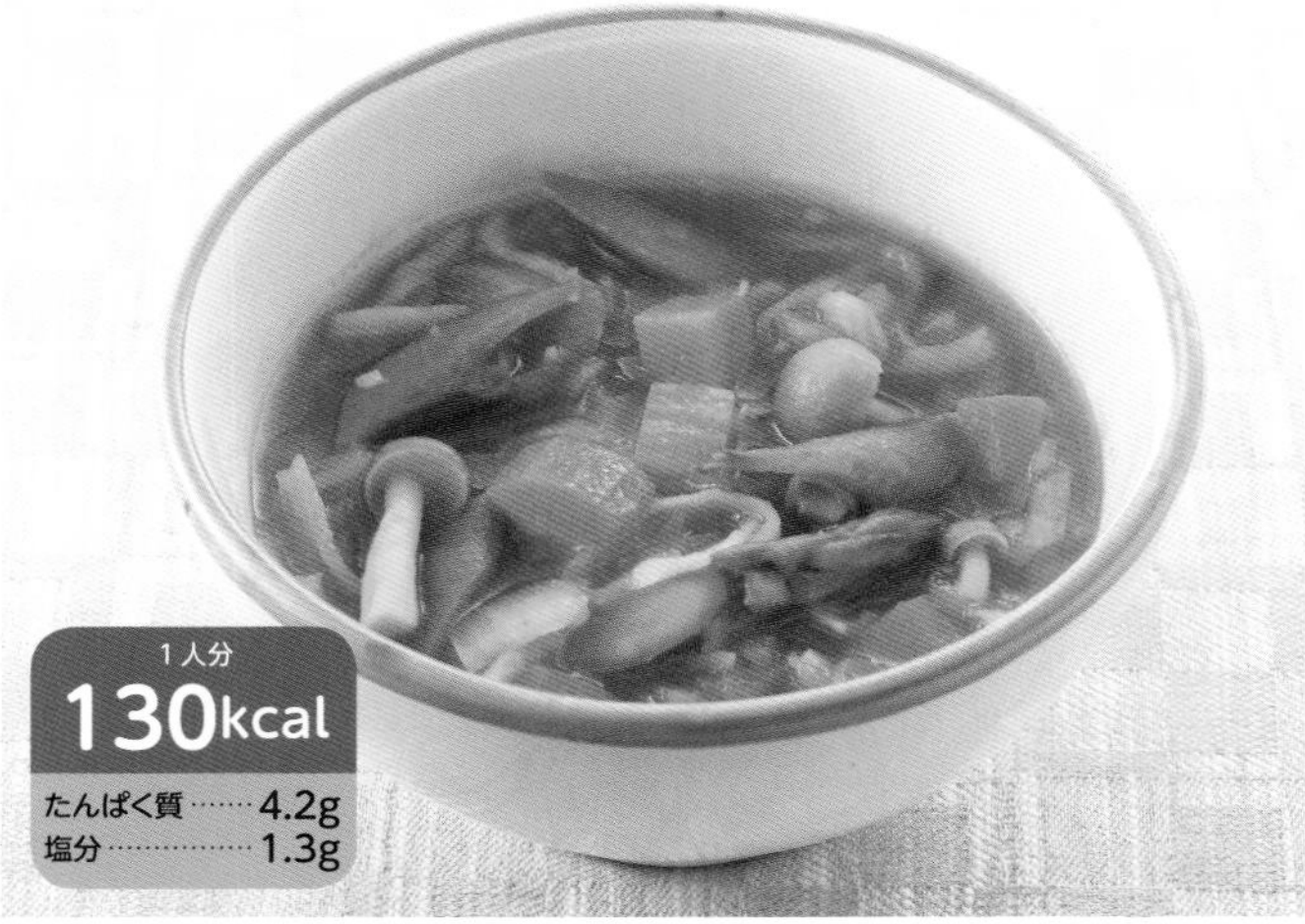

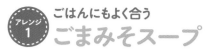

1人分
130kcal
たんぱく質……4.2g
塩分……1.3g

アレンジ 3
卵やマカロニを加えて朝食にも
トマトカレー風味

材料（1人分）

基本のスープ	1人分
カレー粉	小さじ1/2～1
トマトピュレ	大さじ2
塩	少量（0.3g）

作り方

基本のスープをなべに入れてカレー粉を加えてよく混ぜる。火にかけてトマトピュレを加え、混ぜながら煮、塩を加えて味をととのえる。

教室で人気のヘルシーメニュー

**低脂肪、低カロリーでも満足できて、野菜といっしょに手軽にとれる、
教室の生徒さんたちに人気のおかずを紹介します。**

野菜といっしょに！ 切り身魚の簡単メニュー

魚料理によくある「ワンパターンになりがち」、「ボリュームをつけにくい」、「野菜料理を別に作るのがめんどう」といったお悩みを解決する、野菜たっぷりの魚料理を紹介します。

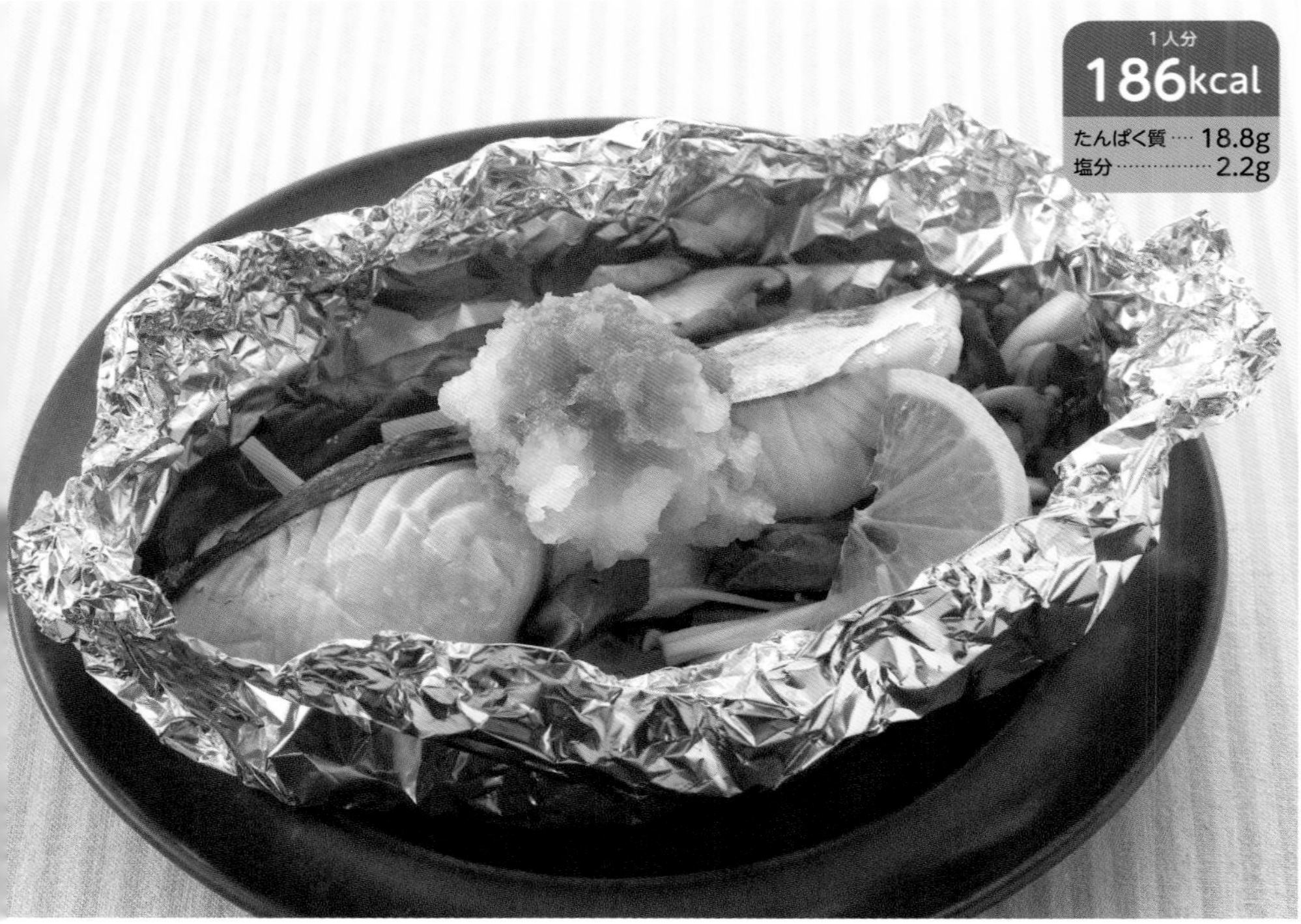

これ1品で野菜が100g以上！ 包んでおけば、あとは焼くだけ

サワラとたっぷり野菜のホイル焼き

材料（1人分）

- ［サワラ……1切れ（80ｇ）
- 塩……少量
- 酒……小さじ1］
- ほうれん草……20ｇ
- にんじん……10ｇ
- きのこ（生しいたけ、まいたけ、えのきたけなど）……合計50ｇ
- 塩……小さじ1/5
- ［大根おろし……30ｇ
- しょうゆ……小さじ1］
- レモンの半月形切り……1切れ

作り方

1. サワラは水けをふいて塩をふり、5分ほどおいてから酒をふる。
2. ほうれん草は4cm長さに切る。にんじんは細く切る。まいたけは小房に分ける。しいたけは石づきを除いて薄切りにする。えのきたけは根元を落として長さを半分に切る。
3. アルミホイルを広げ、**2**をざっと混ぜて底に広げて塩をふり、サワラをのせる。アルミホイルの四すみを合わせてきっちりと包む。
4. 魚焼きグリルかオーブントースターで10〜13分焼く。
5. 大根おろしをのせてしょうゆをかけ、レモンを添える。

少量の生クリームでこくアップ！
子どもたちにも好評です

サケとしめじのトマトクリーム煮

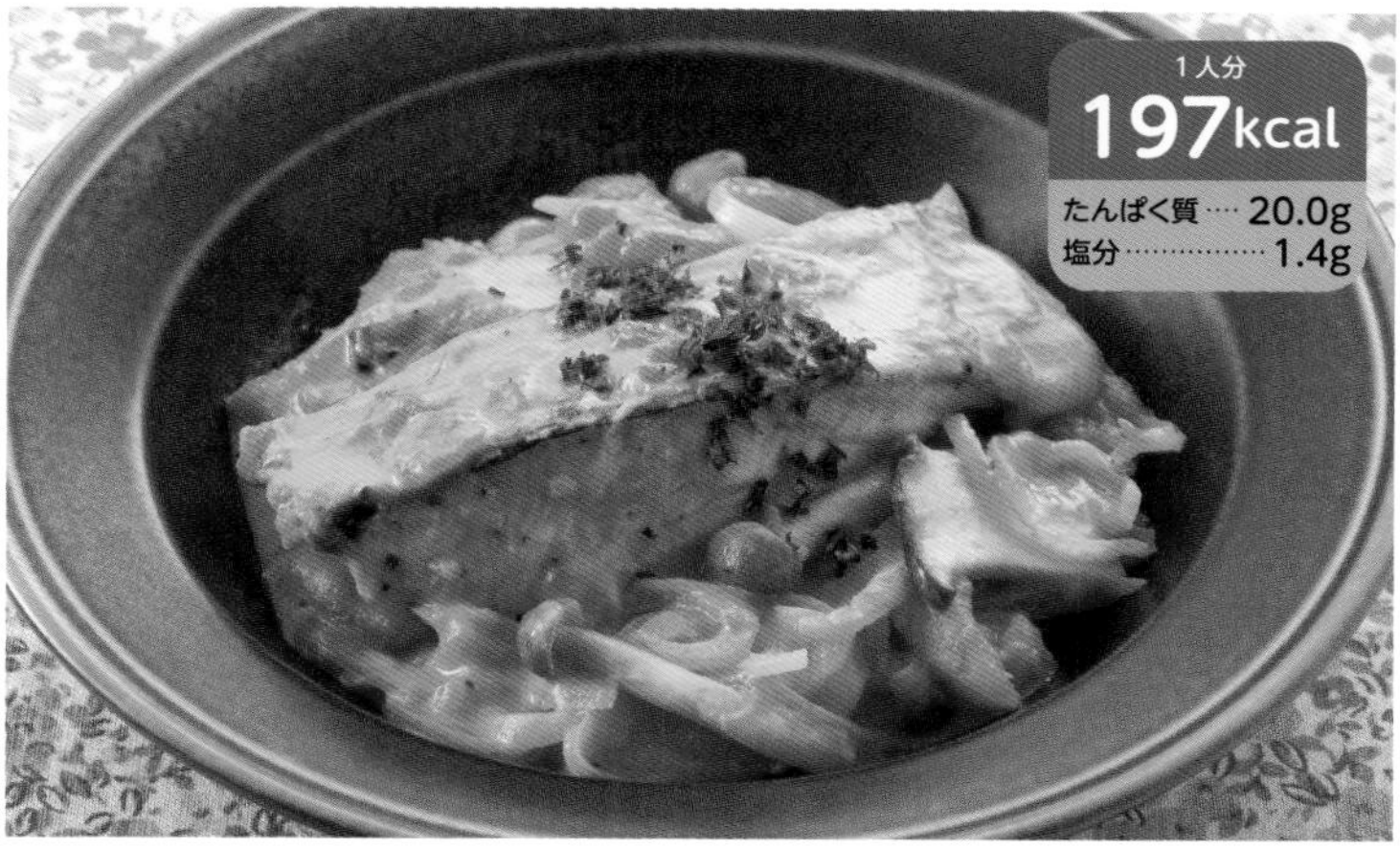
1人分
197kcal
たんぱく質……20.0g
塩分……1.4g

材料（1人分）

- 生サケ……1切れ（80g）
- 塩……少量（0.3g）
- こしょう……少量
- 玉ねぎ……1/8個（25g）
- しめじ・エリンギ……各20g
- カットトマト缶……50g
- A
  - 水・白ワイン……各大さじ1と2/3
  - 固形コンソメ……1/4個
- 生クリーム……小さじ2
- 塩……ミニスプーン1/2強
- こしょう……少量
- パセリのみじん切り……少量

作り方

1 サケは塩をふって5分おき、水けをふいてこしょうをふる。
2 玉ねぎは薄切りにする。しめじは小房に分ける。エリンギは長さを半分に切って縦に薄く切る。
3 フライパンに**2**とカットトマトを入れて平らにならし、サケを並べて**A**を加え、ふたをして火にかける。沸騰したら弱めの中火にして5分加熱し、サケに火が通ったらとり出す。
4 煮汁が1/3量になるまで煮つめ、生クリームを加えて塩とこしょうで調味する。
5 サケを戻し入れて煮汁をからめ、器に盛ってパセリを散らす。

魚が苦手な人も、こってり風味のソースで食べやすくなります

タラと小松菜のオイスターマヨいため

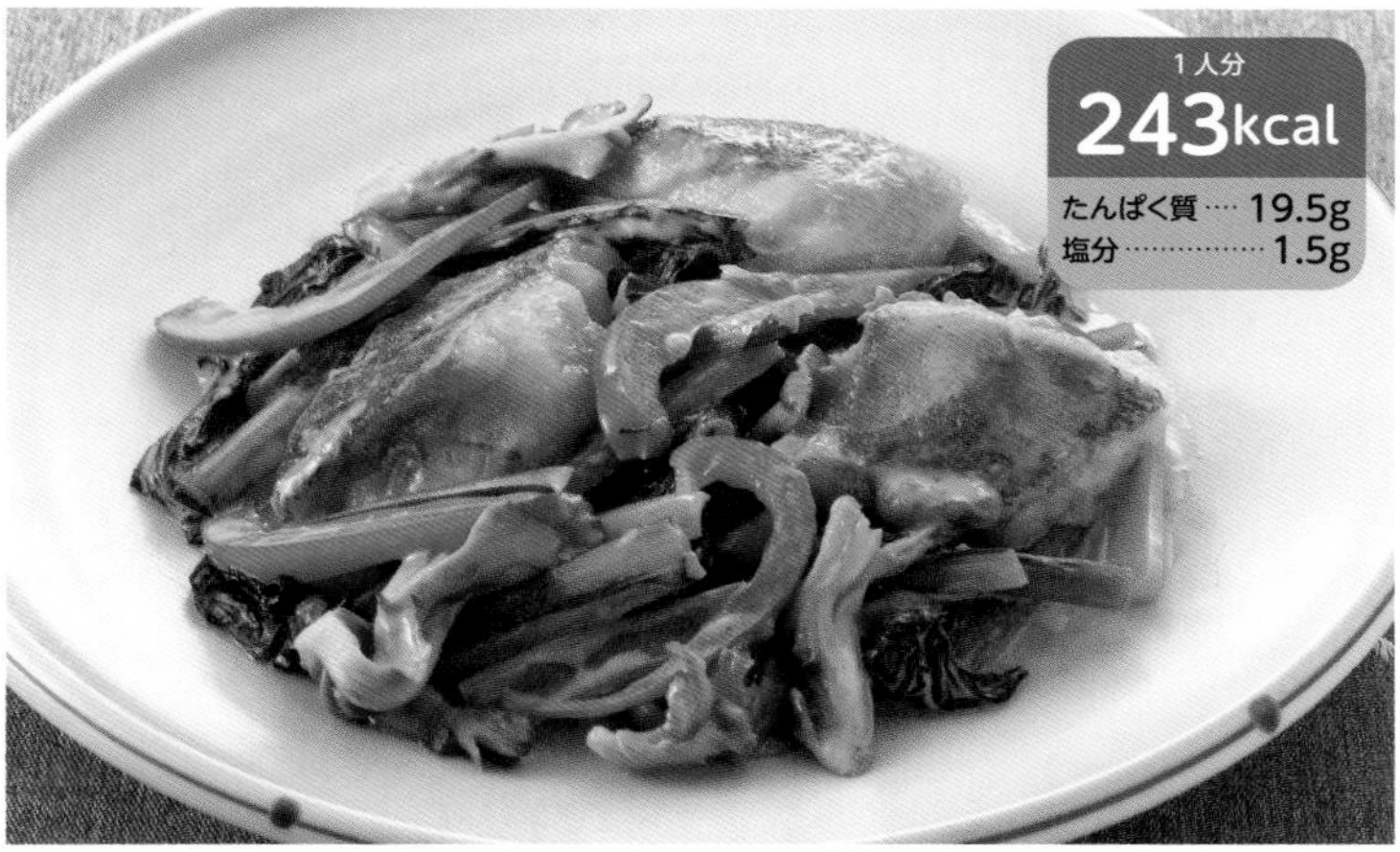
1人分
243kcal
たんぱく質……19.5g
塩分……1.5g

材料（1人分）

- 生タラ……1切れ（100g）
- 塩……少量（0.3g）
- 酒……小さじ1
- かたくり粉……大さじ1/2
- 小松菜……50g
- まいたけ……20g
- パプリカ……10g
- サラダ油……大さじ1
- 酒……大さじ1/2
- A
  - マヨネーズ（低カロリータイプ）……大さじ1/2
  - オイスターソース・しょうゆ……各小さじ1/2

作り方

1 タラは一口大に切り、塩をふって5分ほどおいてから酒をふり、水けをふいてかたくり粉をまぶす。
2 小松菜はざく切りにする。まいたけは小房に分け、パプリカは薄切りにする。
3 フライパンにサラダ油を入れて温め、タラを入れて両面にこんがりと焼き色をつける。**2**を加えて酒をふり、ふたをして火が通るまで蒸し焼きにする。
4 **A**を加え、タラの身をくずさないようにやさしくあえる。

買い物ができない日に 魚の缶詰めの活用メニュー

魚の缶詰めは、買い物に出られない日のためにも常備しておきたい食品の一つ。骨ごと食べられるのでカルシウムもたくさんとれます。

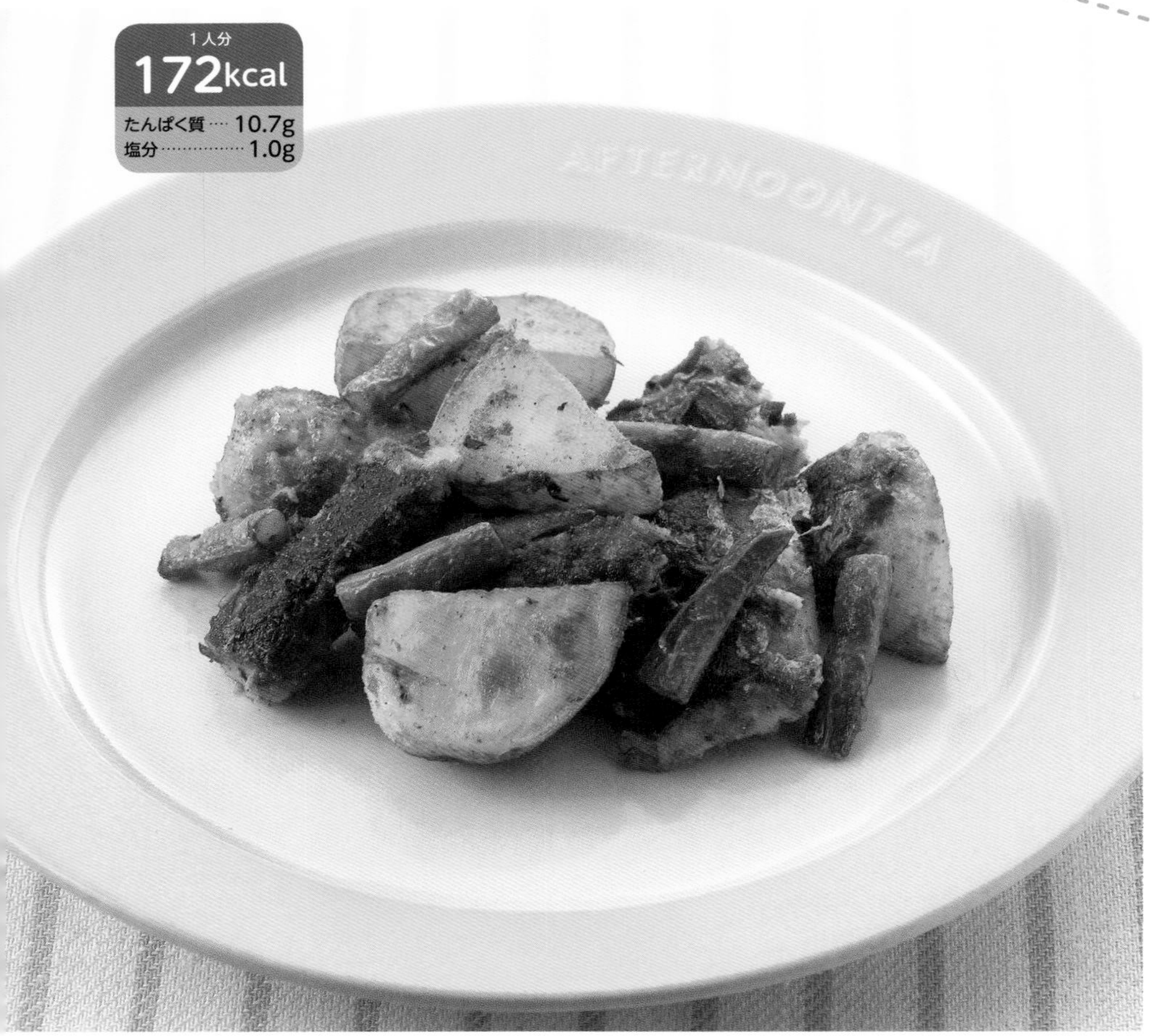

1人分
172kcal
たんぱく質……10.7g
塩分……1.0g

カレー粉とオリーブ油の香りがきいた、ビストロ気分の1品

サバ缶とじゃが芋のカレーいため

材料（作りやすい分量　4人分）

- サバ水煮缶……1缶（180 g）
- じゃが芋……2個（300 g）
- さやいんげん……20 g
- オリーブ油……大さじ1
- カレー粉・塩……各小さじ1/2
- こしょう……少量

作り方

1. じゃが芋は皮つきのまま洗って一口大に切り、水にさらす。水けをきり、ポリ袋に入れて耐熱皿にのせて電子レンジ（600W）で3分ほど加熱して火を通す。
2. さやいんげんは3cm長さに切る。
3. フライパンにオリーブ油を温め、じゃが芋を並べてきつね色になるまでこんがりと焼く。途中でフライパンのあきにさやいんげんを入れていっしょにいためる。
4. サバ缶は缶汁をきって身をくずさないようにそっと**3**に入れる。カレー粉をふり、フライパンを揺すりながら全体にからめ、塩とこしょうで調味する。

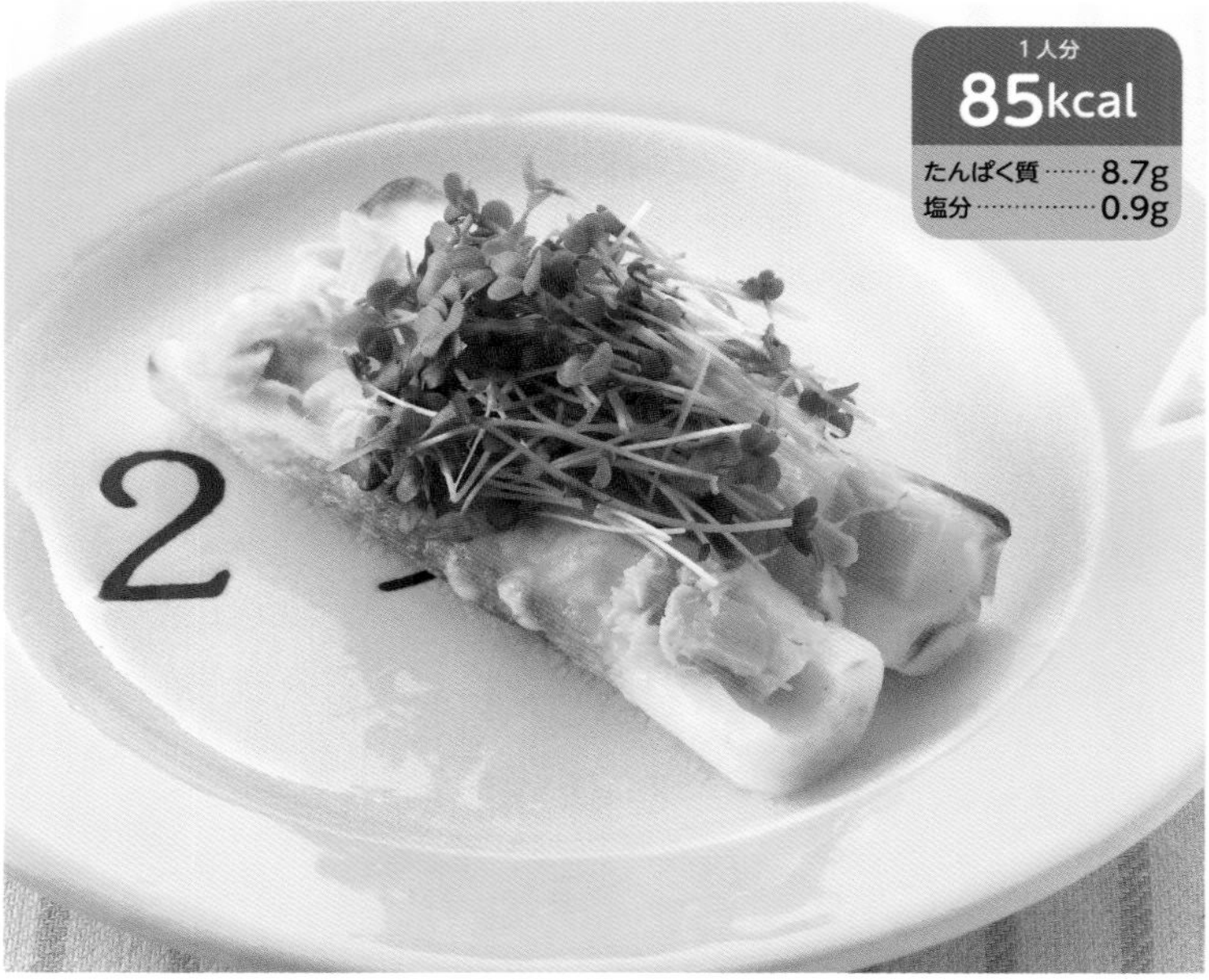

1人分
85kcal
たんぱく質……8.7g
塩分……0.9g

具だくさんスープを添えれば、遅い夕食にも

ツナとちくわのピザ

材料（作りやすい分量　4人分）

ちくわ……小4本（120g）
ツナ水煮缶……小1缶（75g）
ブロッコリースプラウト……15g
ピザ用チーズ……40g

作り方

1 ちくわは縦半分に切る。
2 ツナは缶汁をきってほぐす。
3 ちくわの切り目を上にして耐熱皿に並べ、ツナをのせてチーズを散らし、オーブントースターでチーズがとけるまで焼く
4 ブロッコリースプラウトを添える。

アレンジメモ
ブロッコリースプラウトのかわりに、小ねぎ、パセリでも。ピーマンの細切りをツナといっしょにのせて焼いてもおいしい。

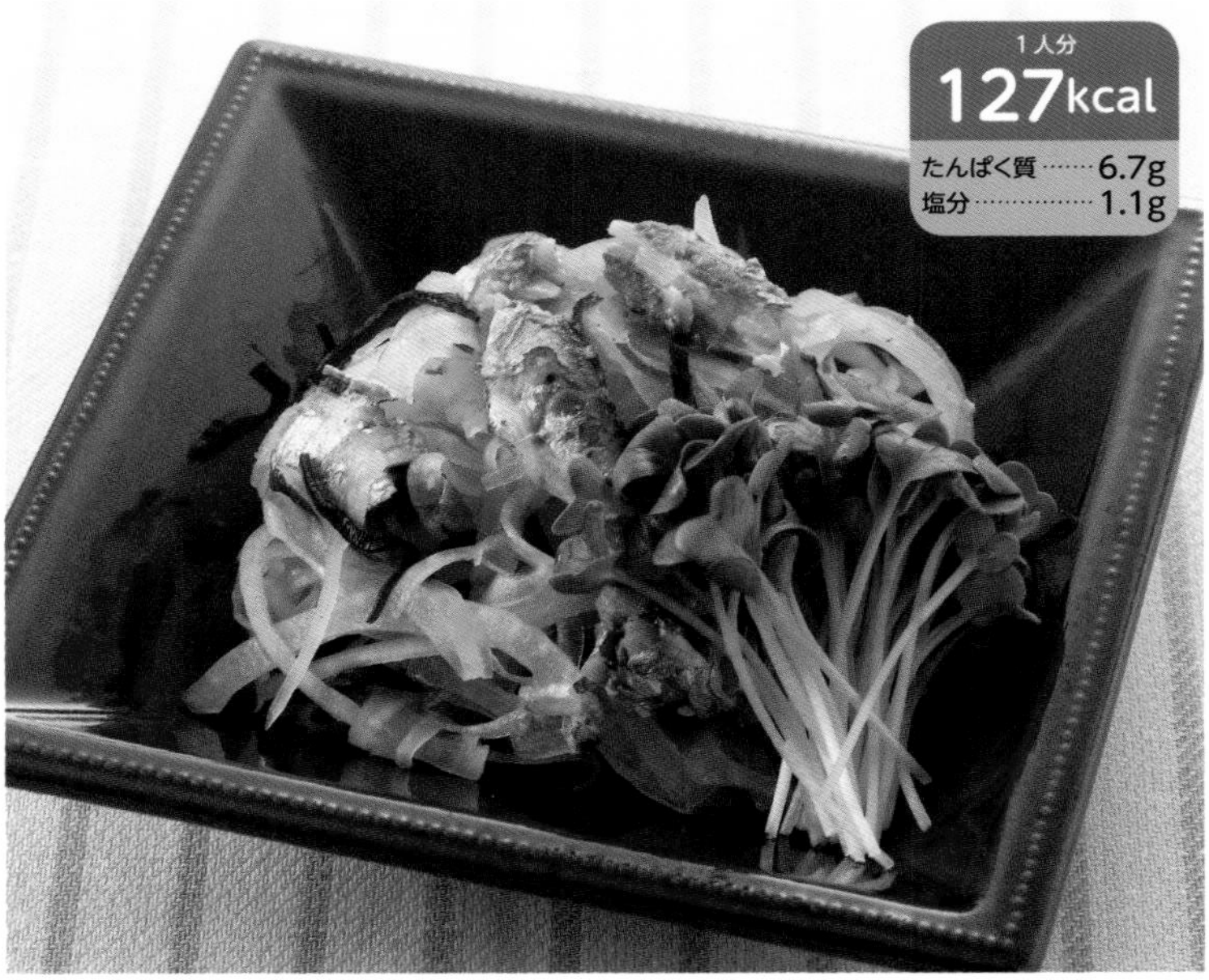

1人分
127kcal
たんぱく質……6.7g
塩分……1.1g

たっぷりの玉ねぎとあえて、お酒のつまみにもおすすめ

イワシ缶と玉ねぎの塩こんぶサラダ

材料（作りやすい分量　4人分）

新玉ねぎ（またはサラダ玉ねぎ）……2個（400g）
オイルサーディン……小1缶（105g）
塩こんぶ……大さじ2
しょうゆ……大さじ1/2
レモン汁……大さじ1
貝割れ菜……1パック（40g）

作り方

1 玉ねぎはスライサーで薄切りにする。
2 ボールにオイルサーディンを入れてほぐし、玉ねぎと塩こんぶを加えてさっくり混ぜ、しょうゆとレモン汁で味をととのえる。
3 器に盛って根元を落とした貝割れ菜を添える。

低カロリーで高たんぱく 肉のシンプル作りおき

火が通ったシンプルなかたまり肉があれば、あとは自由自在。日もちがして買い物の負担も減ります。ゆでると余分な脂肪が抜けるのもうれしい魅力です。

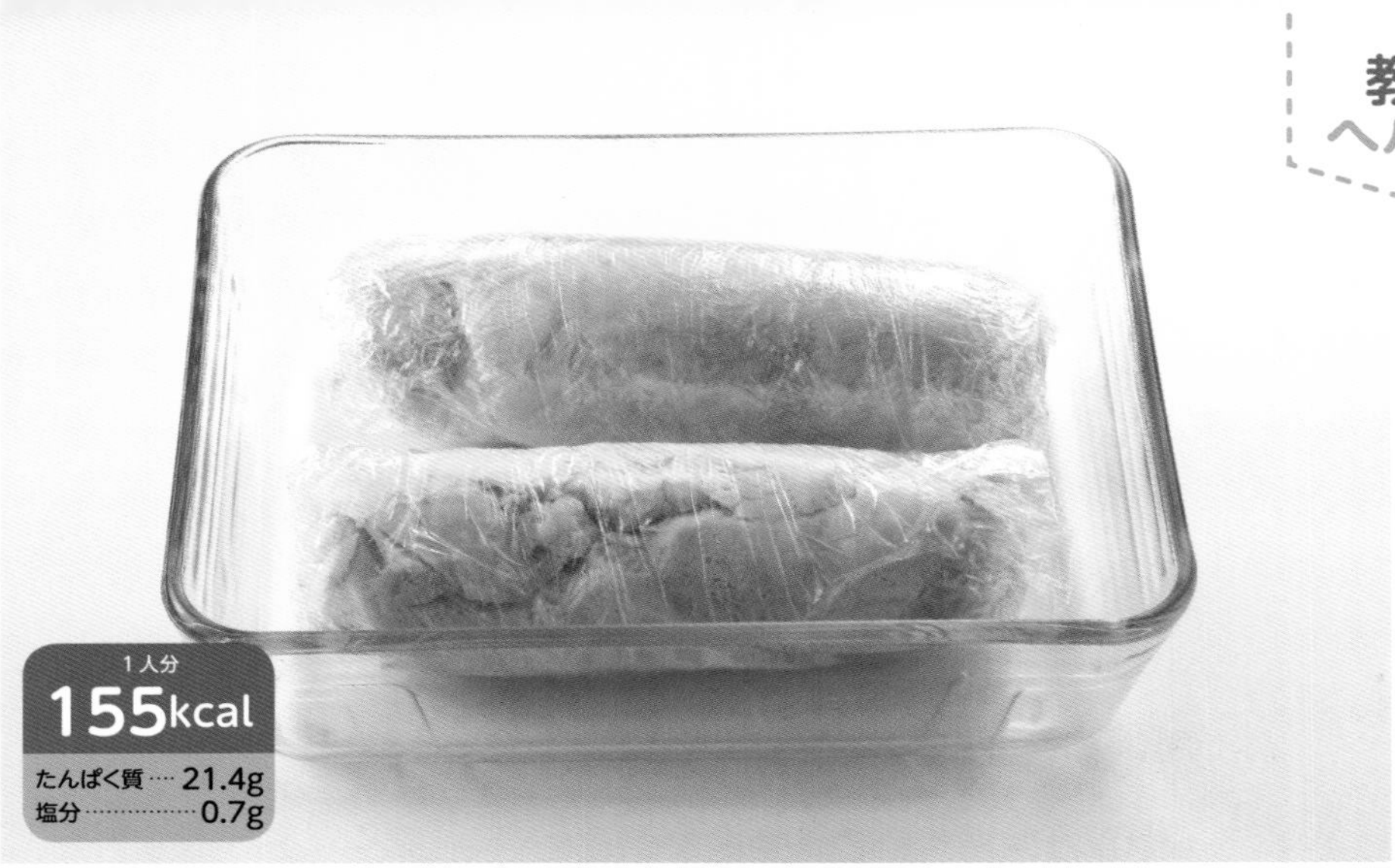

1人分 155kcal
たんぱく質……21.4g
塩分……0.7g

湯せんで作るハム。予熱を使ってしっとりやわらかく仕上げます

鶏ハム

材料（使いやすい分量 1人分×8回分）

※1本のでき上がり量320g

鶏胸肉（皮つき）……2枚（800g）
［砂糖……大さじ2
［塩……小さじ1

保存 ラップに包んだまま（アルミホイルに包んだままでもOK）保存容器に入れて冷蔵で4日保存できる。冷凍で保存する場合は、あらかじめ、食べやすくカットしてからラップに包み、冷凍用保存袋に入れて冷凍する。

食べ方 食べやすく切って器に盛り、貝割れ菜などを添える。そのままでもおいしいが、レモン汁やポン酢、しょうが、からしなども合う。

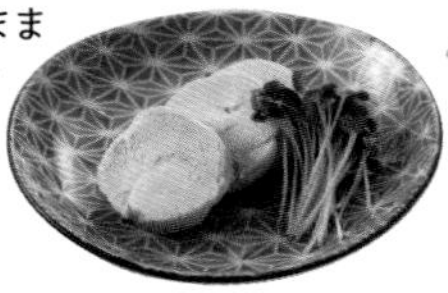

作り方

1. 胸肉は余分な脂肪を除いて皮を下にしてまな板に広げ、ラップをかぶせた上からめん棒で軽くたたき、厚みが均一になるようにたたき伸ばす。
2. ラップをはずして砂糖を表裏にまんべんなくふって指先ですり込み、10分おく。水けをふきとり、塩を表裏にまんべんなくすり込む。
3. ラップを1枚広げて鶏肉1枚を皮を下にしてのせ、端からくるくると巻き、さらにアルミホイルで巻き、水が入らないように両端をねじって止める。もう1枚の鶏肉も同様に用意する。
4. なべに入れて水をかぶるまで注ぎ、火にかける。沸騰したら中火にして20分ゆで、火を消してそのまま30分おいて余熱で火を通す。

アレンジ 鶏ハムと青梗菜《ちんげんさい》のねぎ塩いため

材料（1人分）

鶏ハム……1/4本（80g）
青梗菜……1株（140g）
パプリカ……20g
長ねぎ……1/4本（20g）
ごま油……小さじ1
しょうがのせん切り 6g
酒……大さじ1
A［塩……ミニスプーン1
A［こしょう……少量

作り方

1. 鶏ハムは5mm幅の輪切りにする。
2. 青梗菜の葉はざく切りにし、茎は縦に4等分する。パプリカは長めの乱切りにする。ねぎは斜め薄切りにする。
3. フライパンにごま油としょうがを入れて弱火にかけ、香りが立ったら鶏ハムを入れて両面に焼き色をつける。表面に焦げ目をつけ、**2**を入れて酒をふり、大きくまぜながらいため、**A**で調味する。

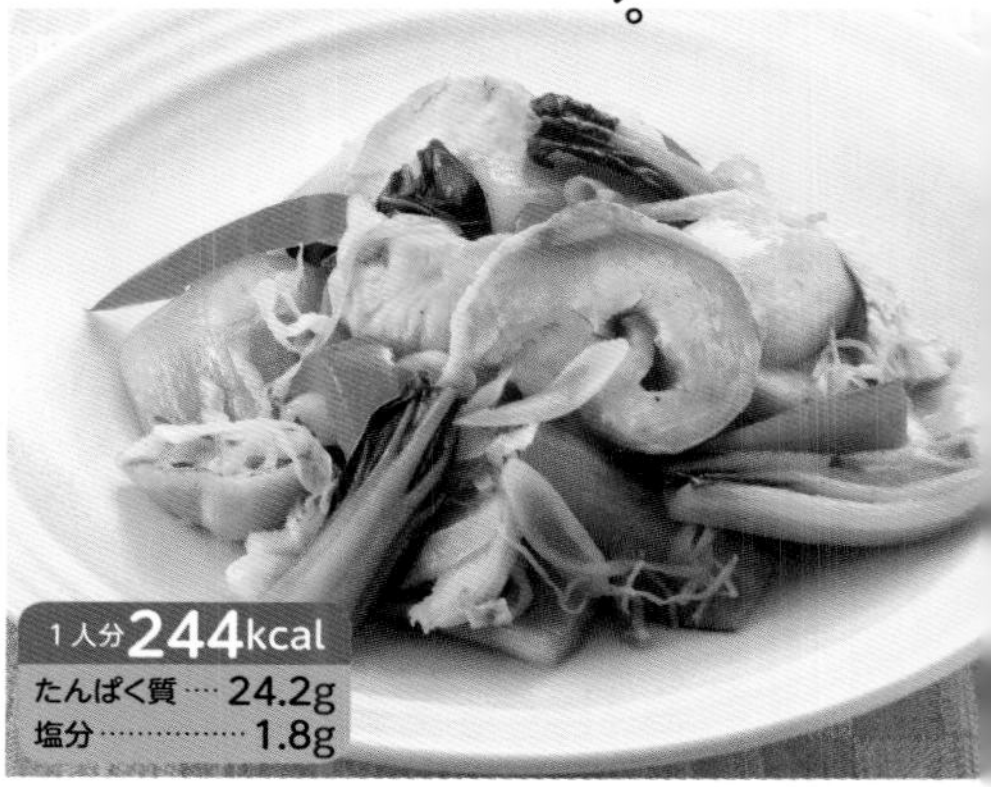

1人分 244kcal
たんぱく質……24.2g
塩分……1.8g

1人分
154kcal
たんぱく質……10.3g
塩分……0.6g

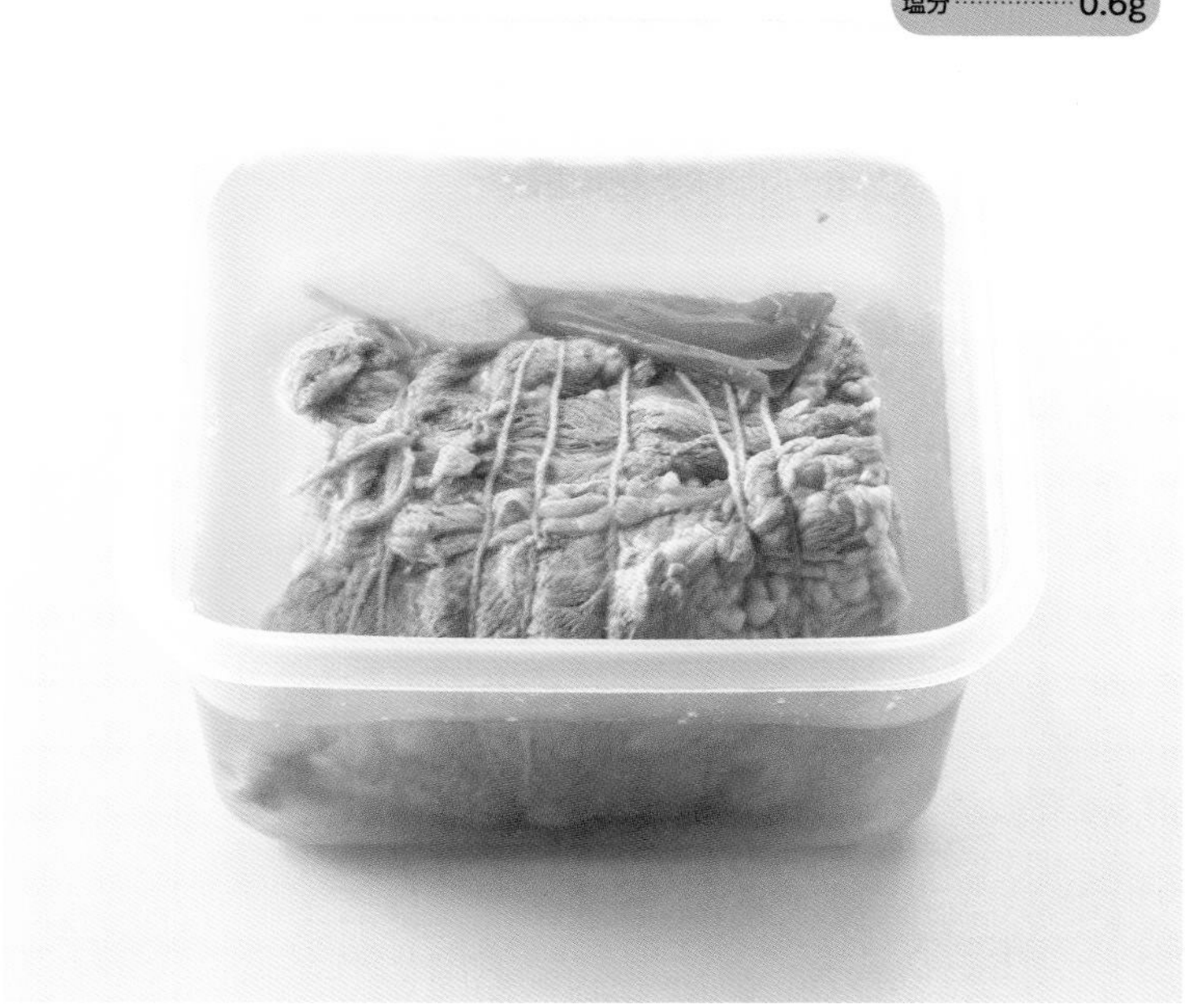

豚肉には疲労回復に役立つ
ビタミンB_1がたっぷり

ゆで豚

材料（作りやすい分量 1人分×8回）
※でき上がり量400g

- 豚ロースかたまり肉……600g
- ［ねぎの青い部分……8cm
- しょうが……2かけ
- 塩……小さじ2

作り方

1 豚肉はたこ糸を巻きつけて形を整える。
2 深なべに**1**を入れ、ねぎの青い部分、しょうが、塩を加え、肉がかぶるくらいの水を注いで火にかける。沸騰したら中火にし、アクをすくいながらゆでる。
3 アクが収まったら厚手のキッチンペーパーで落としぶたをし、なべのふたもして、弱火で30〜40分ゆでる。
4 火を消してふたをしたまま、あら熱がとれるまでおく。

保存 冷めたらゆで汁ごと密閉容器に入れて冷蔵庫へ。4日は保存できる。冷凍する場合は薄切りにしてからラップに包み、冷凍用保存袋に入れて冷凍する。

食べ方 薄切りにして練りがらしと小ねぎの小口切りを添える。好みでしょうゆを添えて。

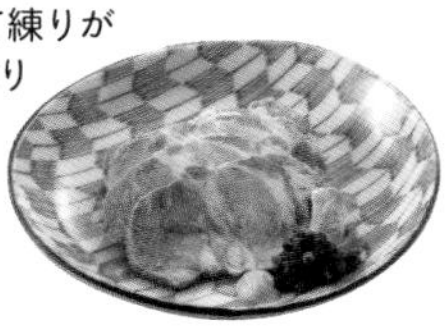

アレンジ ゆで豚と根菜のごまみそかけ

材料（1人分）

- ゆで豚……50g
- れんこん・ごぼう……各40g
- かぶ（茎2cmつき）……1個（40g）

ごまみそ

- ［みそ……大さじ1/2
- 砂糖・酢……各小さじ1
- ゆで豚のゆで汁……大さじ1
- おろしにんにく……少量
- 白すりごま……大さじ1/2

作り方

1 れんこんは3〜4㎜厚さの輪切りにし、ごぼうは縦半分に切る。かぶは茎をつけたまま半分に切る。
2 蒸し器に蒸気を立てて**1**を入れ、8〜10分ほど蒸す。残りの2分になったらゆで豚を薄く切って加え、いっしょに温める。
3 ごまみその材料は耐熱容器に合わせてよく混ぜ、電子レンジで温める。
4 器に**2**を盛り、**3**をかける。

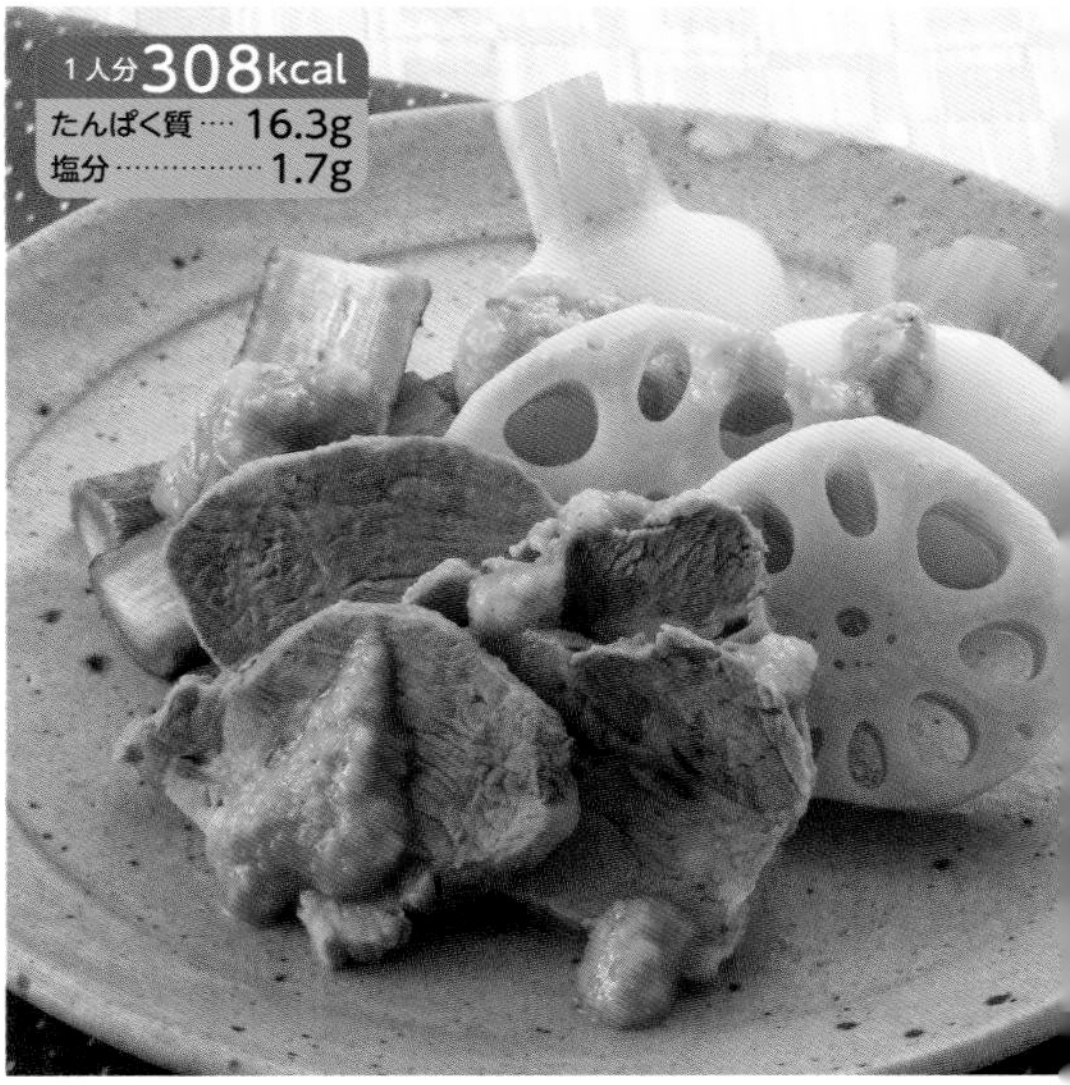

1人分 **308kcal**
たんぱく質……16.3g
塩分……1.7g

食物繊維が豊富！ 野菜たっぷりの雑穀ごはん&パスタ

食物繊維たっぷりの雑穀は、ダイエットの強い味方。パスタもマカロニやペンネなどのショートパスタは、かみ応えがあって少なめでも満足できます。野菜もたっぷりとれる人気レシピを紹介します。

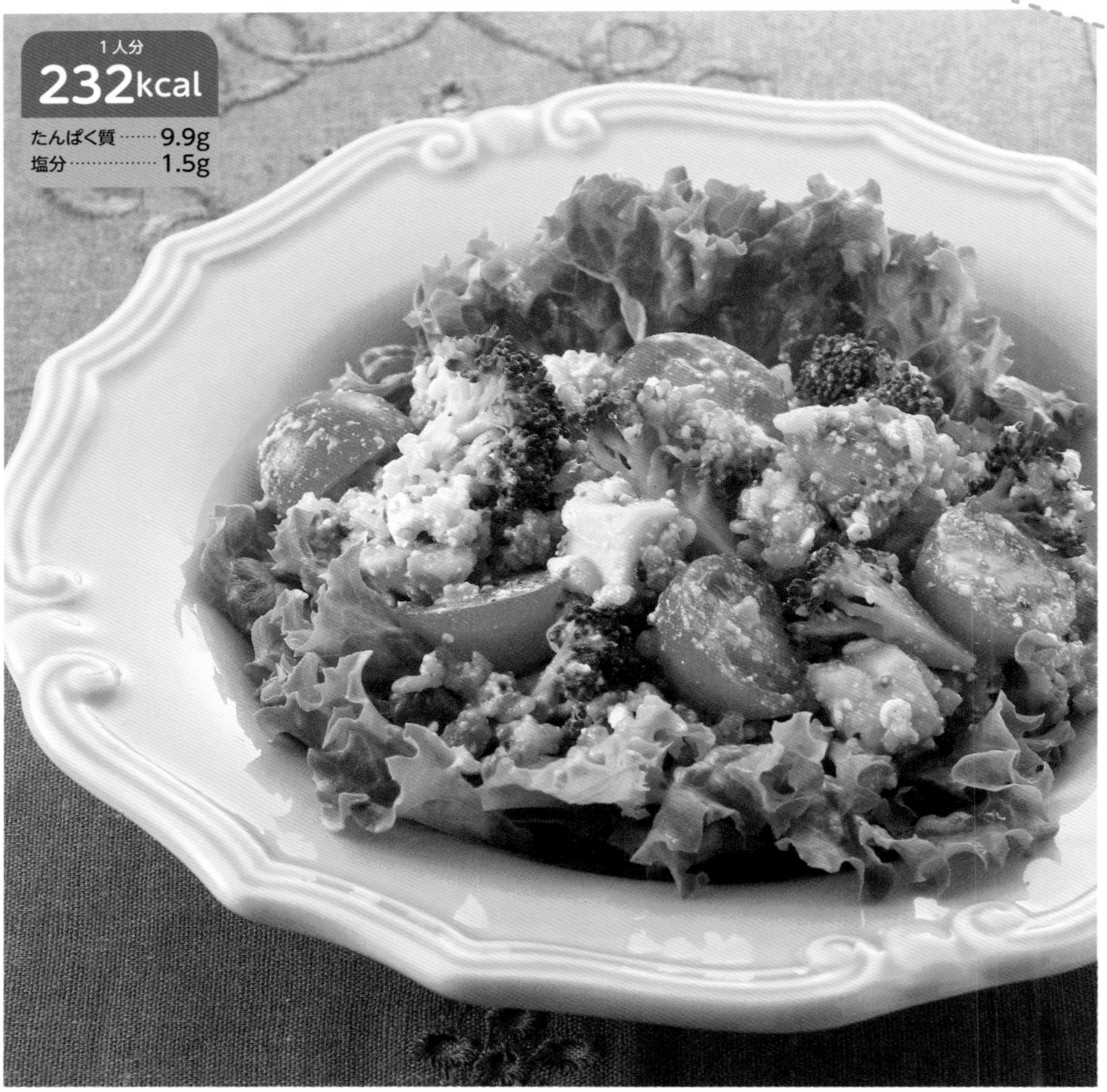

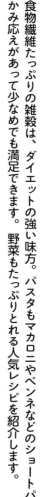

もち麦を加えると、もっちりとした歯ごたえで食べ応えがアップ!

グレインズサラダ

材料（1人分）

- もち麦入り雑穀ごはん……60g
- ブロッコリー……30g
- ミニトマト……3個
- アボカド……25g
- カテージチーズ（サラダ用）……25g
- A
  - 酢……大さじ1
  - 粒マスタード……小さじ1
  - はちみつ……小さじ1/2
  - 塩……小さじ1/5
  - こしょう……少量
- リーフレタス……2枚（60g）

作り方

1 雑穀ごはんはあら熱をとる。
2 ブロッコリーは小房に分けてゆで、水けをきってさます。
3 トマトは半分に切る。アボカドは1㎝角に切る。
4 ボールに**A**を合わせてよく混ぜ、**1**を加えてあえる。**2**と**3**、カテージチーズを加えて混ぜ合わせ塩とこしょうで調味する。
5 リーフレタスを一口大にちぎって器に敷き、**4**を盛る。

もち麦入り雑穀ごはんの炊き方

白米1合(150g)にもち麦入り、雑穀(好みのもの) 30gを加えて1時間以上浸水させ、炊飯器で普通に炊く。水加減は雑穀の表示に従う。冷凍で保存できる。

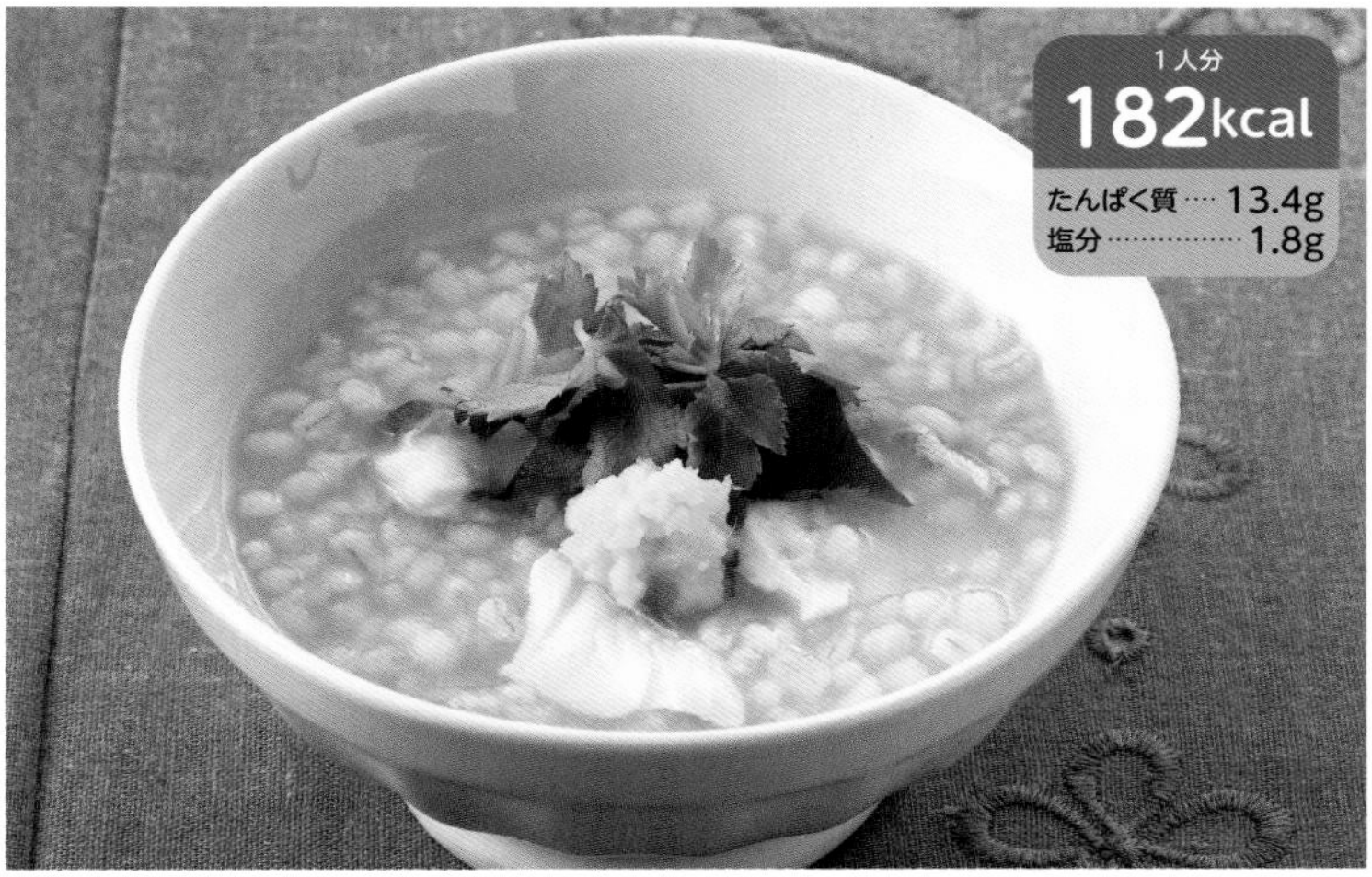
1人分
182kcal
たんぱく質……13.4g
塩分……1.8g

タイの刺し身を使った上品な雑炊。
遅い夕食にもおすすめ

タイともち麦の雑炊

アレンジメモ
刺し身は、スズキやイサキなどの白身魚、ホタテ貝柱でもおいしい。

材料（1人分）

タイの刺し身	3〜4切れ（50g）
もち麦	30g
水	3/4カップ
白だし	大さじ1
三つ葉	1本
おろししょうが	小さじ1/2

作り方

1 なべに湯をたっぷり沸かしてもち麦を入れ、約20分、ふっくらするまでゆで、ざるにあげて流水でさっと洗ってぬめりを流す。
2 なべに水と白だしを入れて煮立て、もち麦を入れてタイの刺し身をのせ、5〜6分煮る。
3 器に盛って三つ葉のざく切りととおろししょうがをのせる。

●もち麦は余分にゆでて冷凍しておくこともできる。

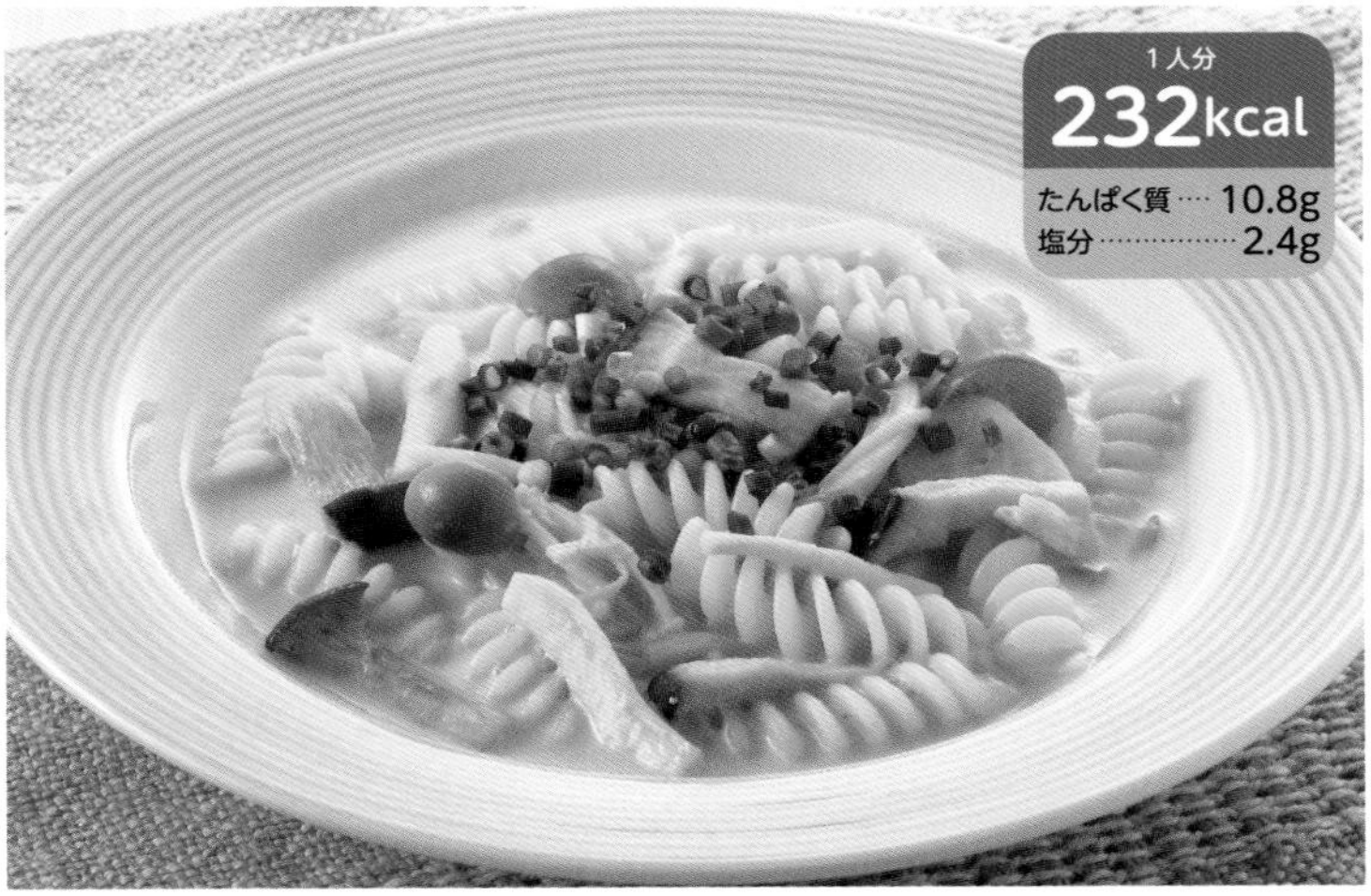
1人分
232kcal
たんぱく質……10.8g
塩分……2.4g

みそ&豆乳の濃厚なうまみは、
生クリームに負けないおいしさ

きのこの豆乳みそスープパスタ

材料（1人分）

きのこ（えのきたけ、エリンギ、しめじなど）	合計60g
玉ねぎ	1/8個（25g）
にんにくの薄切り	少量
バター	小さじ1/2
A 水	1/2カップ
A 顆粒コンソメ	小さじ1/2
みそ	小さじ1
豆乳	1/2カップ
ショートパスタ（乾燥）※	40g
小ねぎの小口切り	少量

※好みでマカロニやペンネなど。

作り方

1 えのきたけは長さを半分に切る。エリンギも長さを半分に切り、手で縦に細く裂く。しめじは小房に分ける。
2 玉ねぎは薄切りにする。
3 なべにバターとにんにくを入れて弱火にかけ、にんにくの香りが立ったら玉ねぎを加えて透き通るまでいためる。
4 **1**を入れていため合わせ、**A**を加える。煮立ったら火を弱め、みそをとき入れ、豆乳を加えて煮立てないように注意して温める。
5 ショートパスタはたっぷりの湯でゆでる。
6 **4**にパスタを加えて温め、器に盛って小ねぎを散らす。

ビタミンもとれる！ 80kcalの手作りスイーツ

ダイエット中のスイーツは、80kcalを目安にするとカロリーコントロールしやすいものです。
バターや砂糖も手作りなら自分で調節できます。ビタミンやカルシウムがとれる食材を使えば、栄養もとれて一挙両得です。

1人分
67kcal
たんぱく質……1.1g
塩分……0g

※煮汁を半量摂取の場合

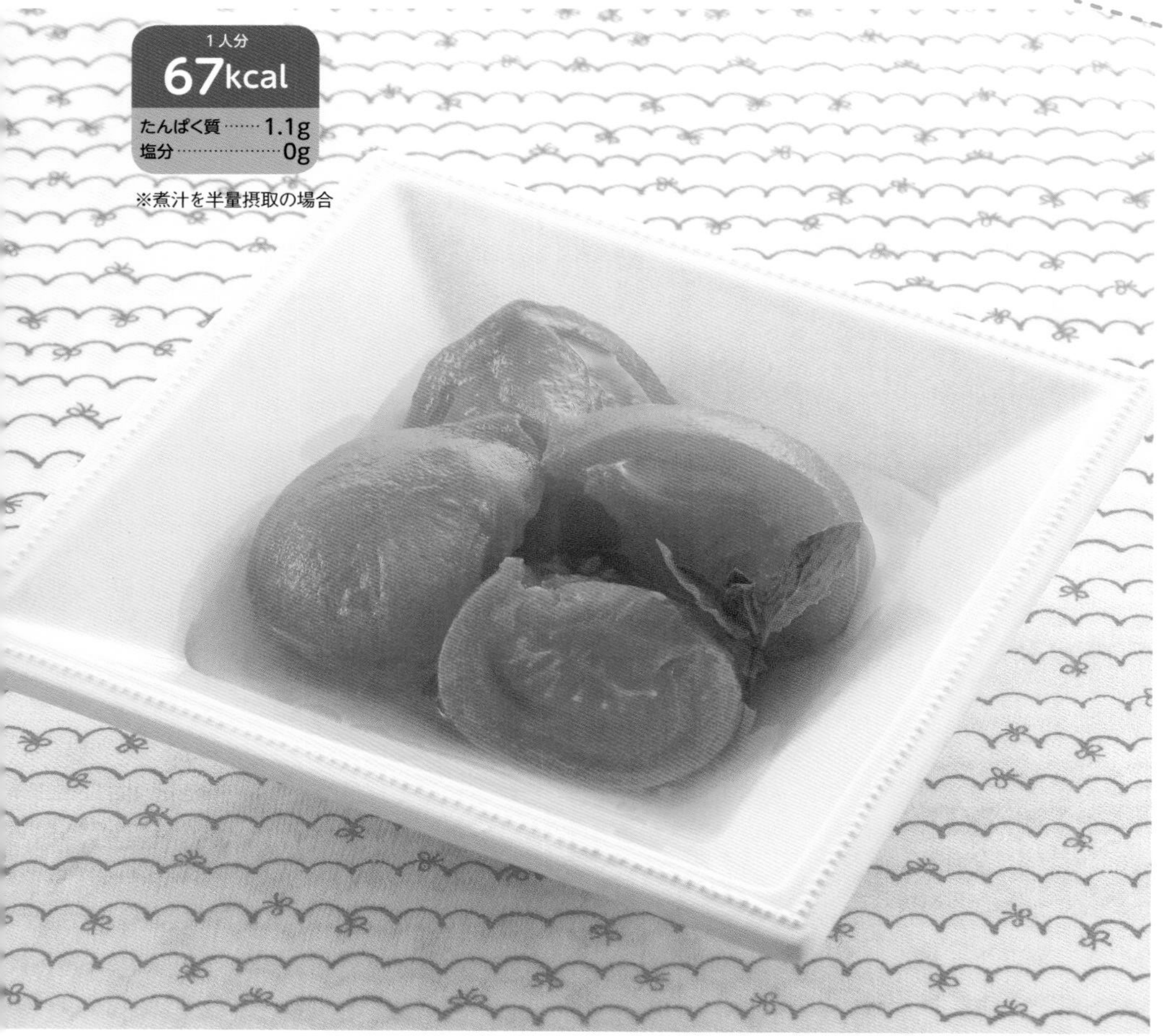

トマトと赤ワインが高相性。きりりと冷やしてどうぞ

トマトのワイン煮

材料（4人分）

- トマト……4個（600g）
- A
  - 砂糖……大さじ4
  - 白ワイン……1カップ
  - 水……1カップ
- ミントの葉（あれば）……少量

作り方

1. トマトは頭に十文字に浅く切り目を入れ、へたは包丁の先でくりぬいて除く。
2. なべに湯を沸かし、トマトを入れて15秒ほどして切り目から皮がめくれたら、とり出して水に入れ、皮をむく。
3. なべに**A**を合わせて煮立て、トマトをそっと入れる。中火にしてアクを除きながら5〜6分煮る。
4. 火を消してそのままさめるまでおき、保存容器に煮汁ごと入れて冷蔵庫で冷やす。
5. トマトを食べやすく切って器に盛り、煮汁を注ぎ、あればミントの葉を飾る。

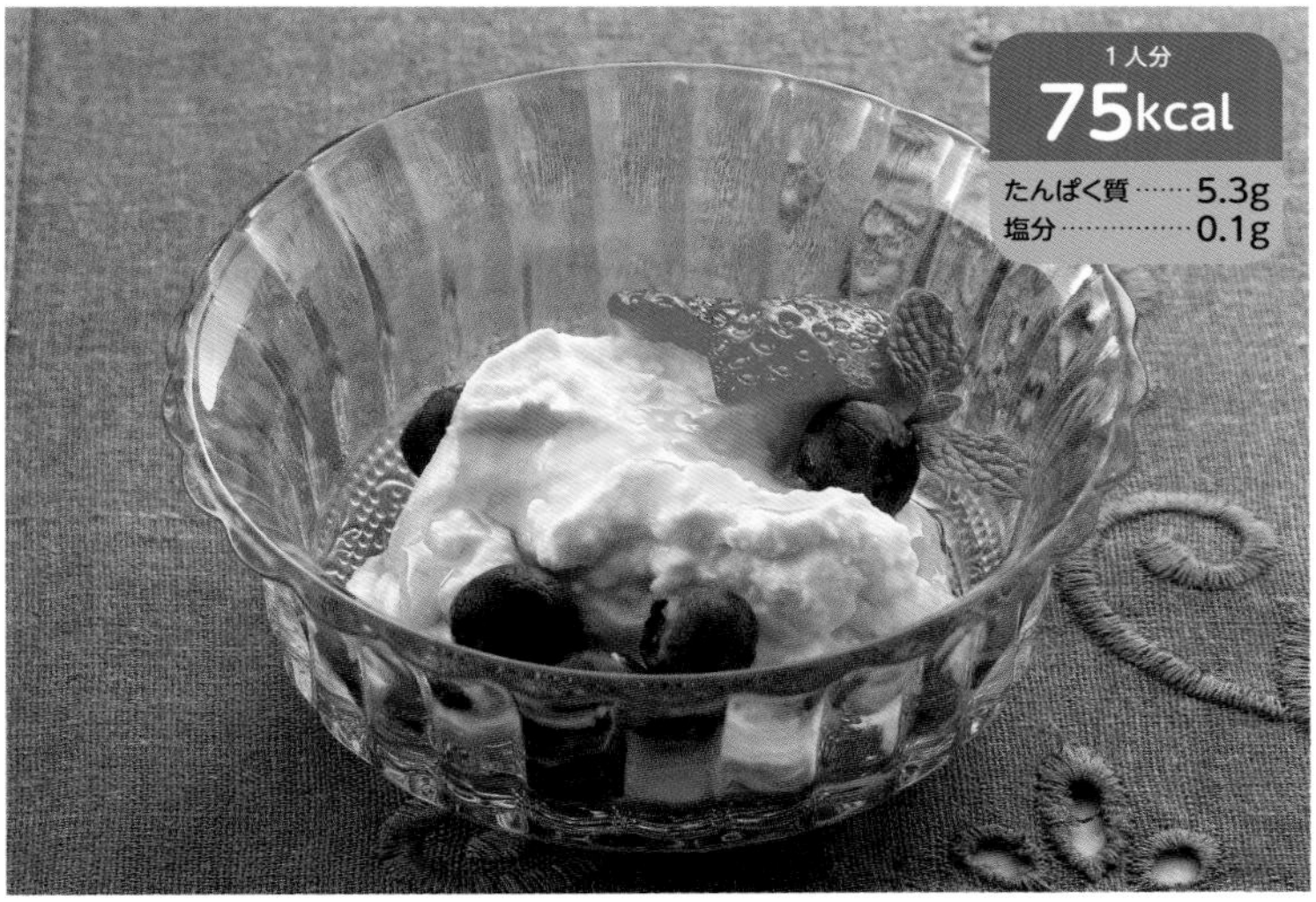
1人分
75kcal
たんぱく質……5.3g
塩分……0.1g

豆腐を混ぜ合わせてふんわりした食感に！
カルシウムも補給できます

ヨーグルトと豆腐のムース

アレンジメモ
メープルシロップは、はちみつや黒みつ、ヨーグルト用のフルーツソースでもよい。

材料（1人分）

- 絹ごし豆腐……40ｇ
- プレーンヨーグルト（無脂肪）……80g
- メープルシロップ……小さじ1/2
- ブルーベリー……5粒（15ｇ）
- いちご……1/2個（7.5g）
- ミントの葉（あれば）……少量

作り方

1. ボールに豆腐とヨーグルトを合わせてスプーンでよく混ぜ、さらに泡立て器でなめらかになるまで混ぜる。
2. 深ざるにキッチンペーパーを敷き、**1**を入れてラップをかぶせ、受け皿にのせて冷蔵庫に一晩おいて、水けをきる。
3. 器に盛ってメープルシロップをかけ、ブルーベリーと食べよく切ったいちご、あればミントの葉を添える。

材料（4人分）

かぼちゃあん

- かぼちゃ（皮をむく）……120ｇ
- 牛乳……大さじ1
- 砂糖……大さじ1/2
- 塩……少量

- カテージチーズ（サラダ用）……40ｇ
- ミニ春巻きの皮……4枚
- A［小麦粉・水……各小さじ1
- バター……大さじ1/2

作り方

1. かぼちゃは一口大に切ってラップに包み、電子レンジ（600W）で2〜3分加熱する。
2. かぼちゃを熱いうちにボールに入れてフォークの先でつぶし、牛乳、砂糖、塩を加えてよく混ぜ合わせる。
3. 春巻きの皮を半分に切り、それぞれの下半分に**2**を1/8ずつのせ、カテージチーズも1/8ずつのせる。**A**をまぜて皮の縁に塗り、上半分の皮をかぶせてとじる。
4. バターを表面に薄く塗り、トースターでパリッとするまで5〜6分焼く。

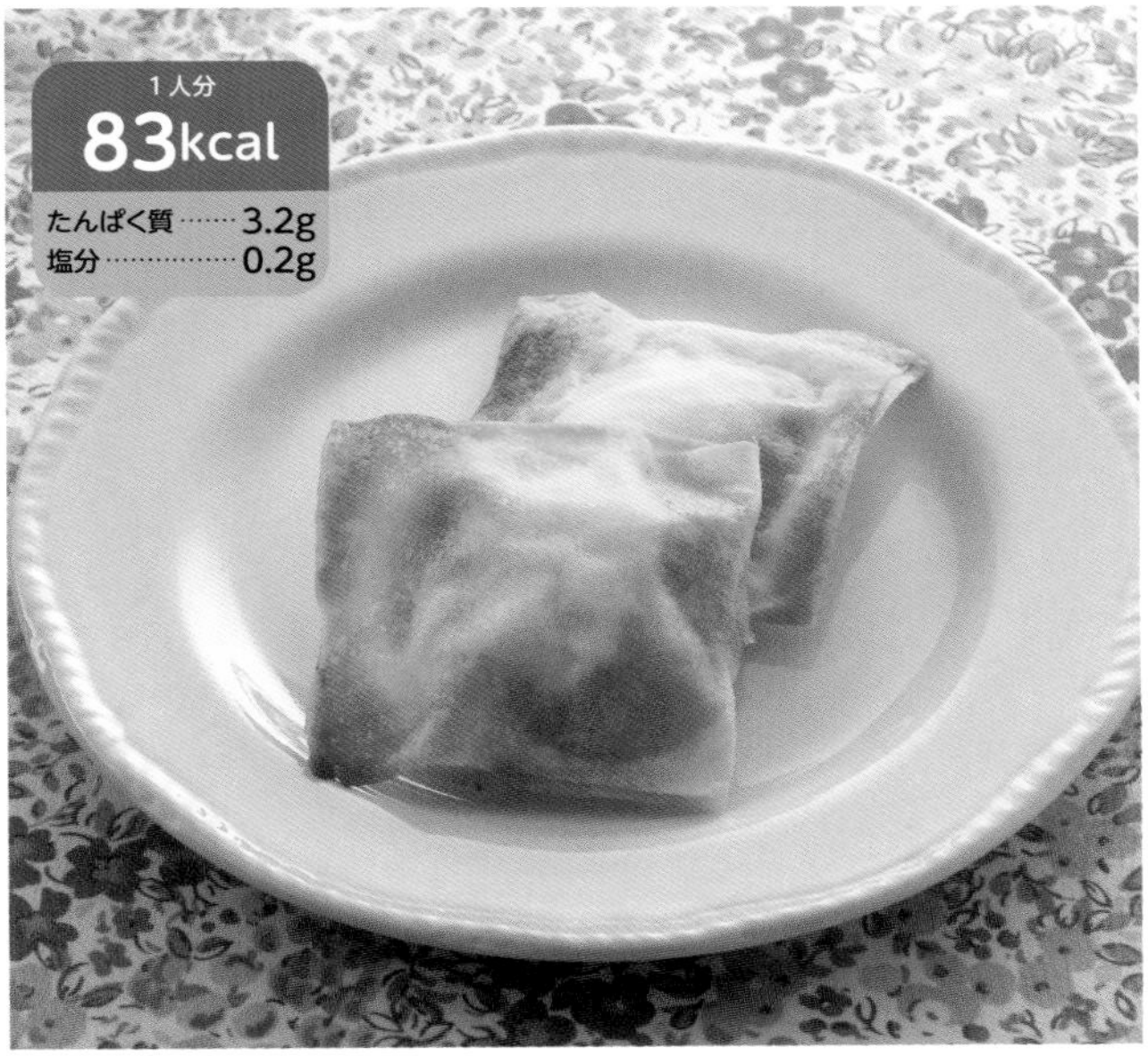
1人分
83kcal
たんぱく質……3.2g
塩分……0.2g

バターたっぷりのパイ生地の代わりに春巻きの皮を使って。
香ばしくパリッと仕上がります。

かぼちゃの春巻きパイ

お酒やデザートの代わりに フルーツドリンク

お酒も飲みすぎればカロリーオーバーのもと。飲みたくなったらフルーツドリンクを。さわやかな甘さと清涼感で気分すっきり。デザート代わりにもなるので、女子会にも親子パーティにもおすすめです。

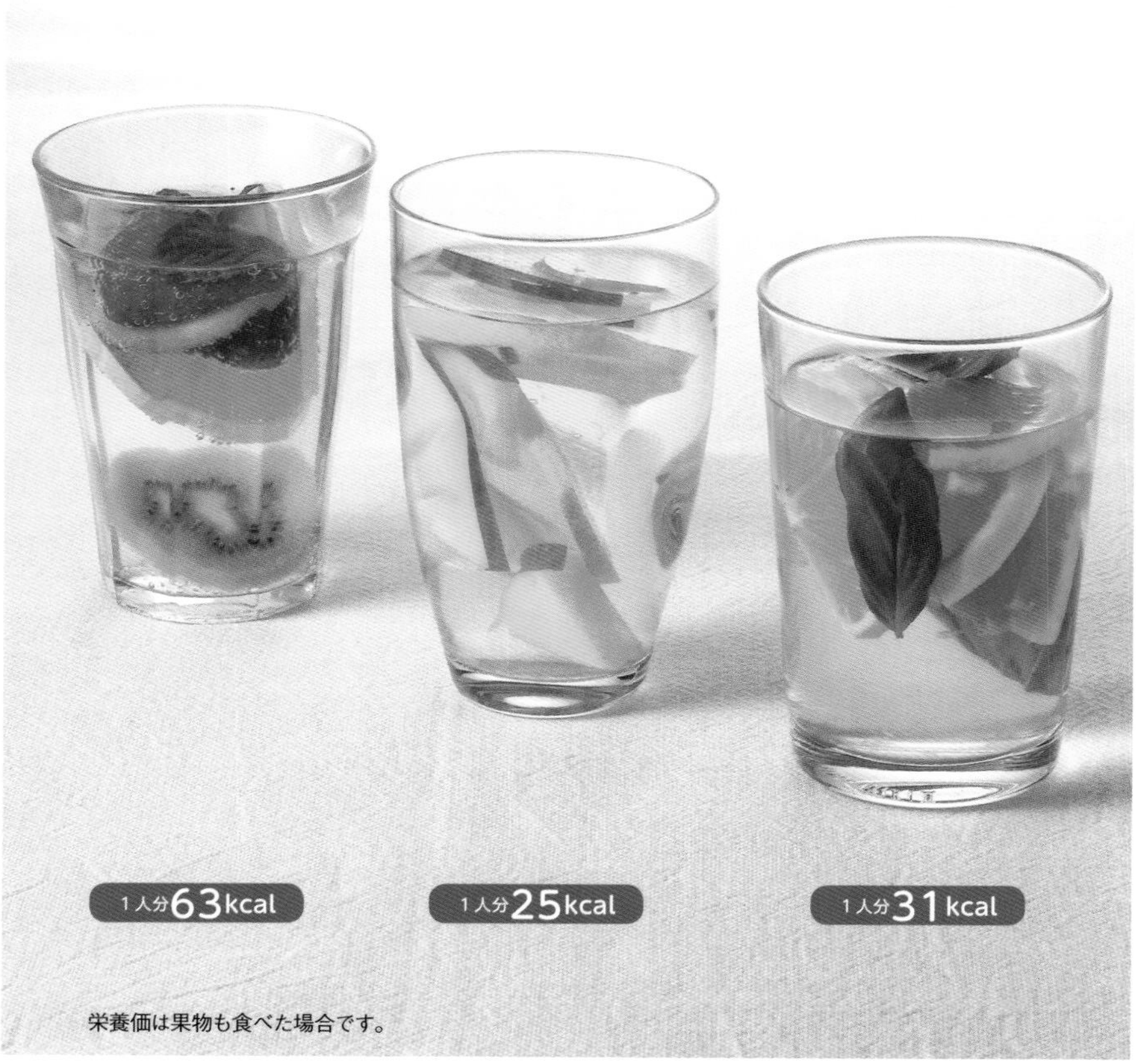

栄養価は果物も食べた場合です。

フルーツビネガードリンク

材料（1人分）

- キウイフルーツ・オレンジ……各30g
- いちご……1個（15g）
- A
  - りんご酢……大さじ1
  - はちみつ……小さじ1
- 炭酸水……1と1/4カップ
- ミントの葉（あれば）……少量

作り方

1. キウイとオレンジは皮をむいて輪切りに、いちごは半分に切る。
2. グラスに**A**を入れてよく混ぜ、**1**を加えて冷やした炭酸水を注ぎ、あればミントの葉を飾る。

アップルジンジャー

材料（作りやすい分量 2人分）

- りんご（薄切り）……1/4個分（50g）
- レモン（輪切り）……2枚
- しょうが（薄切り）……2枚
- 水……2カップ

作り方

1. りんご、レモン、しょうがをピッチャーに入れ、水を注いで冷蔵庫で冷やす。
2. グラスに注ぎ分ける。

バジルオレンジウォーター

材料（作りやすい分量 2人分）

- オレンジ……1/2個（50g）
- グレープフルーツ※……100g
- バジルの葉……4〜6枚
- 水……2カップ

※ホワイトとルビーの2種を使うと華やかに。

作り方

1. オレンジとグレープフルーツは皮をむいて輪切りかいちょう切りにし、ピッチャーに入れてバジルの葉を加え、水を注いで冷蔵庫で冷やす。
2. グラスに注ぎ分ける。

Part 4

無理せず楽しく体力アップ！
術後のエクササイズ

運動は再発リスクを下げるほか、リンパ浮腫の予防・緩和、倦怠《けんたい》感の改善など、たくさんのよい効果があります。ここでは、術後の運動の３本柱となる、「ストレッチ」「筋トレ」「有酸素運動」を、日々の生活の中で無理なく続けていく方法をご紹介します。主治医と相談しながら、ぜひできることから始めてみてください。術後の体力や身体機能を回復させ、あなたらしく生きるための力となるはずです。

医療監修／山内英子　　運動指導／広瀬真奈美

体も心も強くなる

がんになったら運動しよう！

運動習慣で体力と心のエネルギーをアップ

運動を習慣的に行うことは、健康長寿を実現する重要なポイントです。それは、がんサバイバーにとっても変わりません。PART2で紹介したように、同じ乳がん患者さんでも、身体活動量が多いグループは、身体活動量が少ないグループ群に比べて乳がんによる死亡率が低い（19ページ）のです。

運動のメリットは、筋肉が増え、持久力がつくなど、体力の向上に効果的なことです。体力だけではありません。倦怠《けんたい》感（疲れやすさ）やうつ症状など、メンタルヘルスの改善にも、運動がよい効果をもたらすと報告されています。

有酸素運動＋筋力トレーニングがおすすめ

体力のバロメーターとなるのは全身持久力。すなわち、一定の強度の運動を粘り強く継続できる能力です。

左ページに、40〜59歳の女性の全身持久力の基準値と簡単な測定法を紹介しました。この基準値をクリアしている人たちは、基準値に達しない人たちに比べて、生活習慣病などの発症リスクが42％低かったと報告されています。

じつは、乳がん患者さんの全身持久力は基準値に届いていない可能性があるという調査結果があります。

図1の「運動実践と食習慣改善プログラム」に参加した乳がん患者さんも、当初は全身持久力が基準値以下でした。しかし、3か月間、運動することで、持久力は大きく改善したのです。

図2、3は海外での研究ですが、いずれも乳がん患者さんを対象に3か月間、運動指導を行った結果です。図2では、肩まわりの可動域と共に、肩の痛みも改善したと報告されています。また、図3は、運動が倦怠感を改善することをはっきりと示しています。

3つの研究ではいずれも、有酸素運動と筋肉トレーニングを組み合わせた運動を指導しています。乳がん患者さんは特に上半身の筋力が衰えがちです。持久力を上げる有酸素運動と筋力トレーニングをいっしょに行って、バランスよく体力を鍛えましょう。

持久力を計ってみよう

※40〜59歳女性の場合

持久力は、5分で歩ける距離を走ってみるとわかります。
3分以内で戻れれば、40〜59歳の平均の持久力があるといえます。

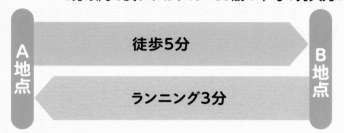

厚生労働省「健康づくりのための身体活動基準2013」によると、40〜59歳女性の全身持久力の基準は最大酸素摂取量が30ml/kg /分。約420mを3分間で走れた場合に、この基準程度の体力があると予想できる。一般に不動産屋の表記では、徒歩を分速80mとしており、これは徒歩5分で400mとなる。

運動したら変わった！

図1 持久力がアップ

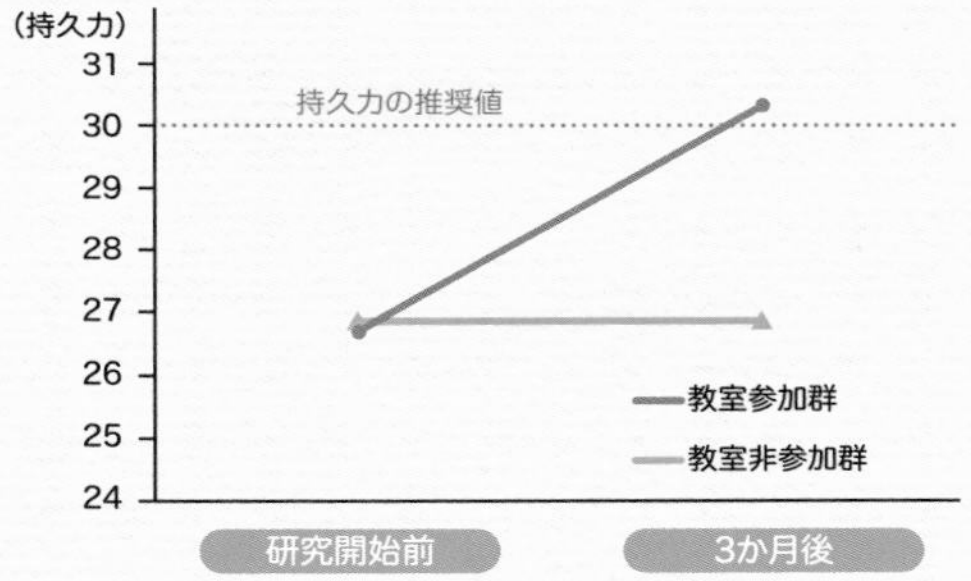

聖路加国際病院と筑波大学田中研究室との共同研究「運動実践と食習慣改善プログラム」で、週1回、約60分の運動（筋力トレーニングやエアロビクスダンスなど）指導を12週間行い、期間中は自宅でも積極的に運動をするよう指導、および食習慣の改善を行った。3か月で基準値を上回るほど持久力が改善された。

出典：Okumatsu et al. Breast Cancer, 2018

図2 肩まわりの可動域が改善

術後の乳がん患者に３か月間、運動を指導した群は、指導を受けなかった群に比べて、肩まわりの可動域が改善し、肩の痛みも改善した。

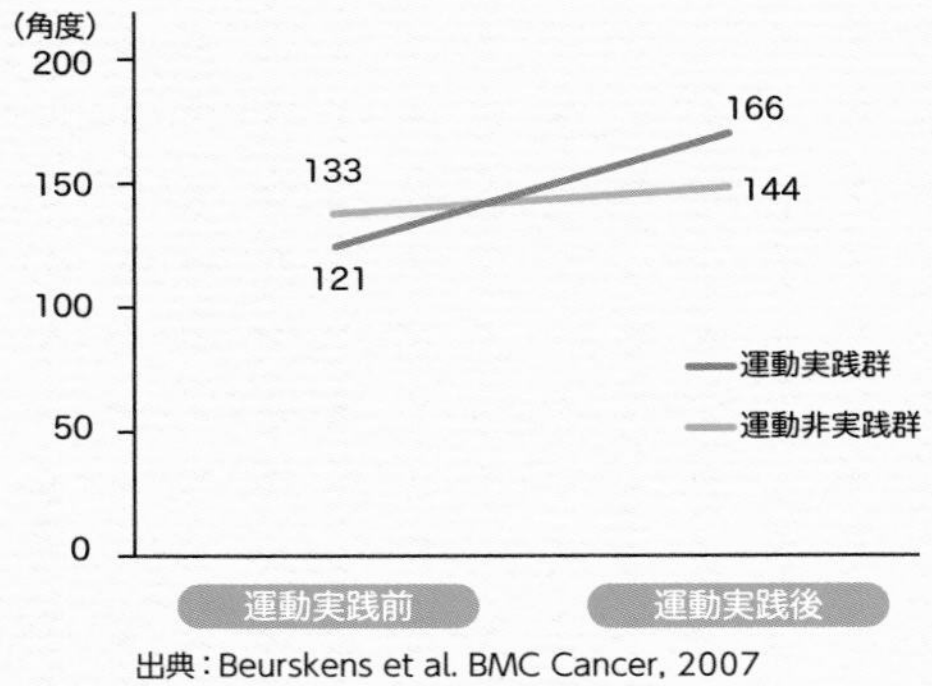

出典：Beurskens et al. BMC Cancer, 2007

図3 倦怠感が改善

有酸素運動と筋トレを組み合わせた運動を3か月間行った乳がん患者群は、運動を行わなかった群に比べて、倦怠感が改善した。

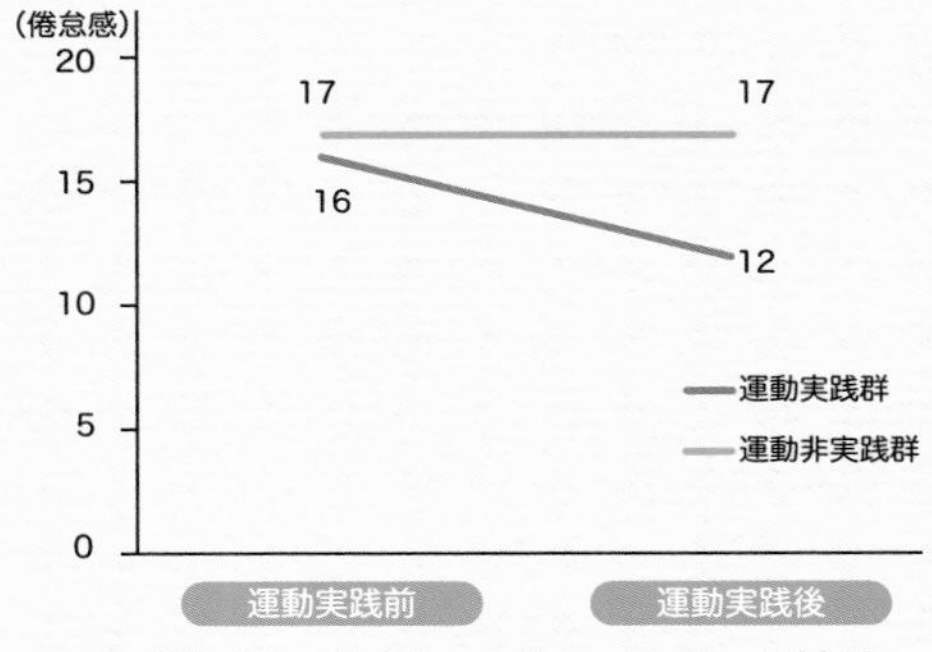

出典：Milne et al. Breast Cancer Res Treat, 2008

いつからでもOK!

どんな運動を、いつから始めたらいいの？

運動は、がんのリハビリテーションの一環

がん患者さんにとっての運動はリハビリテーション（以下リハビリ）の一環です。リハビリというと、何らかの障害に対して行うイメージがありますが、がんの場合は、治療に伴う合併症や副作用を予防するために、治療前や治療中に「予防リハビリ」を行うことがあります。

乳房切除術では通常、術後の運動障害やしびれ、リンパ浮腫などを予防するために、手術当日からストレッチを中心としたリハビリを行います。

最近はさらに、手術前のリハビリもすすめられています。この時期のリハビリは体力を落とさないことが目的なので、体操や散歩など、できる範囲の有酸素運動を行うとよいでしょう。

化学療法や放射線療法の治療中から始めよう

化学療法や放射線療法では、治療中からリハビリを行うことで、副作用を軽くする効果があることがわかってきています。

化学療法や放射線療法の治療中は、副作用や合併症から、倦怠《けんたい》感や不快感、精神的ストレスを感じ、食欲不振から栄養状態が悪くなることもあります。そのために身体活動量が低下すると、たちまち筋力が落ちて体力が低下します。その結果、少し動くと疲れてしまい、疲れるから動かない、動かないからさらに体力が低下するという悪循環に陥り、体の回復力が失われて、治療後も体力がなかなか回復しないことがあります。

化学療法も放射線療法も、1クール、2クールと、治療が進めば進むほど、副作用は重くなっていきます。そうなる前に、できれば治療中の早い時期から運動療法を始めましょう。運動をすると身体機能が高まって疲労感を感じなくなり、精神的にもすっきりして、ＱＯＬ（生活の質）が向上します。

ただ、化学療法中の運動は軽めに、自覚症状できついと思う手前までにします。ヨガやストレッチに数十分程度の散歩で充分です。

がんの病期別リハビリテーションの目的

診断 → **予防**

治療が始まる前に、治療による機能障害や症状を予防するために、機能と体力の維持を目的に行う。

治療開始 → **回復**

治療に伴う機能障害を改善し、筋力や体力の低下を回復するために、それぞれの症状に応じたリハビリを行う。

再発・転移 → **維持**

運動機能の維持・改善を目指し、筋肉の萎縮や筋力の低下による廃用症候群に進行しないよう予防する。

資料：国立がん研究センター　がん情報サービス

化学療法や放射線療法の治療中・治療後におすすめの運動

ウォーキングやエアロバイクなどを使った有酸素運動を、楽に呼吸ができて呼吸が乱れずに運動できる強度で、1日20～30分、週3～5日、行うのが理想的。軽い筋力トレーニングやストレッチを加えると、機能の維持に効果的。ただし、いずれも担当医の指示の下に行うようにする。

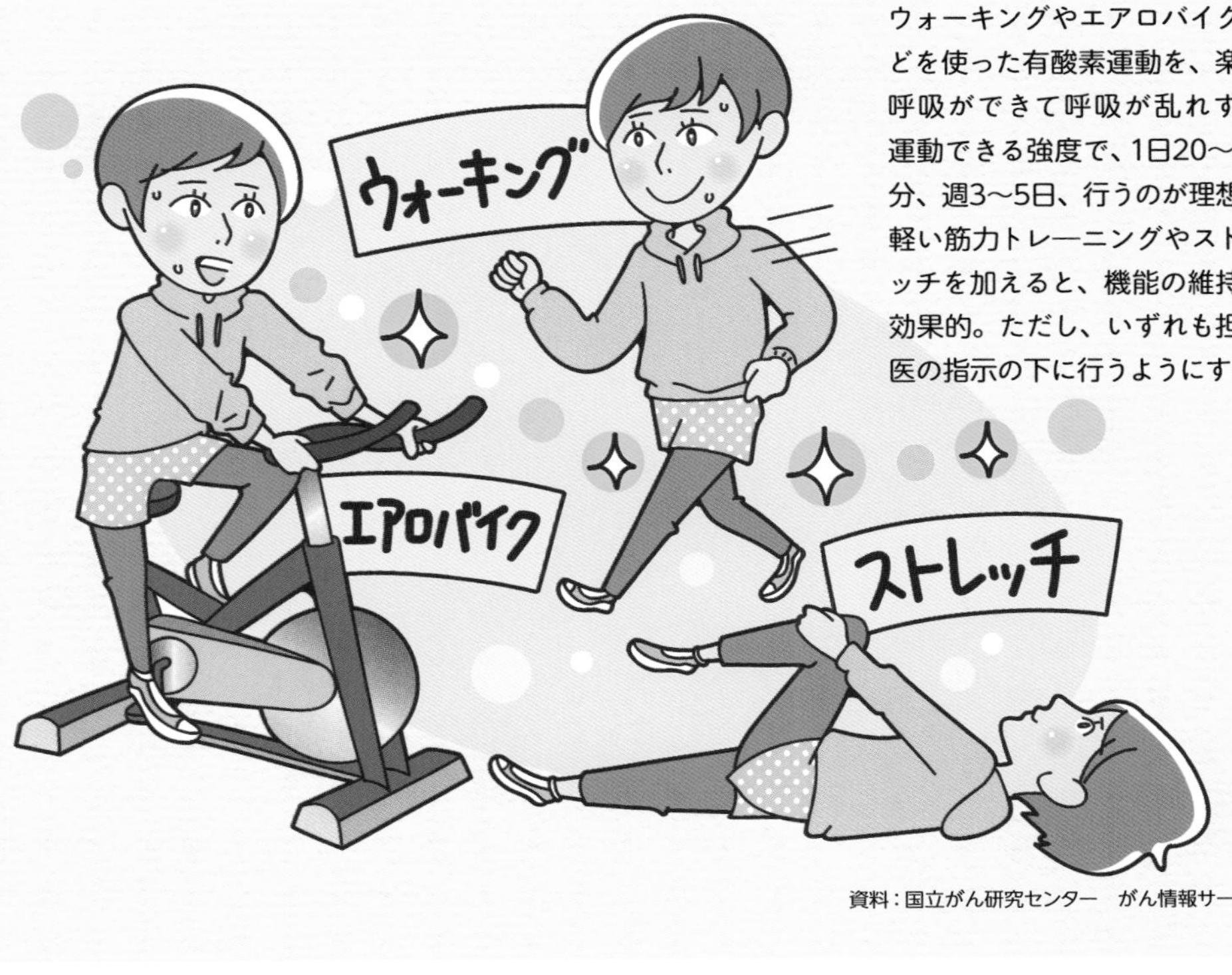

資料：国立がん研究センター　がん情報サービス

ぜひ、試してみて

運動はリンパ浮腫の軽減にもひと役

リンパ浮腫の治療にはセルフケアが欠かせない

リンパ浮腫とは、リンパ液の流れが滞って逆流し、むくみを生じる症状です。おもな原因は、乳がん切除術中のリンパ節郭清《かくせい》術や放射線治療によるリンパ管の損傷です。

リンパ浮腫の発症は通常、治療後１年以内ですが、10年以上たってから発症することもあります。症状の個人差も大きく、セルフケアで軽減する人もいれば、悪化して手先がうまく使えなかったり、リンパ液が皮膚から漏れたりして、日常生活に支障をきたすこともあります。また、むくんだ患部は感染しやすく、蜂窩織炎《ほうかしきえん》という発熱を伴う炎症が生じるとさらにむくみが悪化します。

リンパ浮腫には根治療法はありません。セルフケアを含めた複数のケア方法を組み合わせて症状を改善します。

最近、リンパ管の中まで観察できる検査法が開発され、リンパ管静脈吻合《ふんごう》術やリンパ節移植術などの外科治療も行われています。しかし、まだ手術の効果は限定的で、術後も多くの場合、複合的ケアを続ける必要があります。

運動は、リンパ液の流れを促してむくみを改善する

複合的ケアのうち、専門家が行うリンパドレナージのほかは、日常生活の中で行うセルフケアです。

セルフケアの中でまず心がけたいのは体重管理です。体重が増加するとリンパ管が皮下脂肪で圧迫され、ときにはリンパ管の中に脂肪がたまり、リンパ液が流れにくくなります。特に体重増加は肩や腕・手のリンパ浮腫に影響しやすいとされています。

適度な運動も効果的です。運動するとリンパ管に筋肉の収縮が伝わって機能が高まり、リンパ液が流れやすくなります。特に、弾性着衣で圧迫しながら運動をすると効果的だとする研究報告があります。

おすすめは、ヨガやダンスなど、関節の可動域を広げる運動です。軽いストレッチから始めて、疲れない程度で行いましょう。

リンパ浮腫のケア

リンパドレナージ

リンパ液を手で流す医療的マッサージ。医療施設で専門のセラピストが行う。専門家の指導を受けて、自分で行うこともできる。

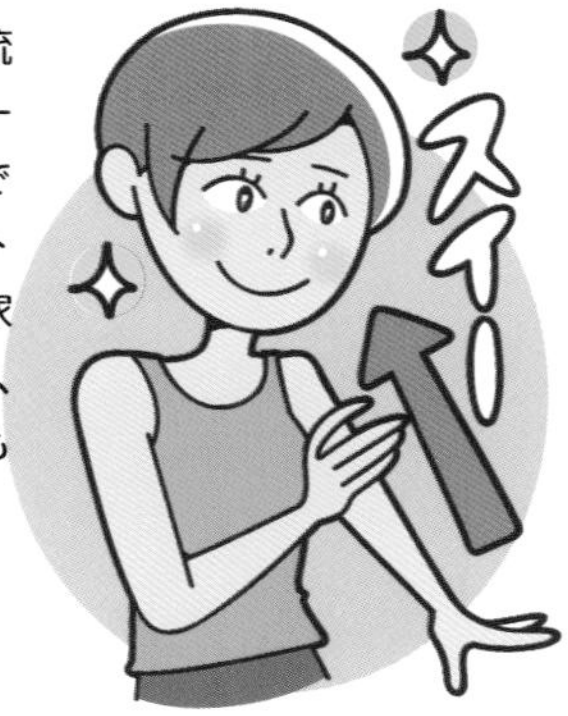

圧迫療法

強い収縮性のあるスリーブやグローブなどの弾性着衣を着けるか、弾性包帯で巻いて、むくんだ部分を圧迫する。

サイズや形、圧の強さなどが合わないと症状が悪化することもある。着けてむくみが軽くなり、楽だと感じるものを選ぶこと。

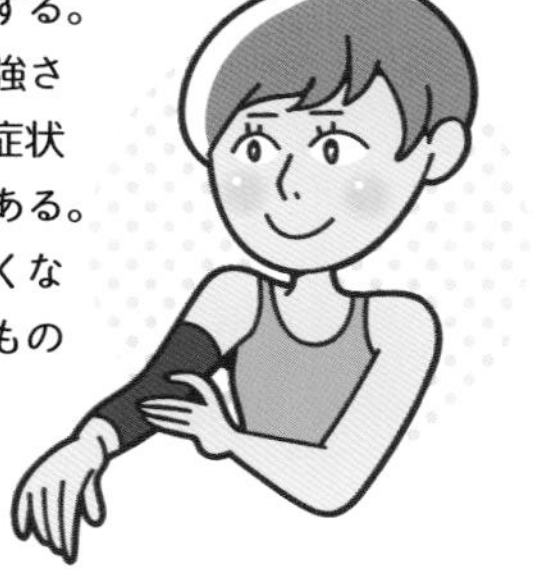

スキンケア

細菌感染しないよう、皮膚を清潔に保ち、保湿を心がける。けが、やけど、虫刺され、ムダ毛の処理、つめ切りなどにも注意する。

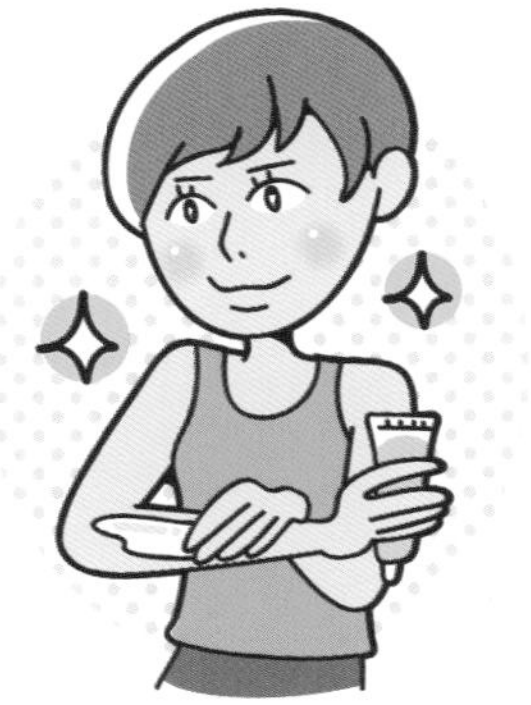

運動療法

圧迫療法をしながら運動すると効果的。ストレッチを中心に、有酸素運動もとり入れて、筋肉、体力をつけよう。

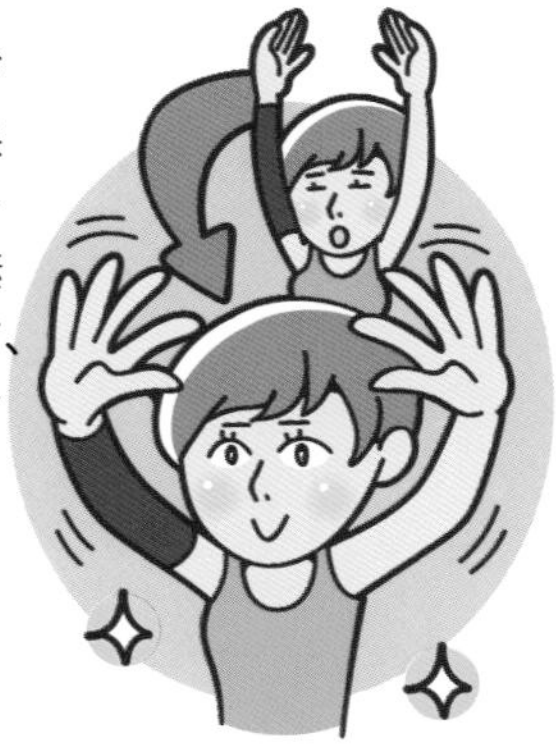

体重管理

肥満は、乳がんの再発リスクを高め、リンパ浮腫を悪化させる。本書ＰＡＲＴ２を参考にダイエットを心がける。

日常生活のケア

リンパ液の流れを妨げないよう肩や腕・手を圧迫する動作や衣服を避ける。同じ姿勢を長時間続けない。仕事や家事のペースをコントロールして過労を避ける。

まずは
ここから!

日常生活にも運動のタネはいっぱい

1日合計1時間、生活の中で体を動かそう

さあ、運動をしましょう、といわれても、運動習慣がない人にとってはむずかしいものです。でも、洗濯、掃除、犬の散歩など、日常生活の中に、運動のタネはいっぱい転がっています。

厚生労働省がまとめた「健康づくりのための身体活動基準2013」では、18歳以上64歳の人が健康を保つために、強度3メッツ（METs）以上の身体活動を毎日1時間（85ページ参照）、1週間に23メッツ・時行うようすすめています。体重50kgの人の消費エネルギーに換算すると1週間に1150kcalです。

3メッツ以上の身体活動とは、息が弾み、汗をかく程度の運動です。家事でも、掃除機がけや床みがきなどは3メッツ以上。自転車に乗ったり、体操したりと軽い運動を加えれば、意外に簡単に、目安量をクリアできます。

なお、65歳以上の身体活動量の基準は、運動強度にかかわらず、1日40分以上、体を動かすよう推奨されており、1週間の目標は10メッツ・時です。消費エネルギーに換算すると、体重50kgの人では500kcalとなり、若い世代の約半分です。

もちろん、元気な方はこれに限らず、どんどん動きましょう。この基準は最低限度の目安です。心肺機能と筋力の許す限り、どんどん体を動かしていきましょう。

無理せず、こま切れの運動でもOK

強度の低い運動でも、1時間、休みなく続けて行うことは、それだけで心肺機能にも足腰にも負担がかかります。どの活動も、こま切れでかまいません。その合計が、1日の目標の活動量に近づけばよいのです。

また、毎日1時間という目安も、現実には完璧に守れないものです。ただ、体調をくずして寝こむ日以外は、1日に10分でも15分でも、体を動かす時間を作りましょう。

マイナス分はできれば3日以内にとり戻したいもの。気分のよい日に少し遠出すれば、すぐにとり戻せます。

目標は
3メッツ以上の運動
を1時間以上

日常生活の中の活動と運動の強度

メッツ	生活活動の例	運動の例	消費エネルギー量※
2.0〜2.2	料理 洗濯 子どもと遊ぶ(座位) ゆっくりした歩行 (53m/分未満)		100〜110kcal
2.3〜2.8	ガーデニング、 動物の世話、 子どもと遊ぶ(立位)	ストレッチ ヨガ	115〜140 kcal
3.0〜3.5	掃除機をかける 床みがき 風呂掃除 草むしり 普通の速さで歩く (75〜85m/分) 自転車に楽に乗る (8.9km/時)	太極拳 社交ダンス ピラティス 自体重を使う軽い 筋力トレーニング エアロバイク (30〜50ワット) 体操(家で軽〜中程度)	150〜175 kcal
3.8〜4.0	自転車で走る (16km/時未満) 階段をゆっくり上る 介護(身支度、入浴など)	ダンス パワーヨガ ラジオ体操第一 卓球	約200 kcal

※消費エネルギー量は、1時間その運動や活動をした場合の目安として、体重50kgあたりの場合で計算。正確には自分の体重を計算して算出する。

消費エネルギーを算出するには?

「メッツ・時」にあなたの体重を乗じた数値は、あなたが消費したエネルギー量とほぼ同じになります。

たとえば3.0メッツ・時の運動を体重50kgの人が行った場合の消費エネルギー量は、＜3.0メッツ・時×50kg=150kcal＞です。運動時間が30分だった場合は、＜3.0メッツ×50kg×30分÷60分=75kcal＞です。

「メッツ」と「メッツ・時」

「メッツ(METs)」とは、「metabolic equivalents」の略で、運動や日常の身体活動の強度の単位です。安静時(横になったり座って楽にしている状態)を「1」としてその何倍のエネルギーを消費するかで活動の強度を示したものです。

「メッツ・時」とは、運動強度のメッツに運動時間を乗じたもので、運動量を表わします。3.0メッツの運動を1時間行ったときの運動量は「3.0メッツ・時」です。運動時間が30分だったときの運動量は、＜3.0メッツ×30分÷60分＞となります。

リンパの流れを促し、可動域を広げる「ストレッチ」

リハビリの延長で、ストレッチメニューを増やそう

乳がんの手術後1日目から、リハビリテーション（以下リハビリ）の指導を受けたと思います。退院後も、両腕と肩、背中を動かすリハビリを続けるようアドバイスされたのではないでしょうか？　その後は自分ひとりになりますが、続けられていますか？　もし、忘れていたら、再開しましょう。

リハビリを再開するときにプラスしたいメニューを紹介します。可動域を広げることで、体を大きく動かせるようになり、リンパ浮腫の予防にも効果的です。

深呼吸と首のストレッチからスタート

深呼吸をすると肋骨が大きく開き、血液とリンパの流れが促されます。また、首回りの筋肉をほぐすことで肩や胸の筋肉が動きやすくなります。

深呼吸

背筋を伸ばして立ち、鼻から息を大きく吸い込み、口をすぼめてゆっくりと息を吐く。数回くり返す。

首のストレッチ

首を左右に横に倒す、前後に倒す、顔を左右に向けて首をまわす。いずれもゆっくりとていねいに、数回ずつ行う。

肩と背中

前かがみの動作が多い日常生活で丸まってしまった背中を広げ、肩の可動域も広げましょう。肩こりの予防・改善にも効果的です。タオル（ゴムバンドでも）を使うと無理なく安全に行えます。

※肩の可動域に制限のあるかたは、無理のない範囲で行いましょう。

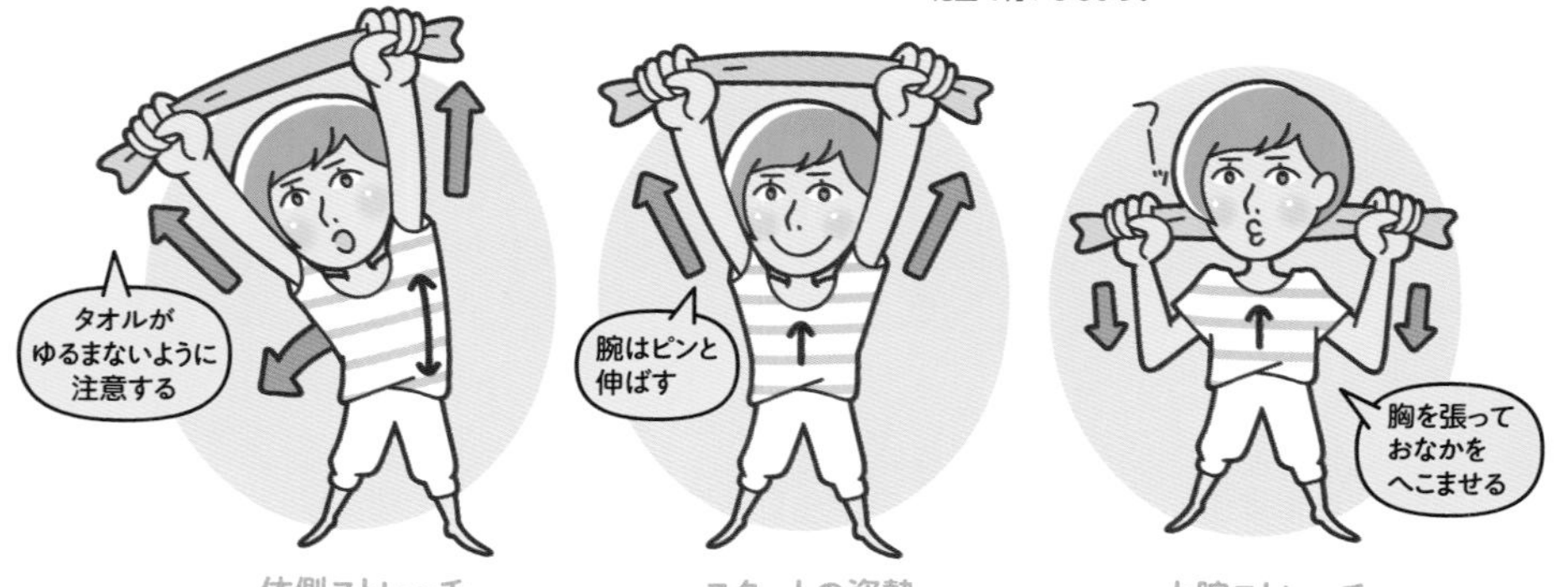
タオルが
ゆるまないように
注意する
腕はピンと
伸ばす
胸を張って
おなかを
へこませる

体側ストレッチ
息を吐きながら上半身だけを真横に倒す。反対側にも同様に倒す。

スタートの姿勢
タオルを両手で持って腕を伸ばし、頭の上に押し上げる。左右の腕が同じように伸びていることを確かめながら行う。

上腕ストレッチ
息を吐いて肩甲骨を中心に寄せることを意識しながら腕を曲げる。

太もも

太ももの裏の筋肉(ハムストリングス)がかたいと姿勢がゆがみ腰痛を招くことも。太ももの筋肉の柔軟性は、肩甲骨の可動域にも影響します。

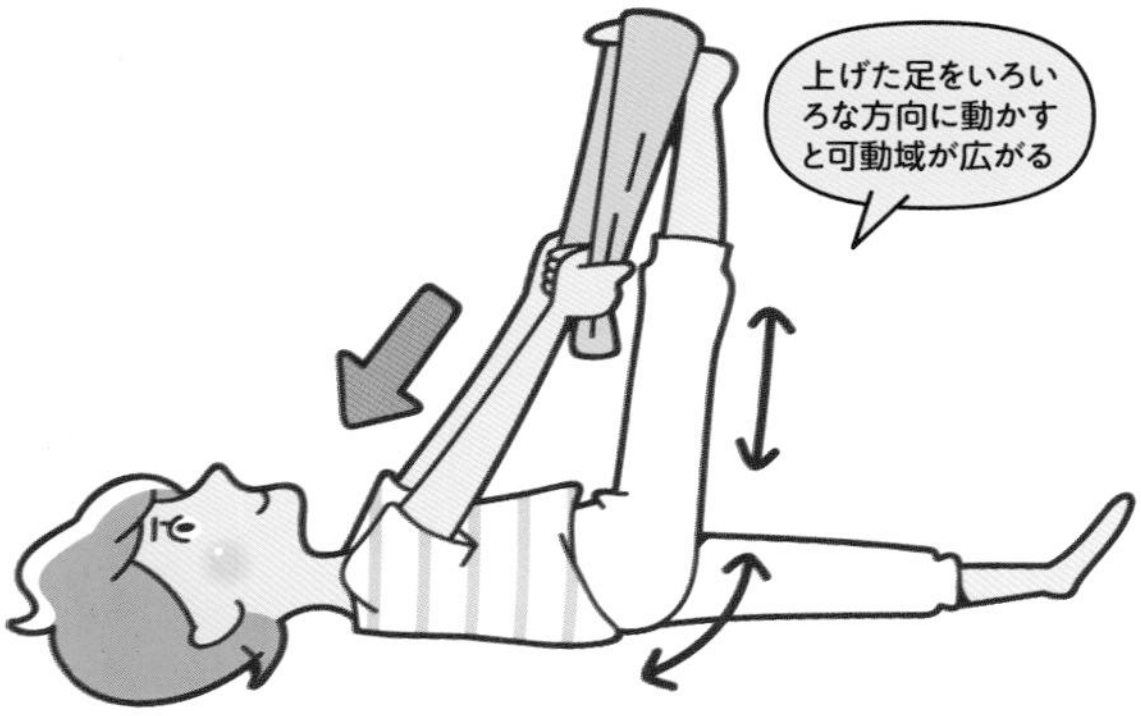
上げた足をいろいろな方向に動かすと可動域が広がる

タオルを片足の土踏まずにひっかけて両端を両手で持ち、手前に引っ張りながら上げる。足を顔に近づけるほどストレッチ効果は高くなる。タオルをかけたひざは曲げないようにし、床に置いたもう一方のひざはきつければ曲げてもよい。

ふくらはぎ

ふくらはぎは第二の心臓と呼ばれるように、血液やリンパ液をポンプアップする大きな筋肉(腓《ひ》腹《ふく》筋《きん》)があります。長い時間同じ姿勢でいたあとは入念に伸ばしましょう。下半身のむくみ予防に効果的です。

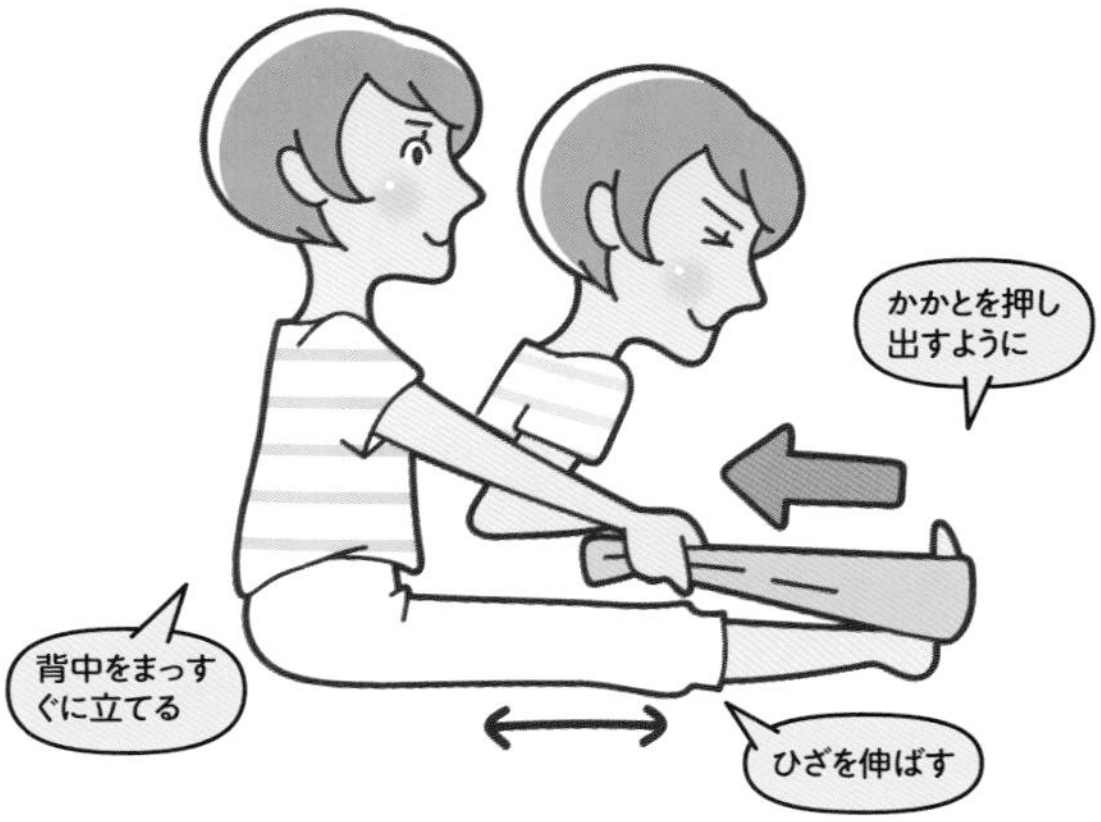

両足を前に伸ばして座り、タオル(またはゴムバンド)を足裏に回して両端を両手で持つ。かかとを前に押し出すようにして脚全体を伸ばし、上体を後ろに押すようにしてタオルをピンと張る。次に上体を前傾してつま先を伸ばす。これを交互にくり返す。

もっとストレッチしたい人は

背中を伸ばしたまま、おしりを後ろに引くようにして息を吐きながら前傾する。背中を丸めてしまうとストレッチ効果がなくなるので、頭を下に落とさないこと。

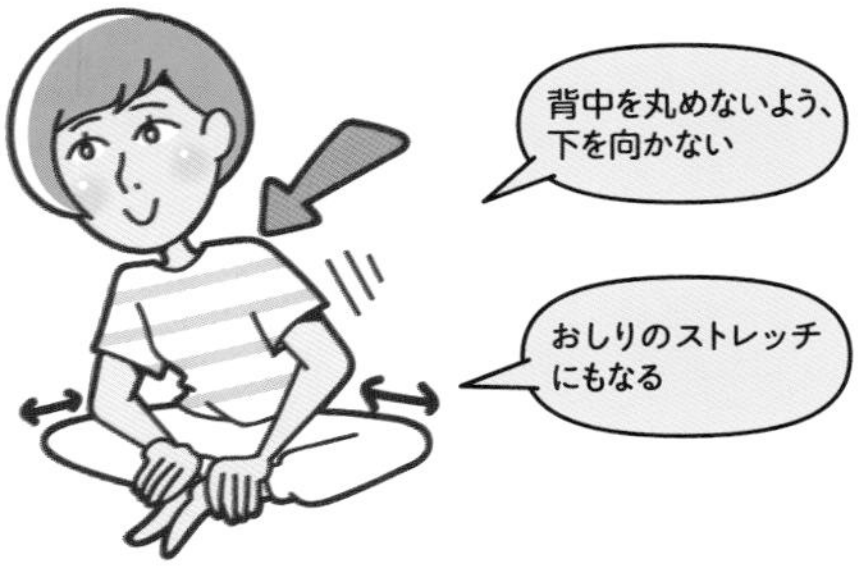
背中を丸めないよう、下を向かない
おしりのストレッチにもなる

ストレッチのコツ

伸ばす方向と、伸びている部位を意識しながら行うと効果的。息をゆっくり吐きながらストレッチし、伸びている感覚を味わいながら数秒静止し、力をゆるめて息を吸う。

⇦ ストレッチする方向　⟷ ストレッチがかかる部位

股関節

股関節には足腰から腹部を支える筋肉が走っており、リンパ節も集まっています。股関節をやわらかくすると体の動きが楽になり、リンパ浮腫の予防にも効果的です。

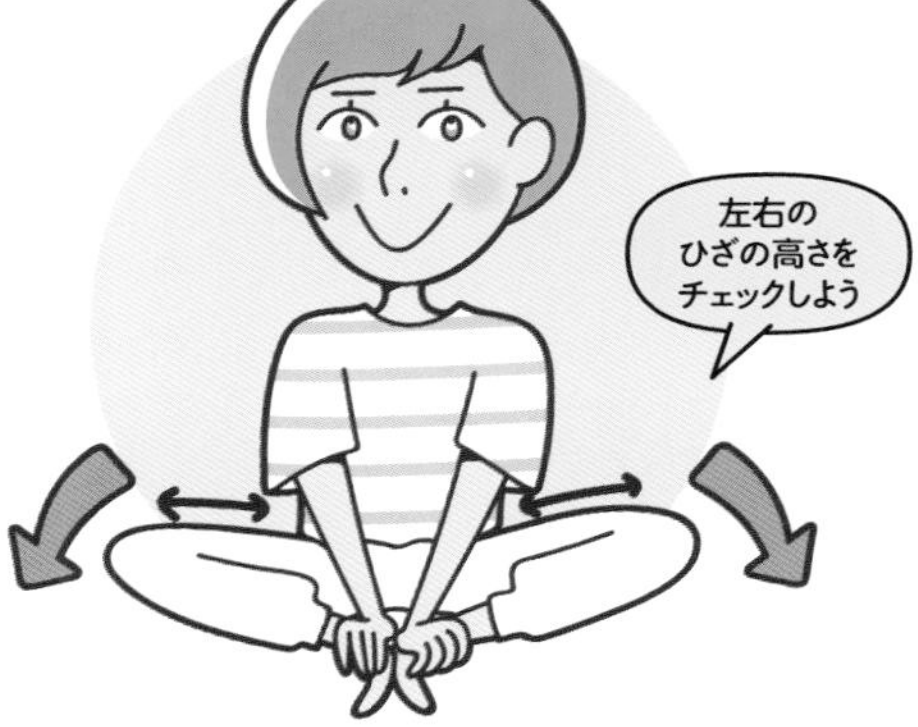
左右のひざの高さをチェックしよう

あぐらをかくように座って両足の先をそろえて両手でつかみ、背筋を伸ばす。ひざを上下にリズミカルに動かして股関節をゆるめる。左右のひざの高さが違う場合は、このストレッチをくり返すと改善できる。

筋トレ

自分の体重で無理なく行う「筋力トレーニング」

体の声を聞きながら筋トレを始めよう

ストレッチをして体が軽くなったと感じたら、筋肉がやわらかくなってきたサインです。筋力をつけるトレーニングをしましょう。

紹介するのは初心者向きのメニューですが、退院後、間もない人にはきついかもしれません。少しでも痛みを感じるような動きはやめてください。

ポイントは、呼吸をしながら行うこと。筋肉を収縮させるときにゆっくりと息を吐き、筋肉がゆるんでいるときに、息を吸います。体のどこの筋肉を鍛えているか、意識しながら行うと、筋トレ効果が上がります。

握力・腕力

乳がん患者さんは特に、上半身の筋力が低下しやすい傾向があります。握力と腕力の低下もめだちます。どこでもできるこのグーパー運動をこまめに続けましょう。

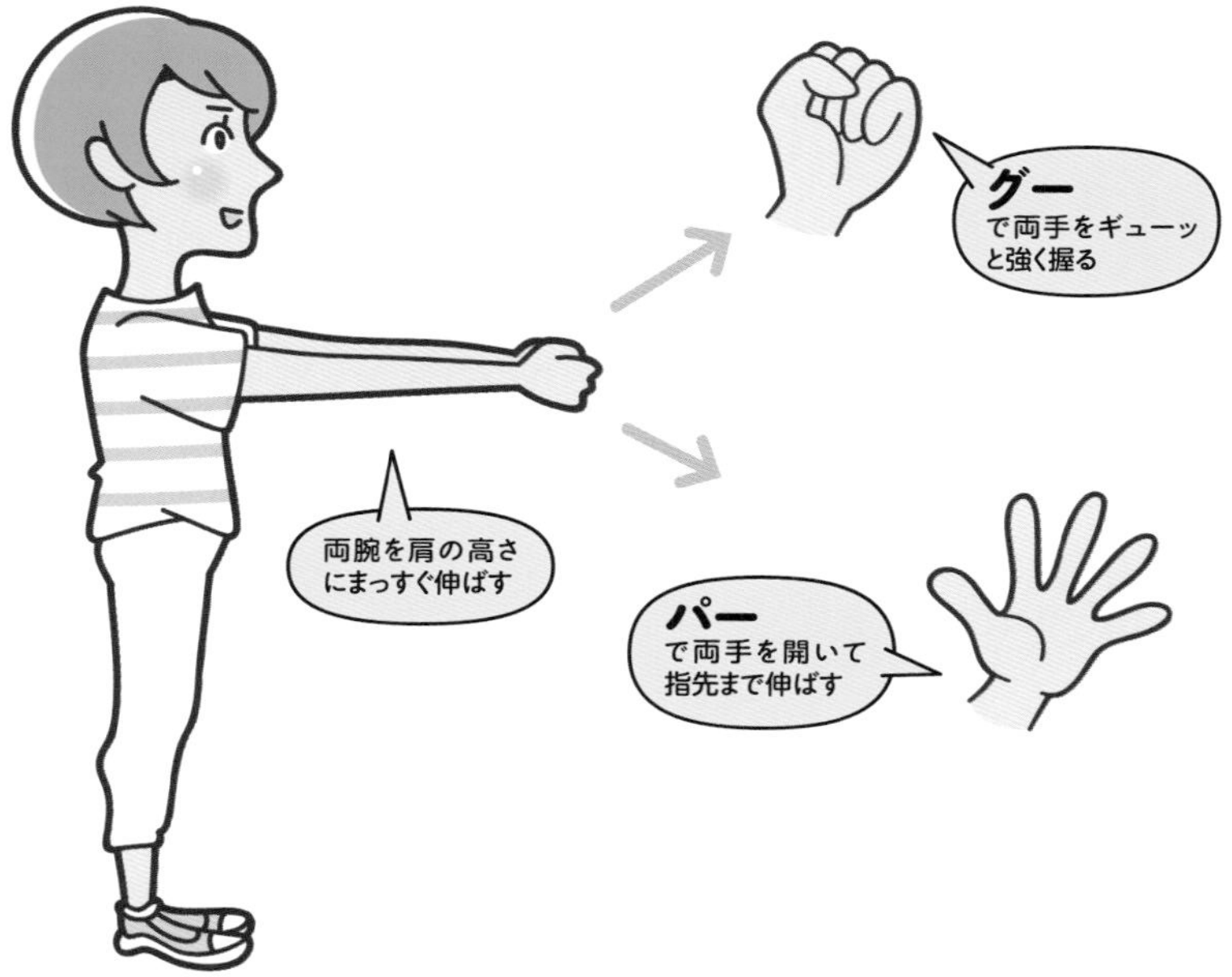
グー
で両手をギューッと強く握る
両腕を肩の高さにまっすぐ伸ばす
パー
で両手を開いて指先まで伸ばす

カウントは少しずつ増やそう

筋肉トレーニングは一般に、10回を3セットとされていますが、乳がん患者さんは、物足りないところでやめるのがポイント。まず、3回くらいから始めてみて、軽く感じるようになったら、5回、7回、10回と少しずつ増やしましょう。無理なく10回できるようになったら、2セットに増やすなど、少しずつ増やすことが大事です。

腕力・胸筋・背筋

上半身の筋トレに欠かせない腕立て伏せも、壁に向かって行えば安全にできます。
腹筋を意識しながら行うと、体幹のトレーニングにもなります。

準備
壁に向かって足を肩幅に広げて立ち、胸の高さに両手をつく。壁から遠くに立つほど強度が高くなるので、近くから始めて調整する。

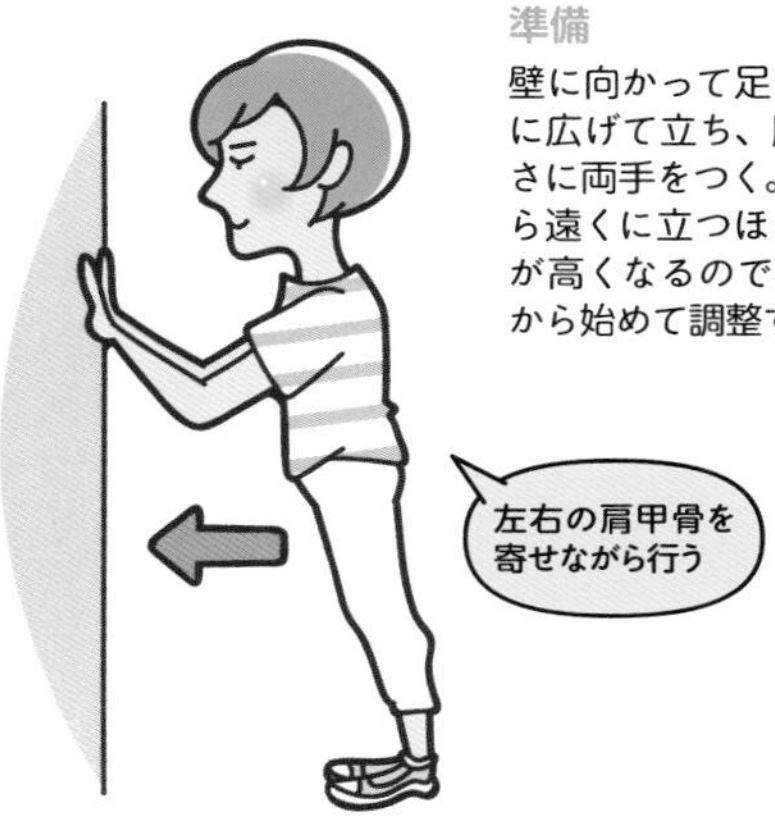
左右の肩甲骨を寄せながら行う

腕をゆっくりと曲げて体を壁に近づける。

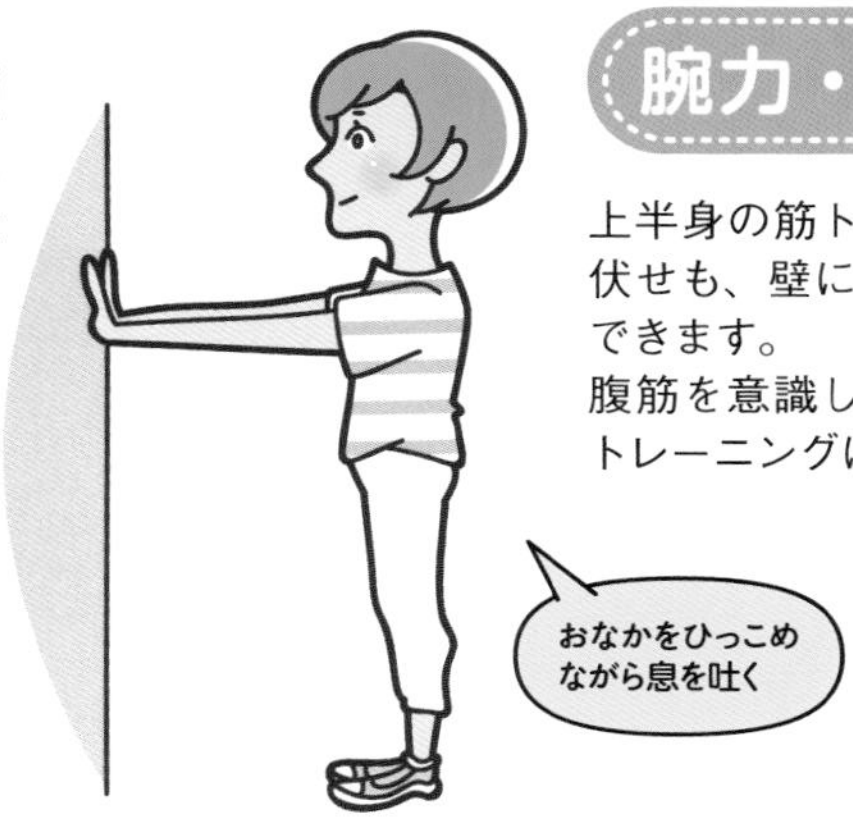
おなかをひっこめながら息を吐く

息を吐きながら腕をゆっくりと伸ばす。

おしり・太もも・ふくらはぎ

いわゆるスクワットを、誰でも安全に手軽にできるようにしたベンチスクワットです。下半身の大きな筋肉を初心者でも確実に鍛えることができ、基礎代謝量を上げる効果も期待できます。

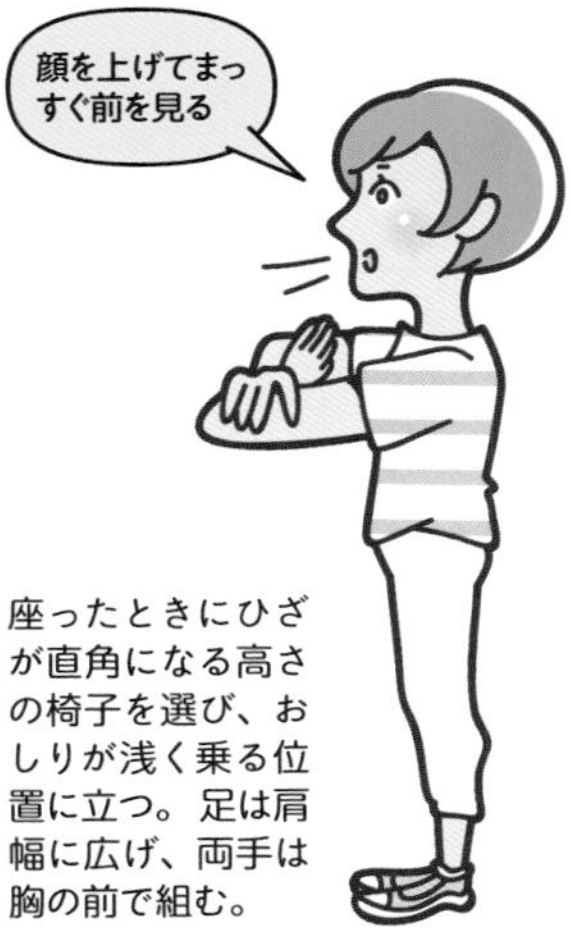
顔を上げてまっすぐ前を見る

座ったときにひざが直角になる高さの椅子を選び、おしりが浅く乗る位置に立つ。足は肩幅に広げ、両手は胸の前で組む。

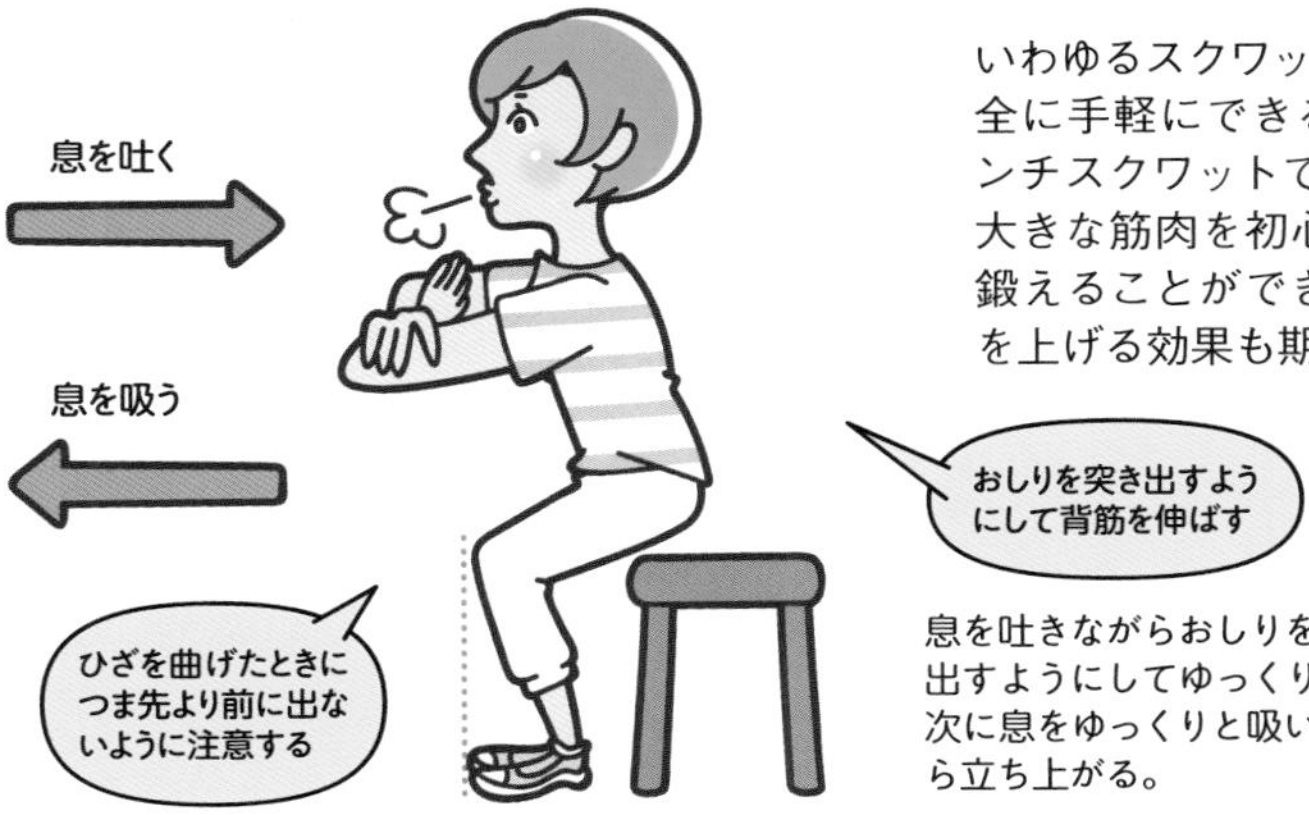
息を吐く
息を吸う
おしりを突き出すようにして背筋を伸ばす
ひざを曲げたときにつま先より前に出ないように注意する

息を吐きながらおしりを突き出すようにしてゆっくり座り、次に息をゆっくりと吸いながら立ち上がる。

腹筋

寝て上体を起こす腹筋運動は腰をいためやすいので、椅子《いす》に座ってできる腹筋を紹介します。事務作業中、電車の中などでも、こっそりできますよ。

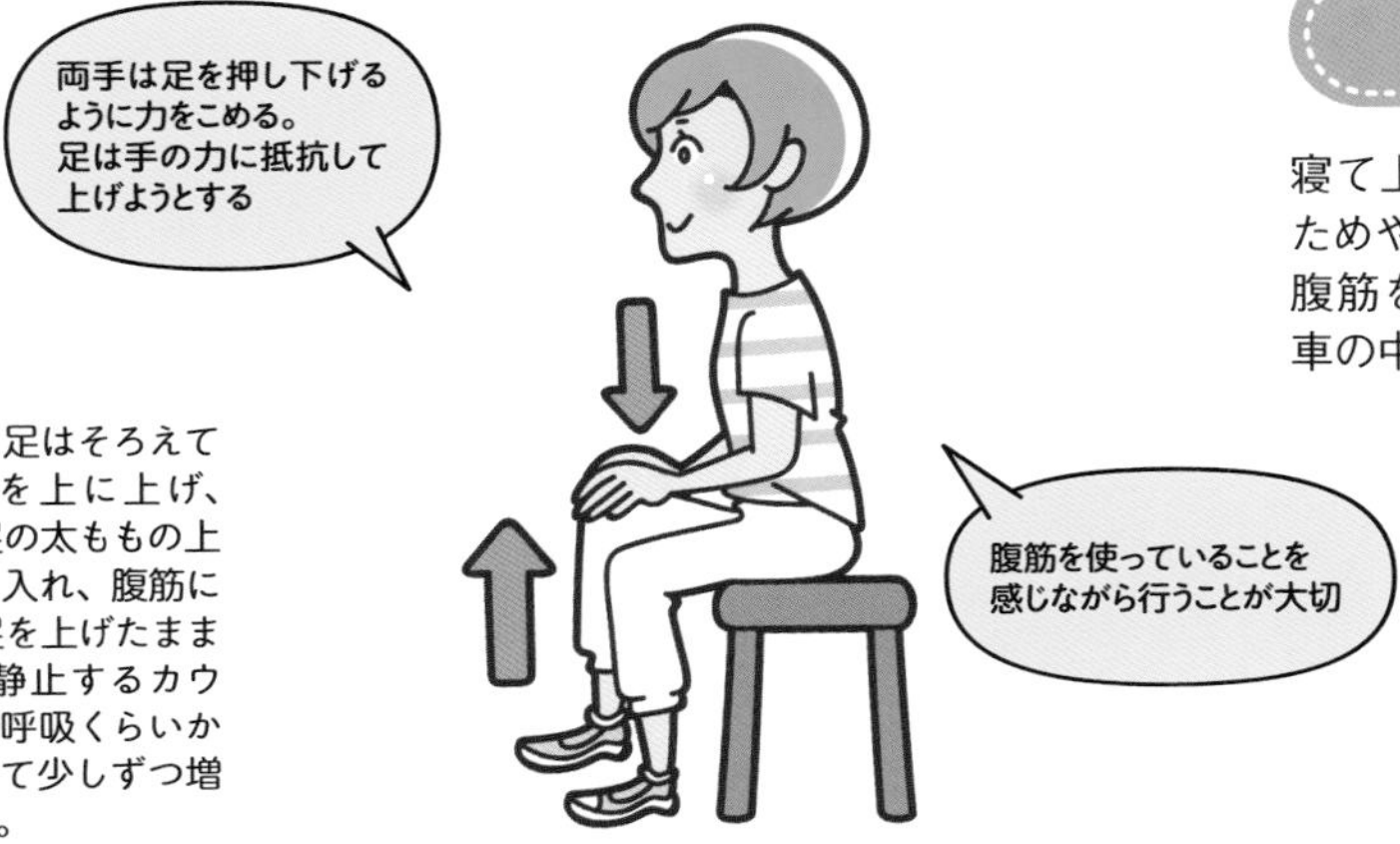
両手は足を押し下げるように力をこめる。足は手の力に抵抗して上げようとする
腹筋を使っていることを感じながら行うことが大切

椅子に座り、足はそろえて置く。片足を上に上げ、両手をその足の太ももの上に置いて力を入れ、腹筋に力を入れて足を上げたまま静止する。静止するカウントは5〜10呼吸くらいからスタートして少しずつ増やしましょう。

有酸素運動①

週に1時間のウォーキングで再発リスクを下げよう!

週に1時間以上の運動は再発リスクを下げる!

ストレッチ、筋トレを重ねて、もっと動きたい、と体がうずうずしてきたら、さあ、有酸素運動のスタートです。

有酸素運動はダイエット効果をはじめ、生活習慣病、そして乳がんの再発予防にも効果があります。

「患者さんのための乳癌診療ガイドライン　2016年版」では、週に1時間程度、ウォーキングなどの運動をしていた女性は、乳がんの再発リスクは25%、乳がんによる死亡リスクがおよそ35%低下したと報告しています。そこで、治療が一段落したら、少し汗ばむ程度の歩行や軽いジョギングなどを1週間に1時間以上、行うようすすめています。

なお、運動時間はこま切れでもだいじょうぶです。

体調がすぐれないときは無理は禁物

歩く速度を上げれば消費エネルギーはさらに増えます（左ページ）。外に出る回数を重ねるうちに、速度は自然に増していくでしょう

とはいえ、無理は禁物です。もし、体調がすぐれないときは、体の声に素直に従いましょう。下に、体調のチェックポイントをまとめました。もし1つでも当てはまる項目がある場合は、その日の運動を休んで様子をみるようにしましょう。

運動前の体調チェック

□ 足腰に痛みがある	□ 過労気味で体調が悪い
□ 熱がある	□ 睡眠不足で体調が悪い
□ 体がだるい	□ 食欲がない
□ 吐き気がする、気分が悪い	□ 下痢や便秘をして腹痛がある
□ 頭痛やめまいがする	□ 少し動くと息切れや動悸《どうき》がする
□ 耳鳴りがする	□ 咳《せき》や痰《たん》が出て、風邪ぎみである
□ 胸が痛い	□ （夏季）熱中症情報が出ている

資料：「健康づくりのための身体活動基準2013」を一部改定して作成

ダイエット効果がアップする!

ウォーキングのポイント

ウォーキングは正しいフォームで行うことで、ダイエット効果が高まります。運動効果が上がるポイントを紹介します。最初はゆっくり歩きながら、自分の歩き方をチェックしてみましょう。

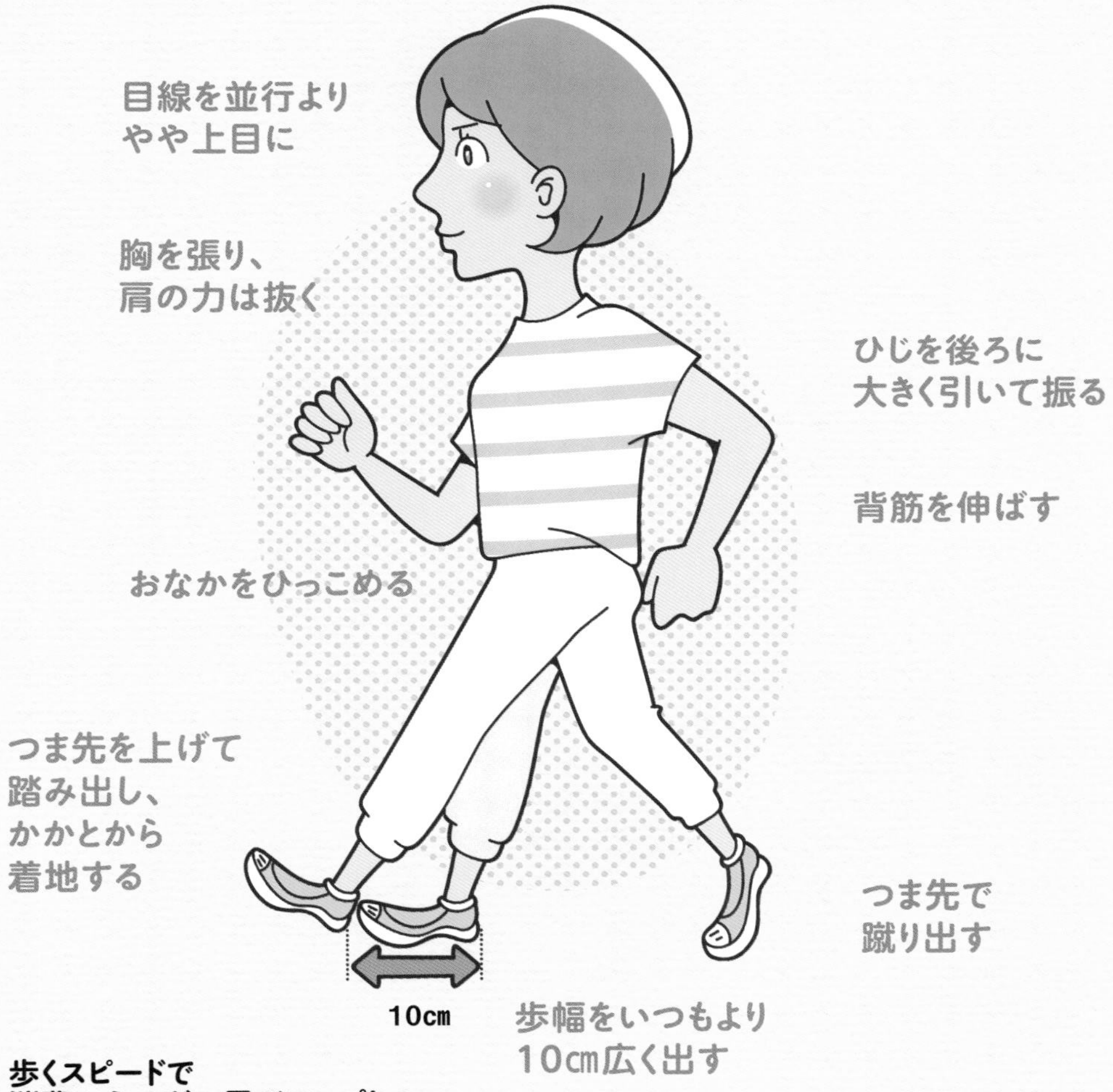
目線を並行より
やや上目に
胸を張り、
肩の力は抜く
ひじを後ろに
大きく引いて振る
背筋を伸ばす
おなかをひっこめる
つま先を上げて
踏み出し、
かかとから
着地する
つま先で
蹴り出す
10cm
歩幅をいつもより
10cm広く出す

**歩くスピードで
消費エネルギー量がアップ!**

歩く早さ	消費エネルギー
ゆっくり歩く(53m/分)	100kcal
普通に歩く(75～85m/分)	172kcal
速く歩く(93m/分)	215kcal
かなり速く歩く(107m/分)	250kcal

※消費エネルギー量は、1時間運動した場合の目安として、体重50gあたりの場合で計算。正確には自分の体重を計算して算出する。

有酸素運動②

おうちエアロで楽しく運動！

誰でもできる簡単エアロビクス

おすすめの有酸素運動をもう一つ紹介しましょう。その名も「おうちエアロ」。好きな音楽に合わせて、エアロビクスの基本ステップをくり返すだけ。まったくの初心者でもだいじょうぶです。わざわざジムや教室などにいかなくても、自宅で手軽にできます。

早さもくり返す回数も自分のペースでOK。それでも1曲分踊れば、体が温まって汗もじんわりかいて、楽しい気分になること請け合いです。

雨でウォーキングに出られない日や、ちょっとウォーキングに飽きたときなどにぜひお試しください。

まずはここから！

ステップタッチ

左右に重心を移動しながら、片足を床にタッチする、エアロビクスの基本ステップです。最初は足のステップだけを4拍子でゆっくり動かしてみましょう。慣れてきたら、腕を左右交互に横に伸ばして、わきと背中をストレッチしながら行いましょう。

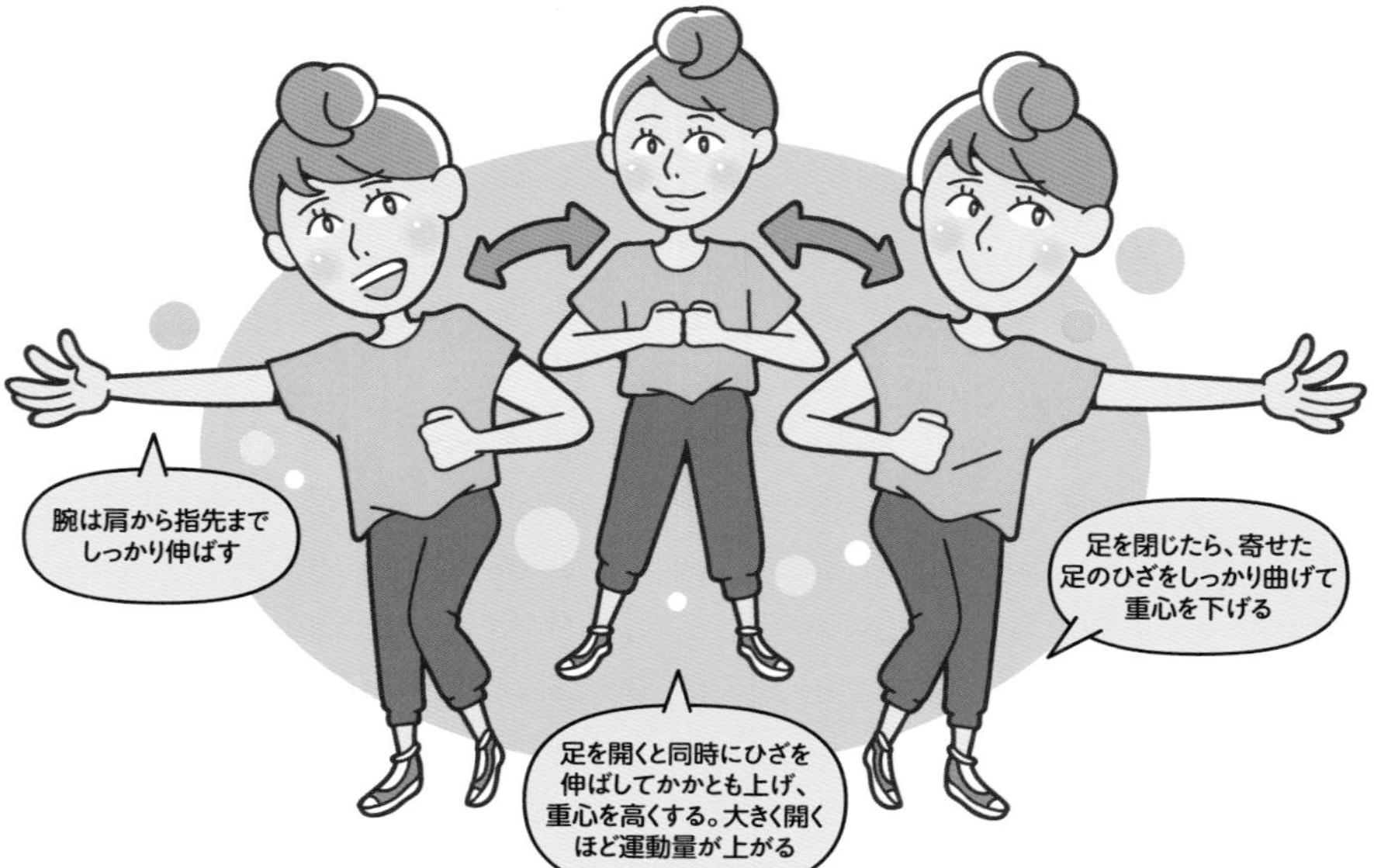
腕は肩から指先まで しっかり伸ばす
足を開くと同時にひざを 伸ばしてかかとも上げ、 重心を高くする。大きく開く ほど運動量が上がる
足を閉じたら、寄せた 足のひざをしっかり曲げて 重心を下げる

両足をそろえて立ち、1，2，3，4をくり返す（イラストは対面です）。

1 右足を右側に大きく開く。

2 左足を右足に寄せてひざを曲げて床にタッチし、重心を右足に乗せる。同時に右腕を右横に伸ばす。

3 タッチした左足を左側に大きく開く。

4 左足に右足を寄せてひざを曲げて床にタッチし、重心を左足にのせる。同時に左腕を左横に伸ばす。

筋トレ効果も大!

ニーアップ(2パターン)

ももをリズミカルに上げるだけで、股関節まわりの筋肉(内転筋)、太ももとおしりの筋肉、体幹を鍛えることができます。 腕もいっしょに動かして肩の可動域も広げましょう。 慣れてきたら2パターンを交互にくり返すと脳トレにも。

●横上げパターン

片足ずつひざを横に広げて上げる。同時に腕を、わきを締めながらひじを支点にして外旋、内旋させる。

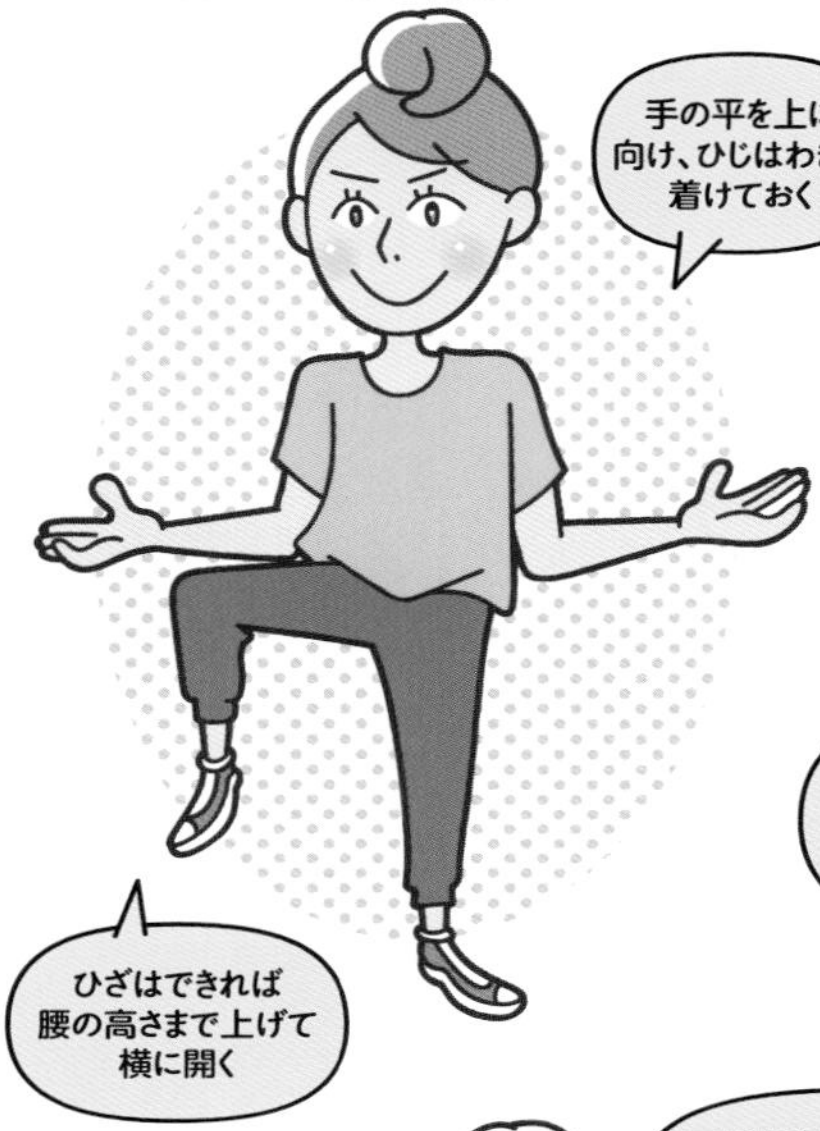
手の平を上に
向け、ひじはわきに
着けておく
ひざはできれば
腰の高さまで上げて
横に開く

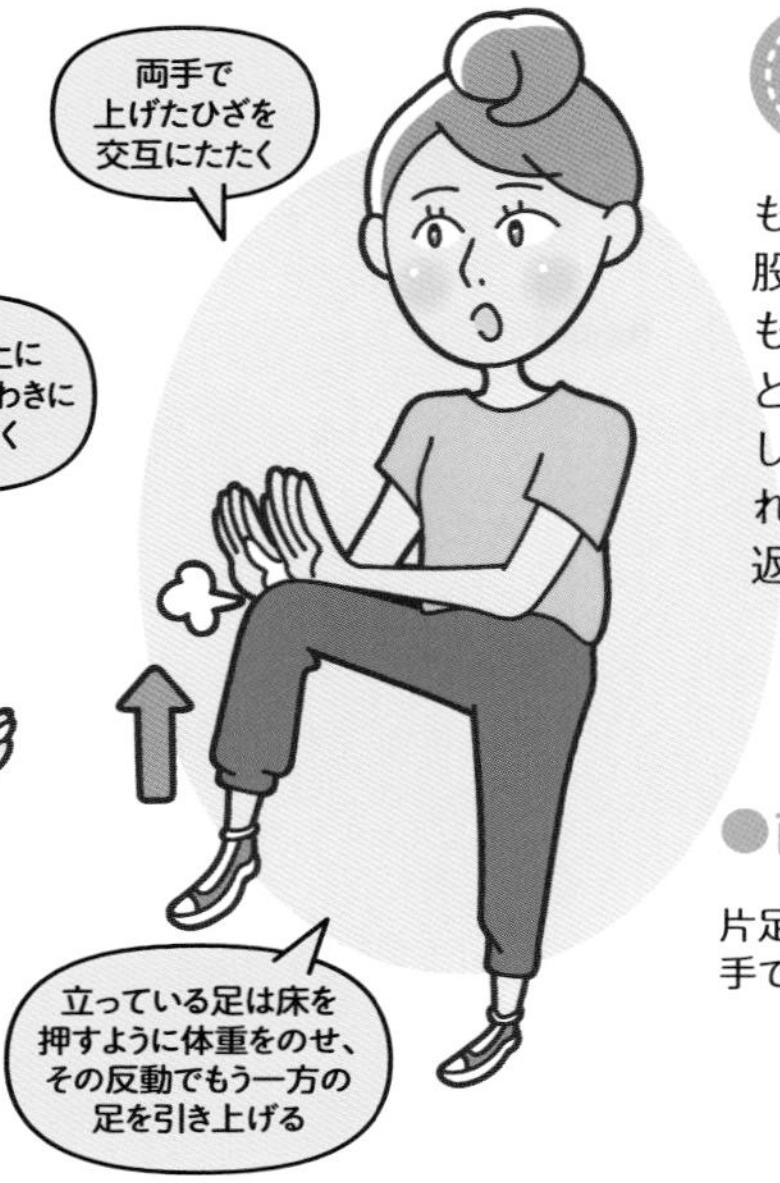
両手で
上げたひざを
交互にたたく
立っている足は床を
押すように体重をのせ、
その反動でもう一方の
足を引き上げる

●前上げパターン

片足ずつ交互にひざを前に上げ、両手で上げたひざをたたく。

音楽に乗って楽しもう

レッグカール

股関節ともものの前、うしろの筋肉を鍛えるエアロビクスの代表的なステップです。 大きく動いてくり返すと、効果的な有酸素運動になります。1の姿勢からスタートして2の足を交互に変えながらくり返します。

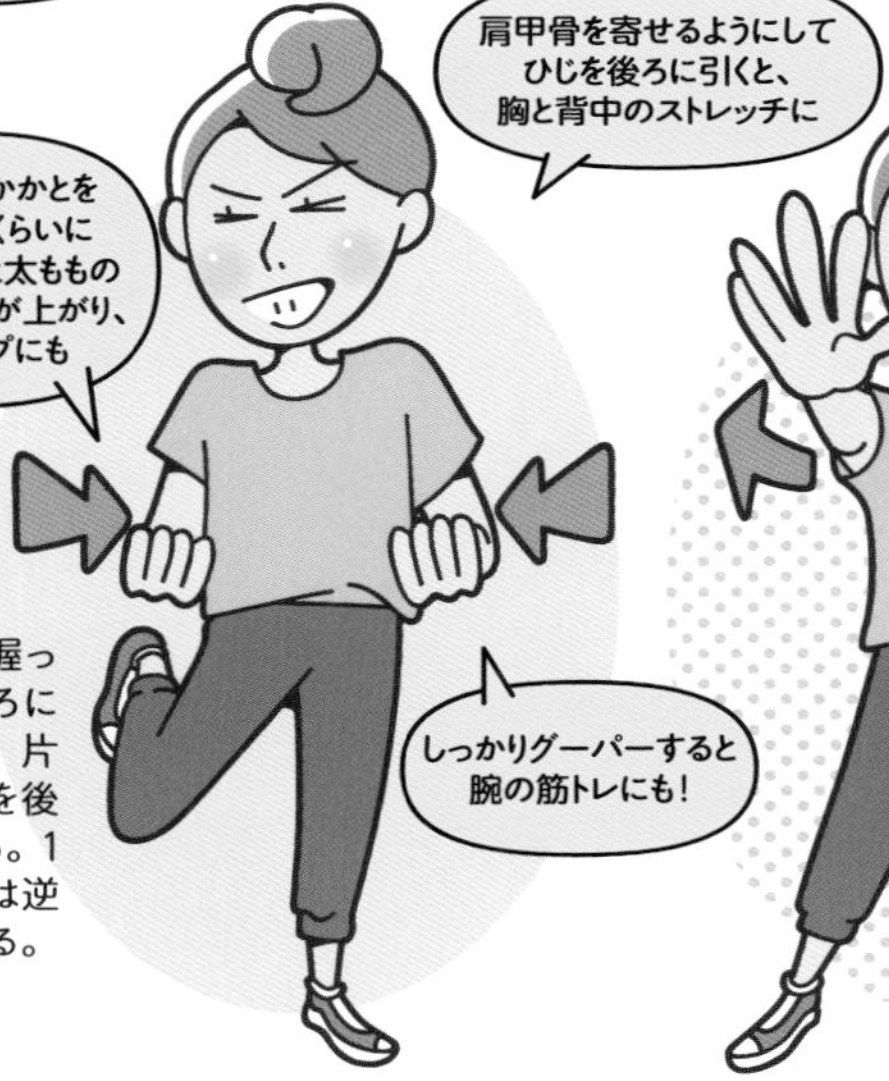
肩甲骨を寄せるようにして
ひじを後ろに引くと、
胸と背中のストレッチに
曲げた足のかかとを
おしりに着くくらいに
ひざを曲げると太ももの
ストレッチ効果が上がり、
ヒップアップにも
しっかりグーパーすると
腕の筋トレにも!

2 手をグーに握ってひじを後ろに引きながら、片足の太ももを後ろに曲げる。1に戻り、次は逆の足を曲げる。

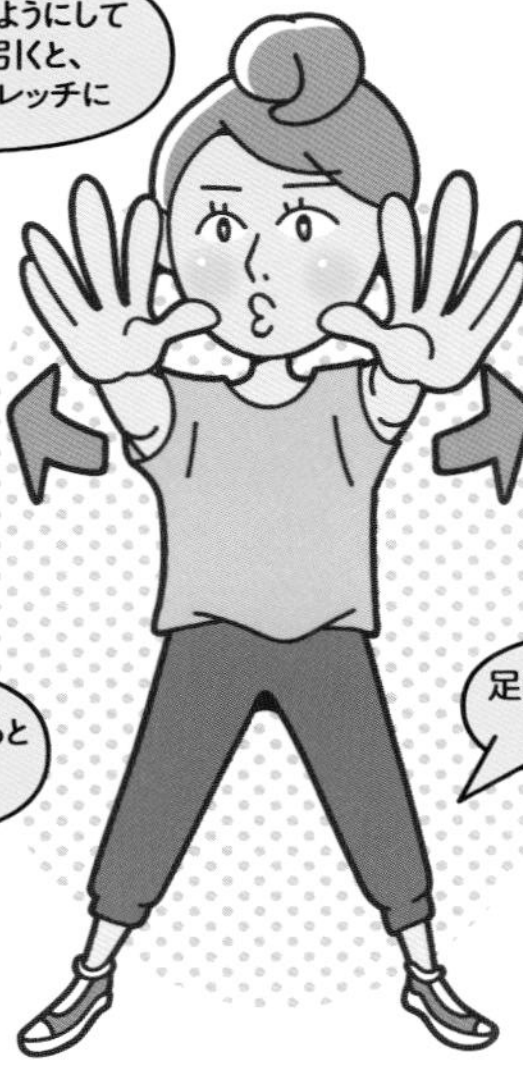
足は肩幅より広くするほうが
運動量が上がる

1 足は肩幅より広めに立ち、両腕を前に伸ばし、手の平をパーに開く。

おすすめは『365日の紙飛行機』

「おうちエアロ」で使う音楽は、エアロビクス用のＢＧＭに限らず、自分が踊りやすいと感じるものならなんでもＯＫです。 広瀬先生が主催するキャンサーフィットネス(102ページ)の教室でよく使うのは、『365日の紙飛行機』。 早すぎないテンポが初心者でも踊りやすいそうです。 まずは1曲(4分42秒)を目指しましょう。

消費エネルギーはどれくらい?

エアロビクスの運動強度は7.3メッツとされますが、基本ステップだと5メッツくらい。 5〜6分やっては一休みして、合計30分を目指しましょう。30分で125kcal※、1時間では250kcal、消費できる計算です。

※体重50kgの人の場合。

忙しくても
できる!

「ながら運動」で筋トレ&ストレッチ

同じ動作でも、ひと工夫で運動量をプラスできる

通勤、買い物など日常生活の中でも少し工夫することで、筋肉トレーニングやストレッチができます。

ここに紹介したのはほんの一例です。いろいろと試しているうちに、「アッ！こうすればもっと筋肉が動く」「腕が引きしまる」「お腹がへこむ」など、気づけるようになります。

それらの「ながら運動」を生活の中でとり入れていけば、あなただけのオリジナル運動メニューができます。

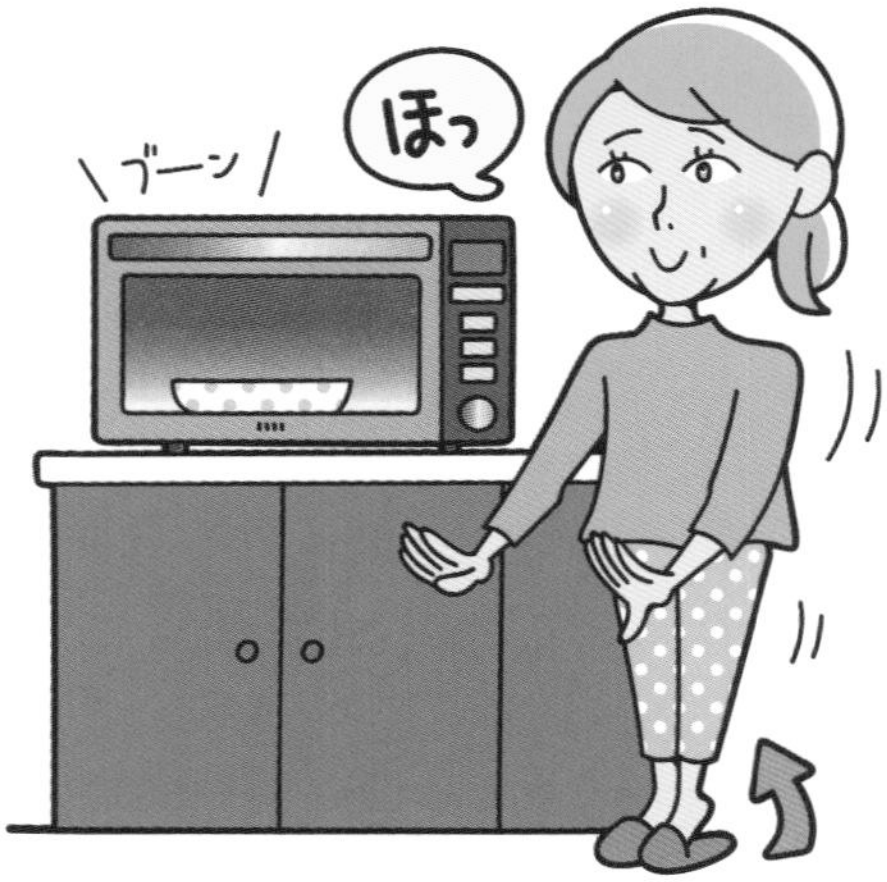

料理

待ち時間にかかと落としでふくらはぎ筋トレ

お湯が沸く間、電子レンジの加熱時間など、数十秒から数分の待ち時間は、つま先立ちをしてかかとを上下しましょう。ふくらはぎのポンプ運動になって血流やリンパの流れを促すうえ、骨に刺激を与えるので骨《こつ》粗《そ》鬆症《しょうしょう》の予防にもなります。

掃除機がけ

腕を大きく動かしてストレッチ

掃除機のアームを持つ腕を後ろに大きく引き、ヘッドを前に動かすときは、肩から腕を大きく前に押し出すようにしてできるだけ遠くまで届かせましょう。これをくり返せば、肩甲骨の筋トレと背中のストレッチが同時にできます。

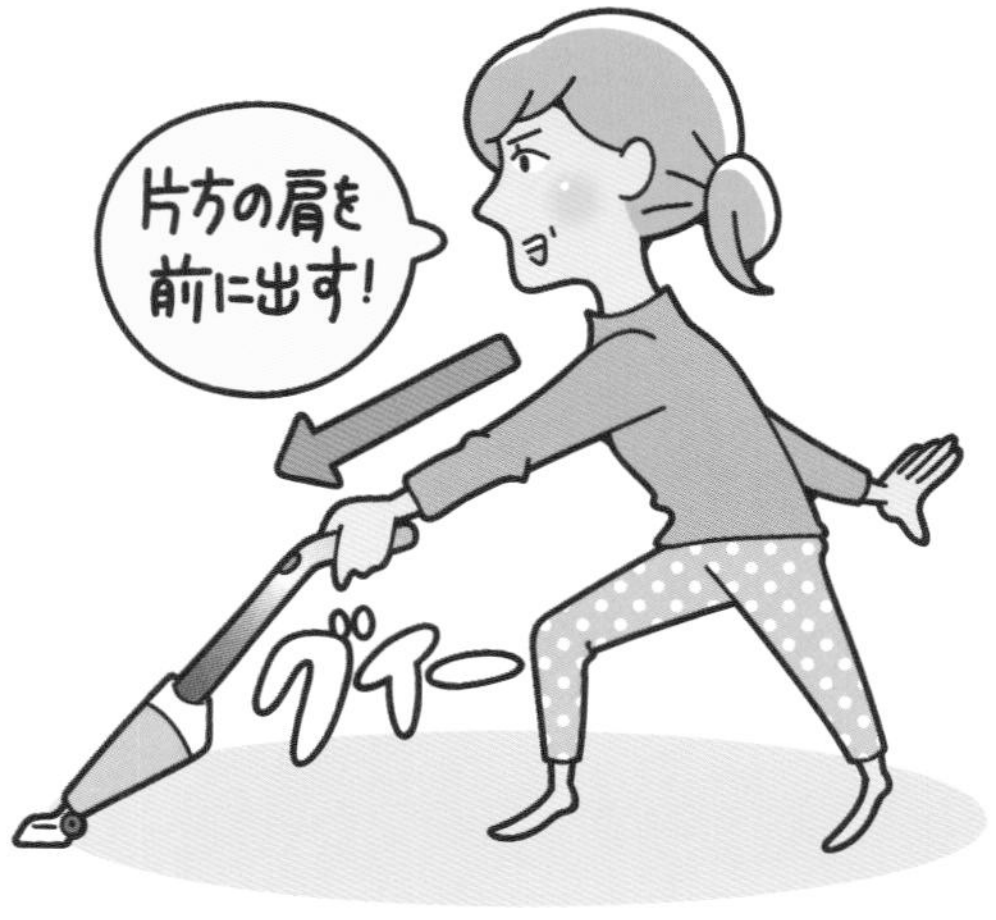

買い物

両手に荷物を持って上腕筋トレ

買い物の帰りは、姿勢が片寄らないよう、荷物を両手に持ちましょう。 荷物を両手で持ち、両腕を体から少し離して軽く持ち上げながら歩くと、腕の筋肉トレーニングになります。ただし、かなり力を入れないと持ち上げられないような重い荷物は、リンパ浮腫のリスクになるのでタブーです(82ページ)。また、荷物を腕にかけて持つと、その部分のリンパの流れを妨げるのでNGです。

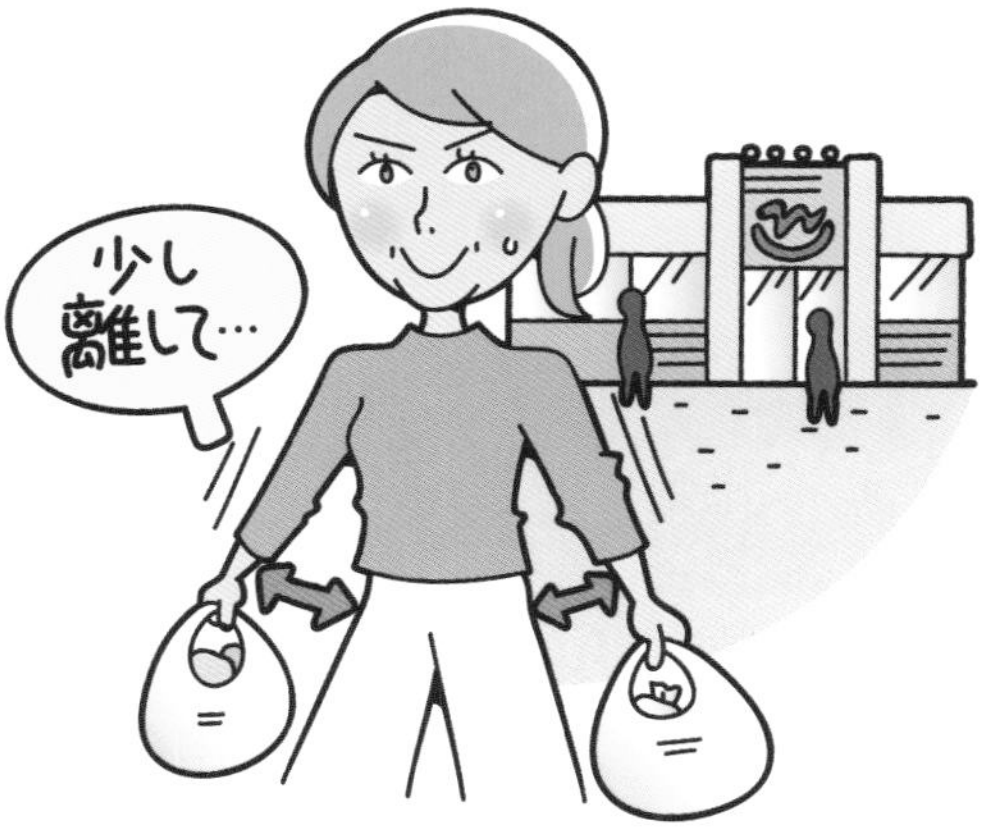

ふき掃除

高い所をふいて上半身ストレッチ

窓や戸棚、鏡などのふき掃除は、肩から背中、両腕が自然に伸びるので、ストレッチそのもの。リンパ浮腫の予防にも絶好です。ただ同じ姿勢でやりすぎると逆効果になるので、もの足りないくらいでやめることも大事です。

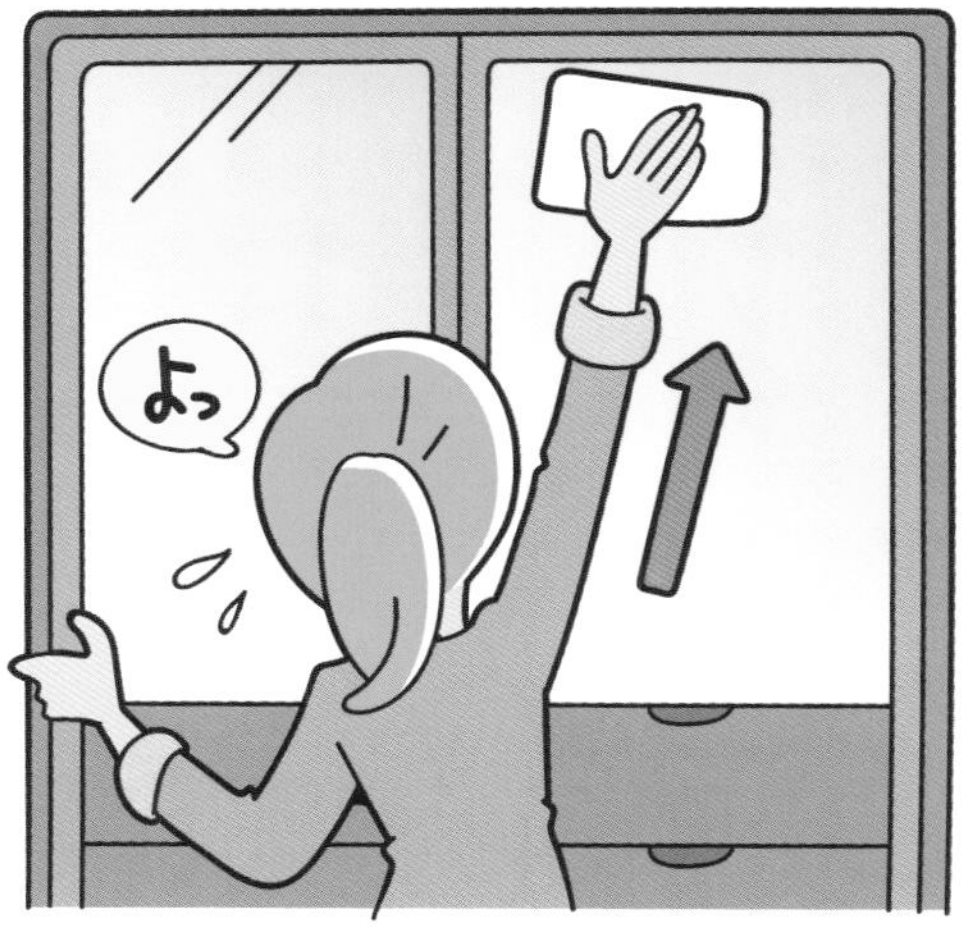

電車の中で

座ったら両足を閉じて内もも筋トレ

背筋を伸ばして座り、両足をひざからかかとまでぴったり閉じます。 息を吐きながら内ももをかたくして数秒、息を吸って力をゆるめることをくり返せば、内転筋も鍛えられ、尿もれ予防も期待できます。

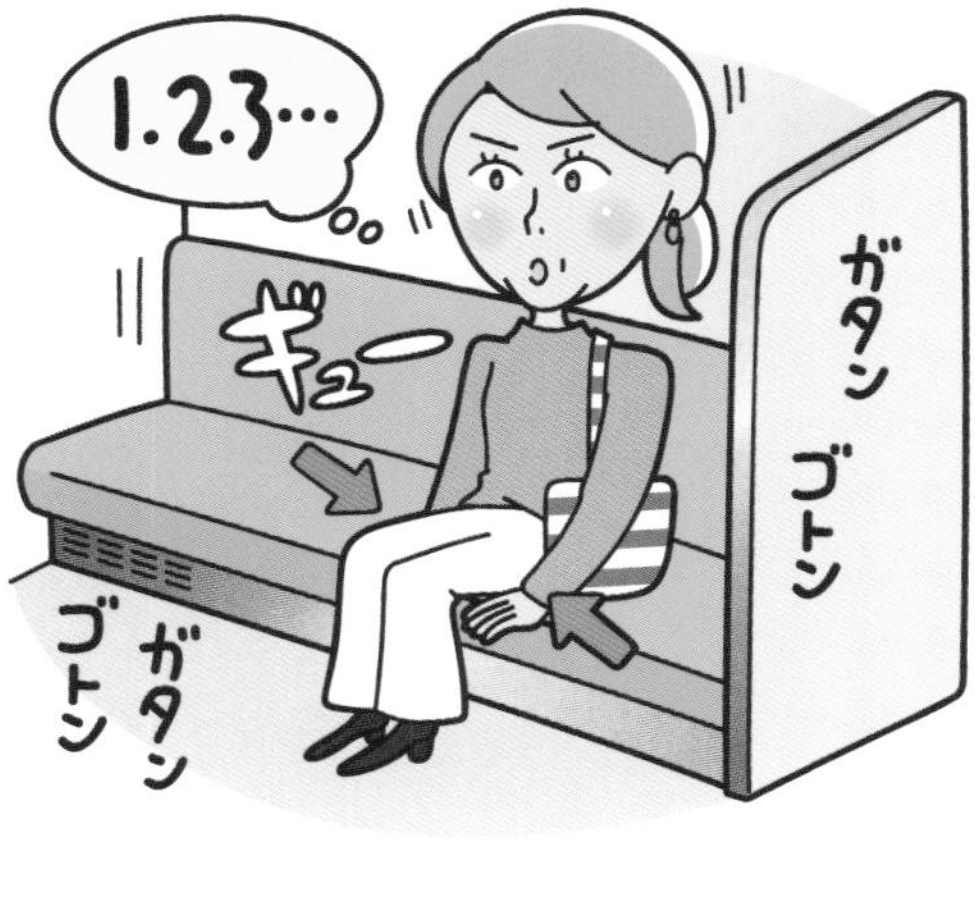

つり革を引っ張って体幹ストレッチ

つり革を片手で持って体を支えながら肩を下に引きます。 引きながらおなかをへこませ、背すじをまっすぐに保ち、息を吐きます。

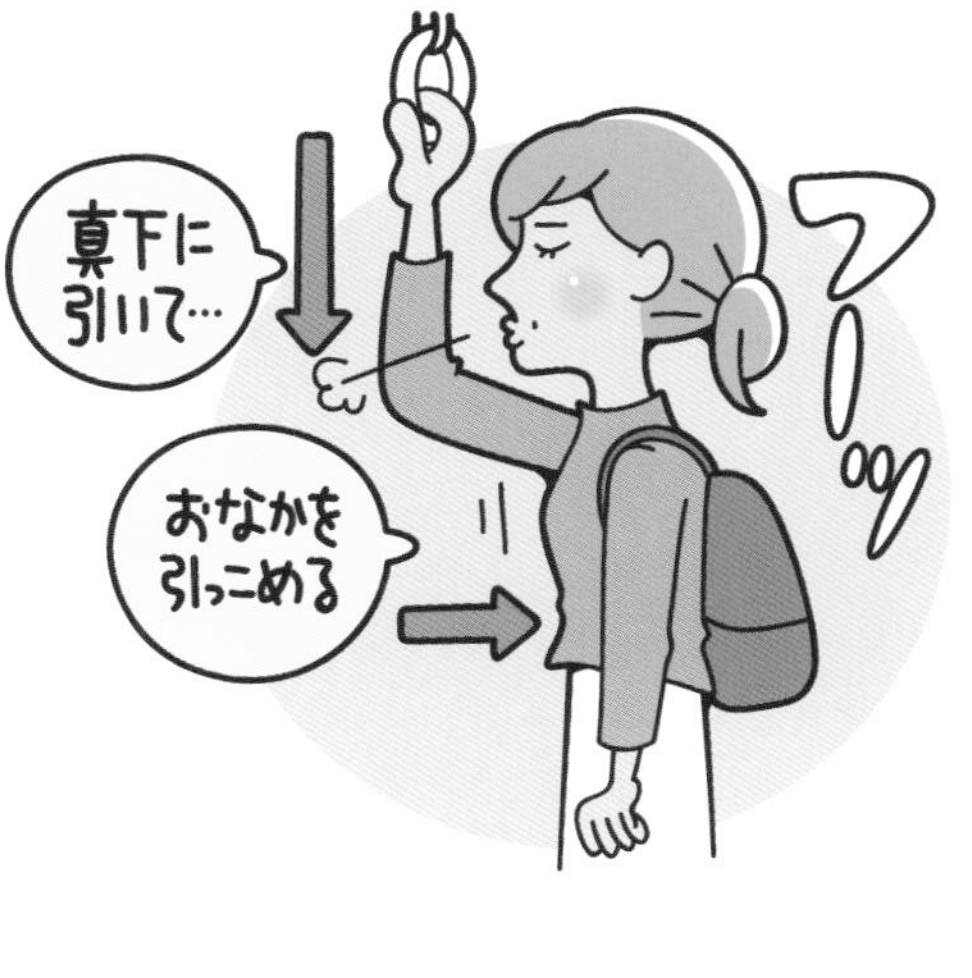

挫折しそうになったら

「動きたくない」を乗り越えるヒント

体調には問題がなくても、気分が乗らない、めんどうくさい……。そんな日が3日続いたら、このページを開いてください。

ヒントその❶「3秒の勇気」で踏み出そう!

運動をしたほうがいい、と思っていても、「今日は忙しい」「今日はだるい」等々、言い訳が先に立つ日があるかもしれません。

そんな日の合言葉は「1、2、3」。思い切って3秒だけ、外に出てみましょう。空を見上げて深呼吸をするだけでもOKです。もしちょっと歩いてみて、気分が乗ってきたらしめたもの。散歩に出ましょう。

そんな「3秒の勇気」を1日、2日と重ねていけば、だんだん体を動かせるようになっていきます。そうして1週間続けてみましょう。体を動かすことが習慣になってきますよ。

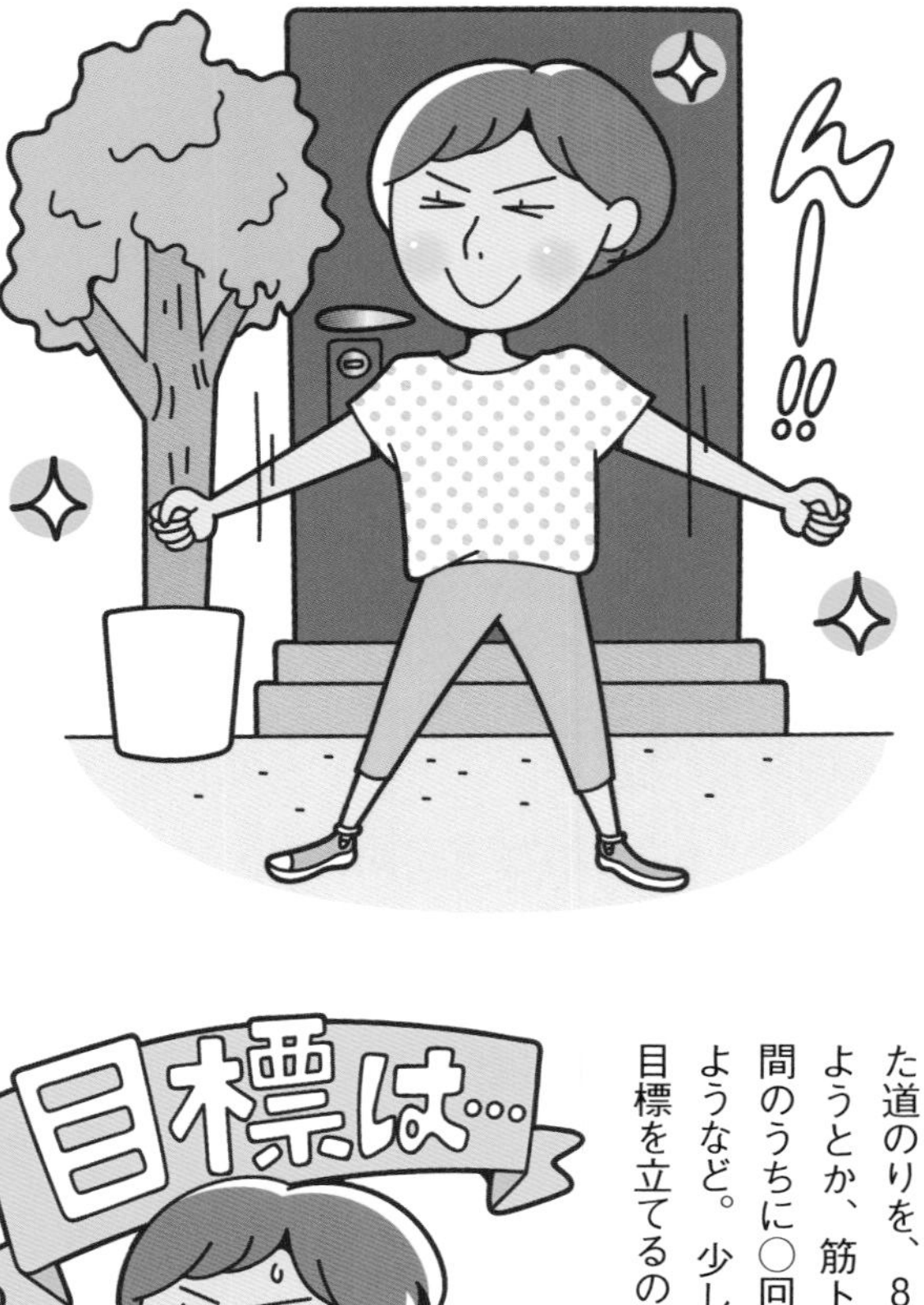

ヒントその❷ 週に1つ「小さな目標」を立てよう

1週間に1つ、小さな目標を立てましょう。これまで10分かかっていた道のりを、8分で歩けるようにしようとか、筋トレメニューを、1週間のうちに○回までできるようにしようなど。少し頑張ればできそうな目標を立てるのがコツです。

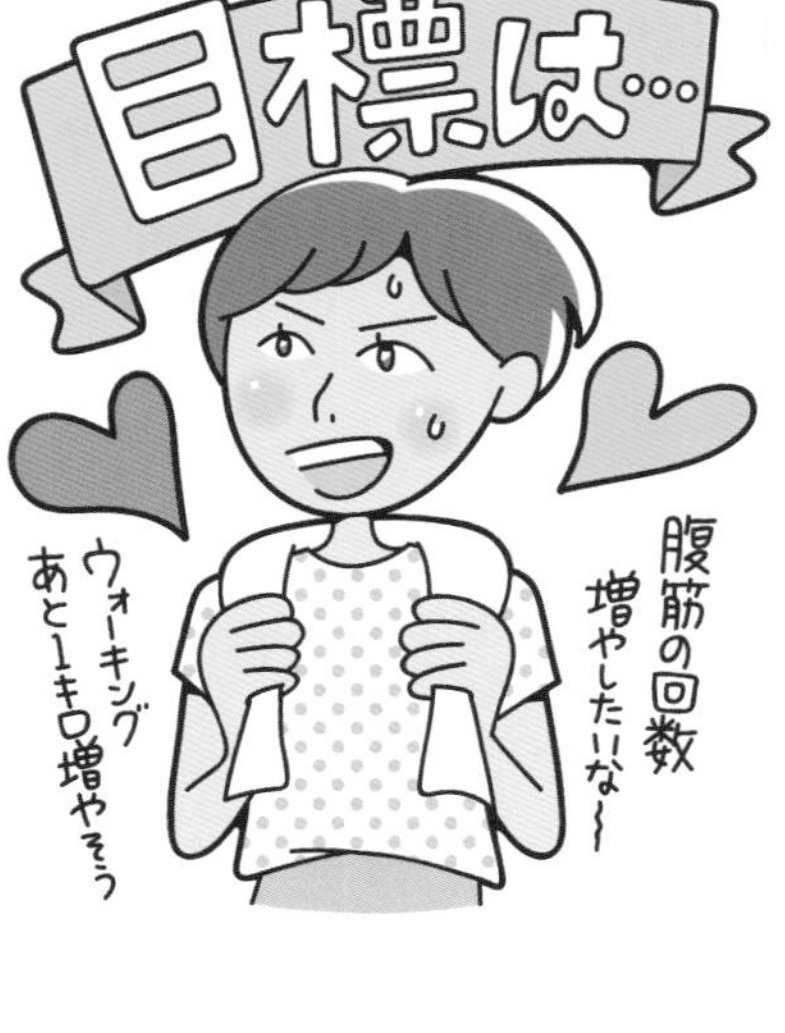

目標は…
腹筋の回数増やしたいな〜
ウォーキングあと1キロ増やそう

ヒントその❸ 仲間をつくろう

楽しいことはひとりでも楽しいけれど、慣れないことや苦手意識のあることは、仲間がいると助かるもの。いっしょに頑張ろうと励まし合ったり、教え合ったり。

仲間づくりのきっかけはさまざまでしょう。時間があれば、ジムやサークル、患者会などに参加してみるのもおすすめです。おもしろいことに、運動をいっしょにすると、初対面でもすぐに打ち解けて仲間意識ができやすいといわれています。

また、特別な所に通わなくても、近所をウォーキングしてあいさつを交わす人を見つけたり、職場で昼休みにストレッチする仲間をつくるのもよいでしょう。

そしてできれば、共通の小さな目標も立ててみましょう。いっしょにとり組めば、励ましながら達成もしやすくなるはずです。

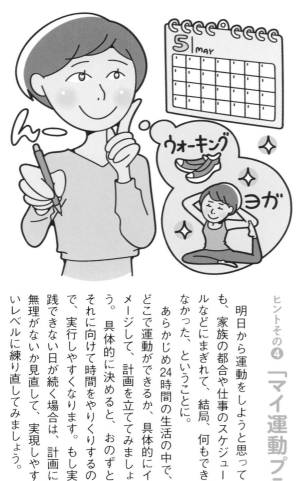

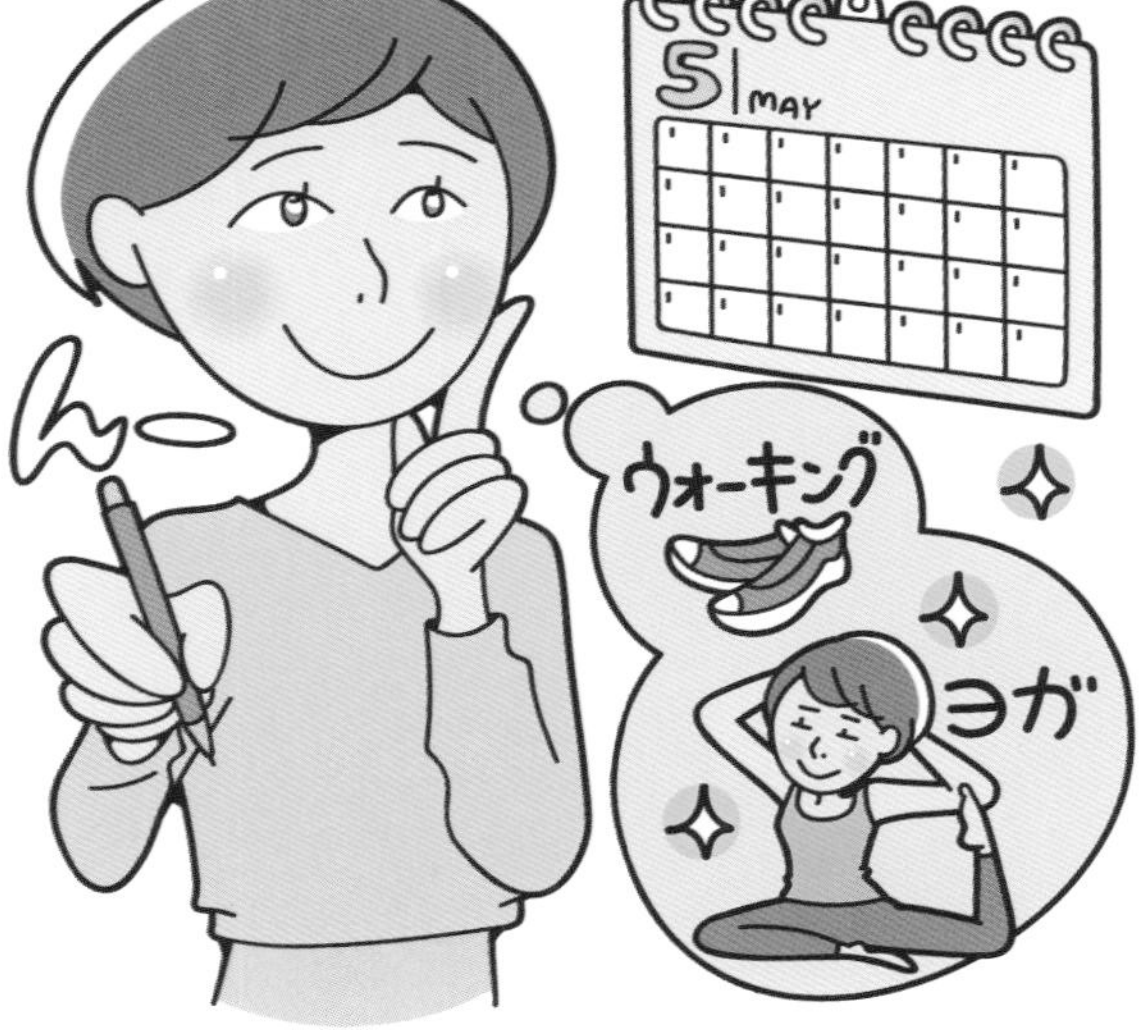

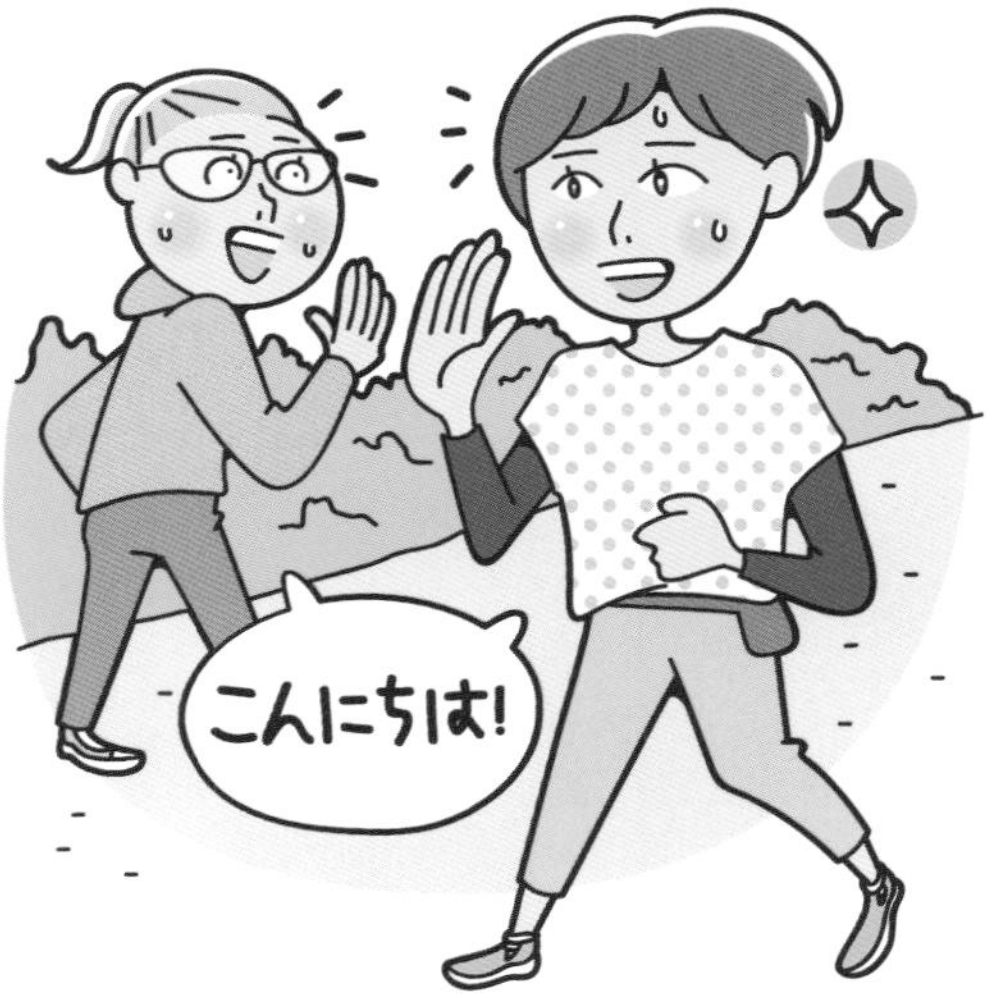

ヒントその❹「マイ運動プラン」を立てよう

明日から運動をしようと思っても、家族の都合や仕事のスケジュールなどにまぎれて、結局、何もできなかった、ということに。

あらかじめ24時間の生活の中で、どこで運動ができるか、具体的にイメージして、計画を立ててみましょう。具体的に決めると、おのずとそれに向けて時間をやりくりするので、実行しやすくなります。もし実践できない日が続く場合は、計画に無理がないか見直して、実現しやすいレベルに練り直してみましょう。

「マイ運動プラン」は、スケジュール帳など、つねに目に入るところに記入しましょう。また、紙に書いて、リビングに貼って家族に披露するのも効果的。「協力してね」の一言も添えましょう。

メールやSNSで親しい友人に宣言して応援してもらうのもよい方法です。

次のページではタイプの違う2人の「マイ運動プラン」をご紹介。参考にしながら、あなたに合ったプランを立ててみてください。

自分の生活に合う

「マイ運動プラン」を立ててみよう!

主婦Aさんは週に1回ジム通い、会社員のBさんは毎日、こま切れ時間に運動をしています。じつは1週間の運動量は同じくらい。さあ、あなたの運動プランはどんな戦略で行きますか?

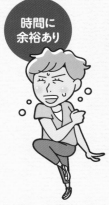

時間に余裕あり

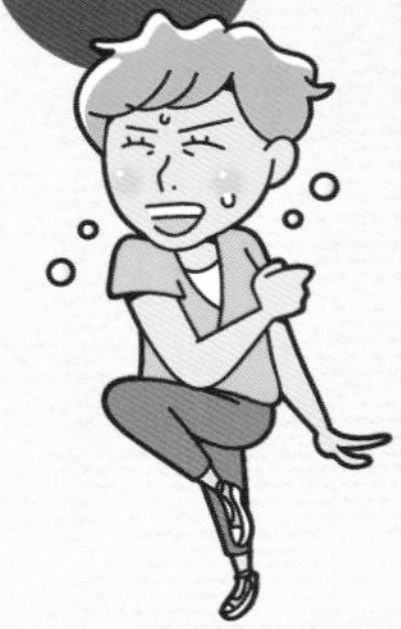

集中して運動派
Aさん(主婦)の場合

	時刻	運動内容	運動強度(メッツ)	時間
朝	9:00〜9:30	掃除をしながらストレッチや筋トレ	2.0〜3.0	30分
昼	14:00〜14:45	ジムでエアロビクス	7.3	45分
	14:45〜15:00	ジムでストレッチ	2.3	15分
夕	21:00〜21:30	筋トレ、ストレッチ	2.0〜3.0	30分

Aさんの1日の運動量[※1]=**約8.5メッツ・時**
消費エネルギー量[※2](体重50kg)=**425kcal**

check ジムに通うのは週に1回。他の日は、家で行う筋トレ・ストレッチのみなので、1日約3メッツ・時、消費エネルギー量150kcalくらい。

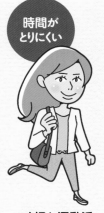

時間がとりにくい

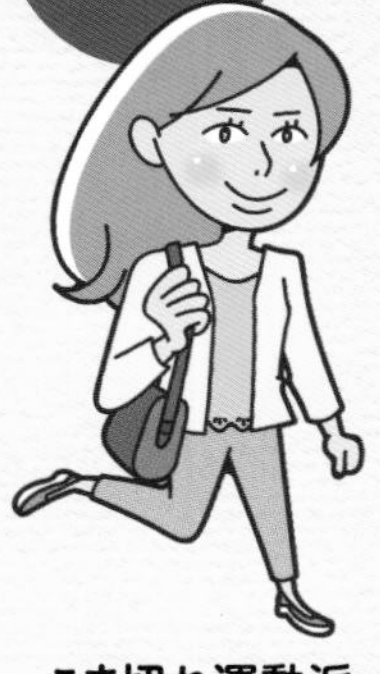

こま切れ運動派
Bさん(会社員)の場合

	時刻	運動内容	運動強度(メッツ)	時間
朝	8:00〜8:20	通勤で駅まで歩く	3.0	20分
	8:20〜8:30	電車でストレッチ・筋トレ	2.0	10分
夕	17:30〜17:50	通勤で駅まで歩く	3.0	20分
	19:00〜19:15	料理中にストレッチ	2.0	15分
	21:00〜21:15	おうちエアロ	5.0	15分
	22:00〜22:10	ストレッチ	2.0	10分

Bさんの1日の運動量[※1]=**約5.0メッツ・時**
消費エネルギー量[※2](体重50kg)=**250kcal**

check Aさんに比べて少ないものの、週5日間続ければ25メッツ時。休日に有酸素運動を加えれば、週に1回ジムに通うAさんの運動量と変わらない。

※1運動強度は85ページの「日常生活の中の活動と運動の強度」の表を参照。運動時間に応じた運動量は<メッツ×運動時間 (分)÷60 分>で算出。
※2消費エネルギーは運動量「メッツ・時」に体重 (kg)を乗じて算出。3.0メッツの運動を50kgの人が30 分行うと、<3.0メッツ×30 分÷60 分×50kg>で、75kcalとなる。

骨を強くする運動&ケア

ホルモン治療の後遺症の1つに骨量が年齢以上に少なくなる骨《こつ》粗《そ》鬆症《しょうしょう》があります。 食事や運動などを心がけることで、 骨質や骨量を高め、 じょうぶな骨を作ることができます。

生活

規則正しい生活を送り、睡眠を十分にとりましょう。 睡眠中に分泌される成長ホルモンが骨形成を促します。

手軽にできるおすすめ運動
エアなわ跳び

なわ跳びのなわを使わずに、なわ跳びと同様にジャンプします。なわが引っかかるストレスもなく、気軽にできます(ただし、意外に音が出るので、マンションなら屋外のほうが安心)。 二重跳び、クロス跳びなど、むずかしい跳び方ができるのもエアなわ跳びならでは。

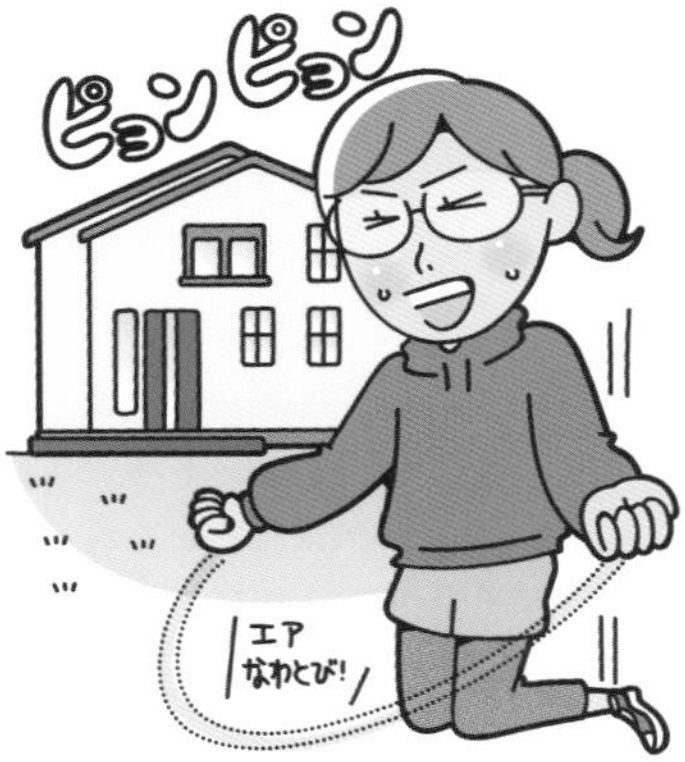

食事

じょうぶな骨を作るためには、多くの栄養素が必要で、そのためには「バランスのよい食事」がまず基本です。そのうえで、骨の材料になるカルシウムや、カルシウムの吸収、骨への沈着を助けるビタミンK・Dを意識してとるとよいでしょう。

カルシウムは、牛乳・乳製品、小魚、大豆製品、青菜などに多く含まれます。ビタミンKは葉野菜や納豆など、ビタミンDは魚やきのこなどに多く含まれます。

運動

骨形成を促す運動も重要です。 骨に適度な力がかかると、骨を作る力が活性化することがわかっています。

おすすめなのは、エアロビクスのように足を持ち上げる運動です。なわ跳びなどのジャンプする運動はさらに効果があります。なわを使わない「エアなわ跳び」なら、大人も気軽にできます。

7つのサポートプログラム

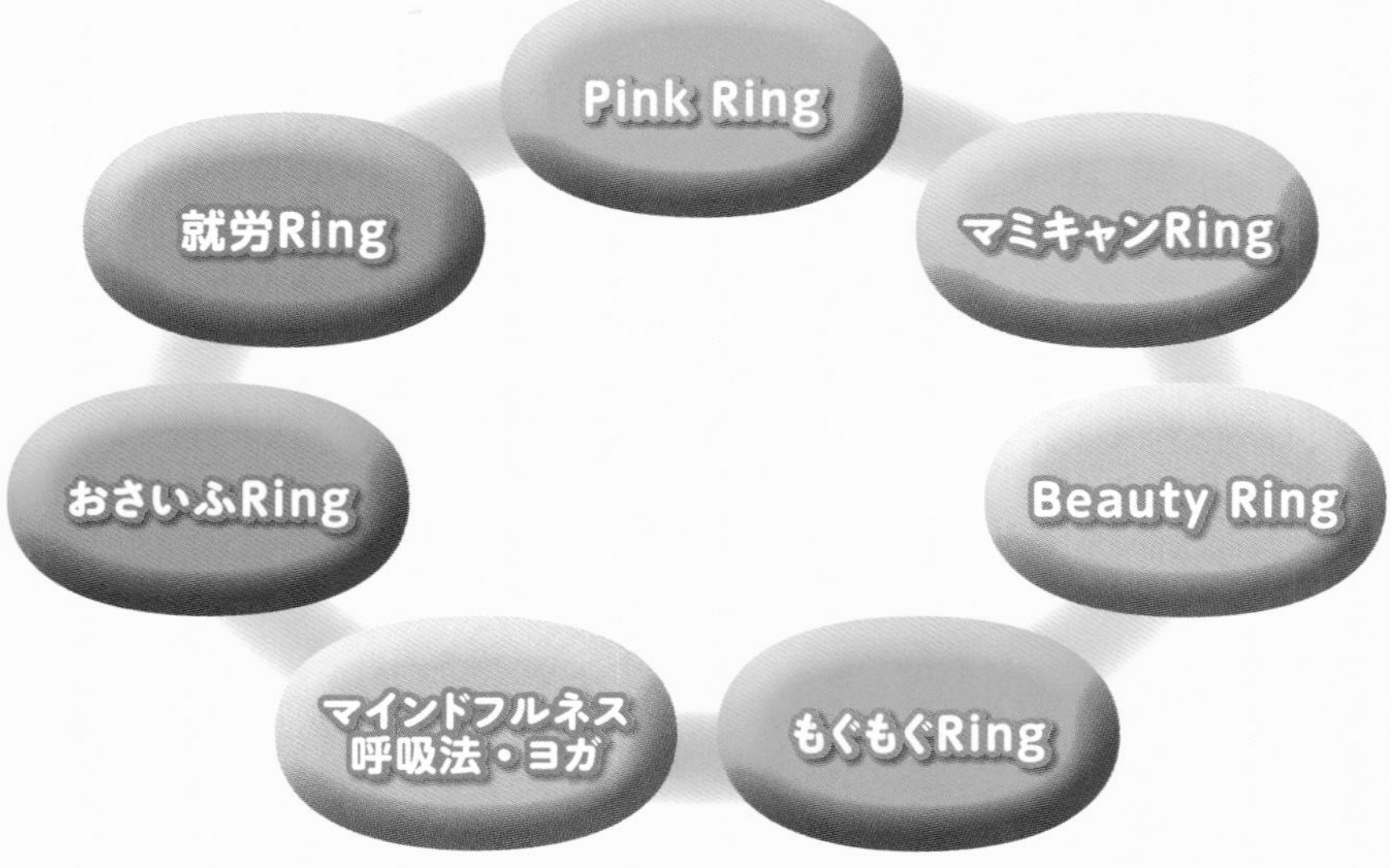
Pink Ring
マミキャンRing
Beauty Ring
もぐもぐRing
マインドフルネス
呼吸法・ヨガ
おさいふRing
就労Ring

「仕事」「お金」「美容」など患者さんの悩みをサポート 聖路加国際病院

聖路加国際病院ブレストセンターでは、シェイプアップRing（22ページ）をはじめ、がん患者さんを支えるサポートプログラムを展開しています。2010年にスタートした若年性乳がん患者さんに向けた「PinkRing」を皮切りに、その後、次々と新しいプログラムが誕生しています。

「プログラム名の〝Ring〟には、〝患者さんを支えるため、皆がつながり、聖路加ブレストセンターの愛を社会につなぐ〟という想いが込められています」と、センター長を務める山内英子先生。

これらプログラムの案内役を担っているのは、聖路加国際病院の「がん相談支援センター」です。同センターでは、相談内容に応じて各医療者や専門家へつなぐ体制を整えており、必要に応じてサポートプログラムを紹介し、参加受けつけも行っています。

「テーマによっては院外の患者さんも参加できるものもあります。興味を持つプログラムがあれば気軽に尋ねてください」と、相談員を務める看護師の橋本久美子さん。電話相談も行っています。

全国のがん診療連携拠点病院でも、こうした患者さんのサポートプログラムを行っているところもあります。最寄りの施設のがん相談支援センターに問い合わせてみましょう。

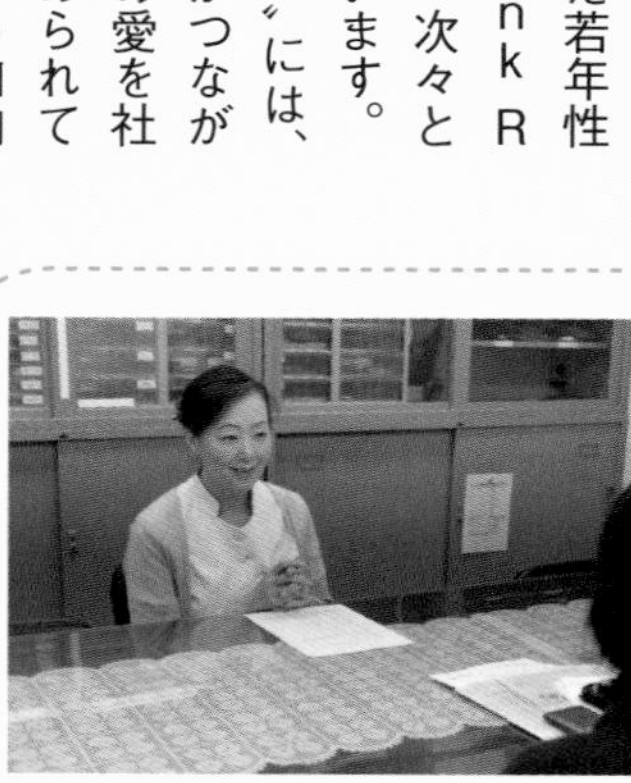

「どこに相談してよいかわからないときこそ、相談支援センターを活用してください」と橋本さん。

がん相談支援センター

がん相談支援センターは、全国のがん診察連携拠点病院、地域がん診療病院、小児がん拠点病院に設置されているがんに関する相談窓口。だれでも無料で利用することができ、国が指定した研修を修了した相談員が対応している。

「聖路加国際病院　相談支援センター　がん相談支援室」の電話相談窓口
☎03-5550-7098　対応時間:9:00～16:30（月～金・祝日を除く）

患者さんが「自分らしく生きる」ためにさまざまな専門家がサポートします。

Pink Ring

35歳以下で発症した若年性乳がんの患者さんのグループ療法としてスタートし、2015年より「若年性乳がん体験者のための患者支援団体」として独立。 情報発信、コミュニティの提供、研究支援・研究活動を3つの柱に、乳がん体験者と医療者が協働で運営・活動している。

就労Ring

がんの治療と仕事を両立するために制度やキャリアなど有益な情報をグループで学習する3回で1コースのサポートプログラム。 看護師、ソーシャルワーカー、社会保険労務士、産業カウンセラー、ハロワーク相談員らがサポートする。 院外患者さんも参加可能。

マミキャンRing

子育て中のがん患者さん(妊婦さんも含む)のためのサポートプログラム。「育児と治療」のための専門の医師やスタッフの講演会や、栄養士による「体がつらいときの家族のごはん」等の講習会などのあとに、茶話会を開き、仲間と悩みや心配事を語り合う。

おさいふRing

がんの治療とお金についてグループで学習し、人生プランを考えるプログラム。 看護師、ファイナンシャルプランナー、社会保険労務士がサポートする。2回で1コース。 院外患者さんも参加可能。

Beauty Ring

がん治療に伴う外見の変化に対するソーシャル・ビューティーケアを学ぶ。 少人数グループに分かれて、ウィッグ選び、頭皮ケア、スキンケア、メイクのレクチャーと実技指導が受けられる。 講師は美容師、ネイリスト、美容ジャーナリストなど。 全3回だが、1回のみ受講、同じ回の再度受講が可能。

マインドフルネス呼吸法・ヨガ※

患者さんのためのリフレッシュプログラム。グループ療法によってマインドフルネス呼吸法とヨガの効果が確認されたため、名称をメディカルヨガインストラクターの看護師が中心となり活動している。

※「リフレRing」から2020年より名称変更

もぐもぐRing※

運動、栄養指導、気持ちの持ち方を学ぶグループコーチングによって体重コントロールの基本を学ぶプログラム。2020年度は、春に通院患者を対象に開講し、様子を見て院外の患者さんも参加できる講座を検討する予定。

※「シェイプアップRing」から2019年より名称変更

ひとりで悩まないで

がんサバイバーが創設し、運動を通して術後のサポート！キャンサーフィットネス

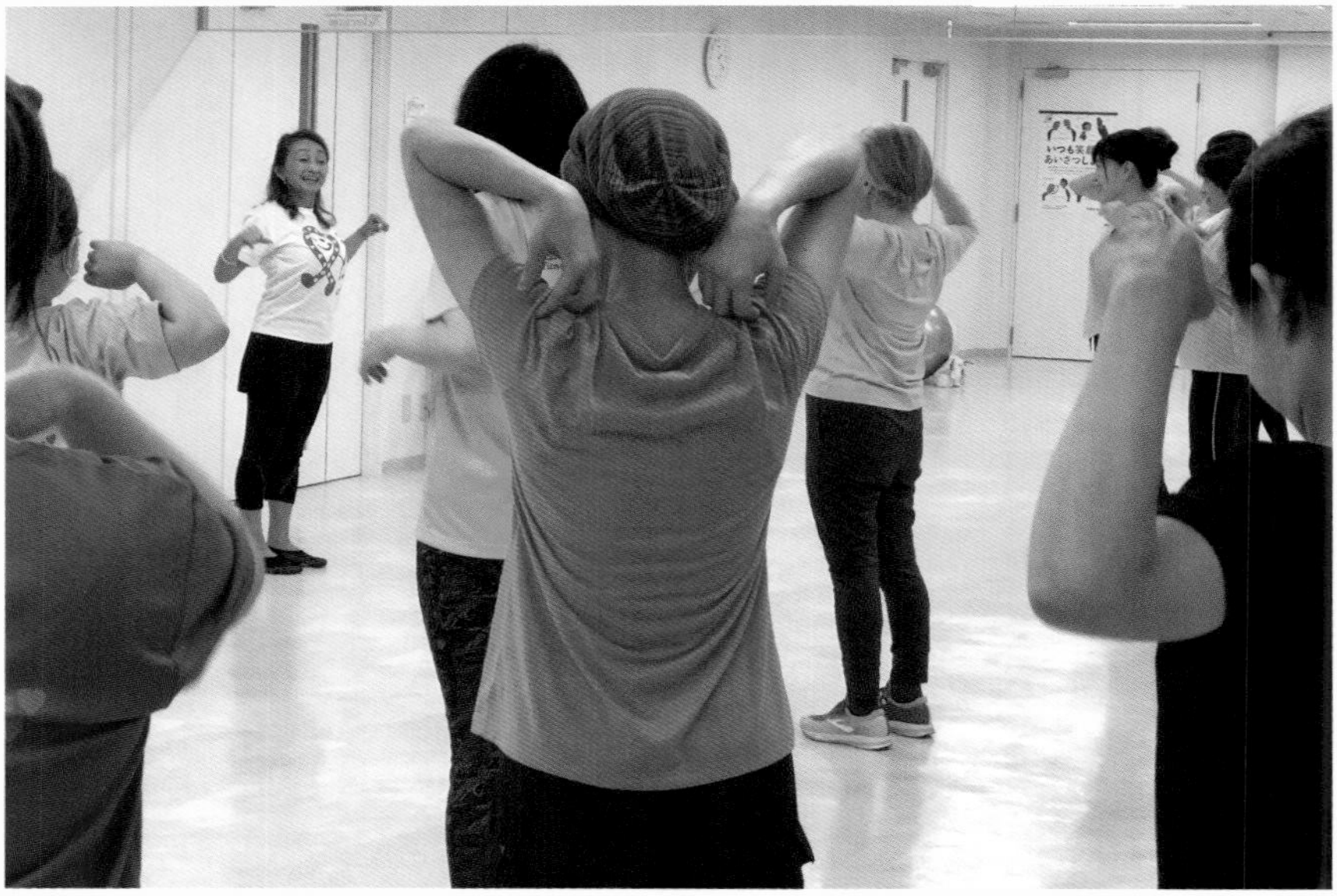

運動教室で指導中の広瀬さん。リンパ浮腫のためのエクササイズも、自らの体験も含めて指導している。

「キャンサーフィットネス」は、がん患者さんのQOL向上を目指してヘルスケアをサポートする、一般社団法人です。

　創設者は本書で運動メニューの監修をしていただいた広瀬真奈美さん。45歳で受けた乳がん治療の後遺症に悩まされていたときに、海外の雑誌の記事で「がん患者さんの運動療法」を見て、リハビリテーションの必要性を実感。化学療法中にフィットネス・インストラクターの資格を習得し、治療終了後渡米。がん患者の運動療法を指導する「Moving For Life」で学び、帰国後に「乳がんフィットネスの会」を立ち上げたのです。

　その後、がんリハビリテーションの重要性が医療者の間でも注目されるようになり、広瀬さんも乳がん以外のがん患者にも体力づくりの支援が必要だと、キャンサーフィットネスを創設。2014年には、聖路加国際病院ブレストセンター主宰の「シェイプアップRing」（22ページ）にも運動指導で協力しました。

　近年は、「減量と栄養」、「リンパ浮腫」「ストレスケア」など、患者さんたちの要望を受けて、さまざまなテーマの講座を立ち上げています。

　いずれも会員制で有料であり、開催場所が限られますが、がん治療後の健康管理が、専門家の指導によりエビデンスのある知識と方法として学べる貴重な場となっています。また、認定インストラクター養成コースもあり、がんサバイバーが活躍しています。

　「がんサバイバーの方は、私自身がそうだったように、後遺症で苦しんだり、再発の不安をかかえたりしているかもしれません。でも、体を動かすと不思議なほど、命のパワーが目覚めて心が動き出します。そうして毎日を元気に充実して生きていくためのセルフケアを、患者さんと医療者をつなぐプラットフォームとして、いっしょに考え、伝えていきたいと願っています」

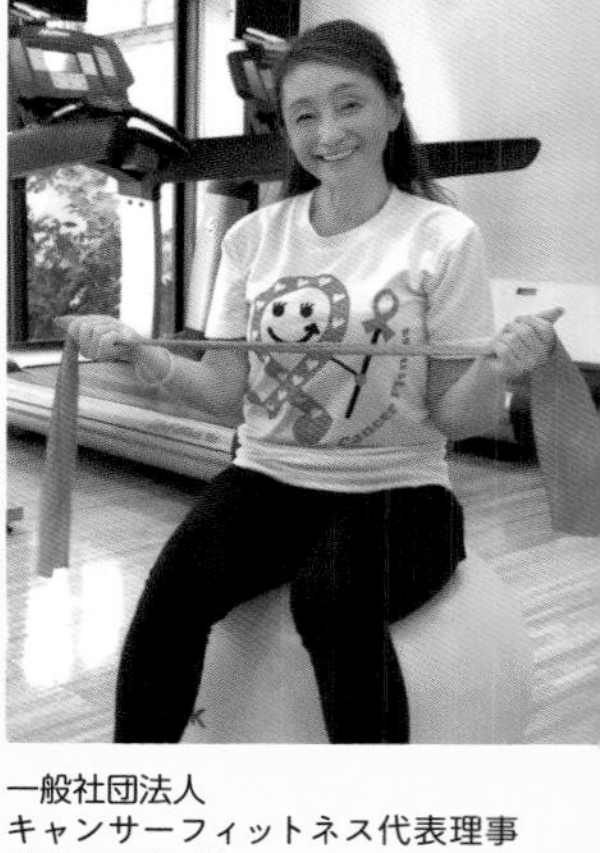

一般社団法人
キャンサーフィットネス代表理事
広瀬真奈美さん
MFL認定インストラクター

キャンサーフィットネスの活動

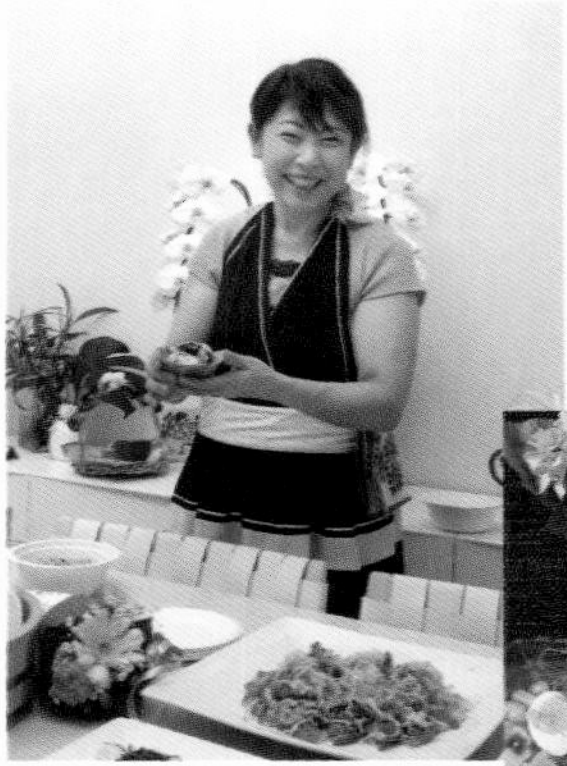

料理を指導する渡辺さん。

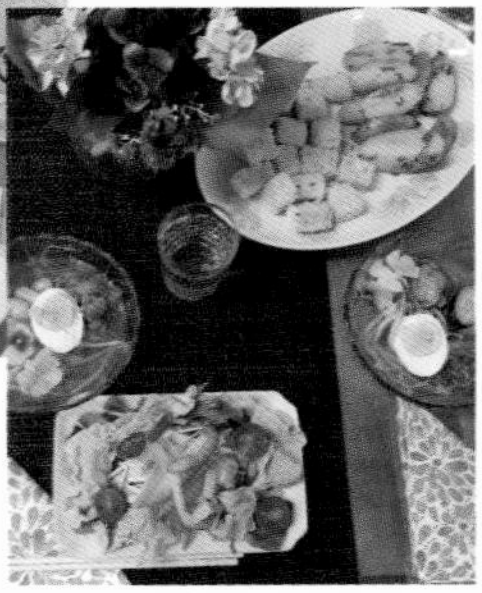

「ダイエット料理は、盛りつけやテーブルコーディネイトのちょっとした工夫で楽しくなる」という渡辺さんの思いがこもったメニュー。

栄養と減量の勉強会

乳がんに限らず、がんの治療による副作用で体重が増えてしまった患者さんを対象に、健康を害さずに減量するための生活習慣を改善する方法を5回1コースとして学ぶ。栄養学に基づく減量のポイントを教えるのは聖路加国際病院管理栄養士松元紀子先生、料理は本書の料理を考案してくれた「がん患者のための簡単お料理教室」を主宰する渡辺律子さん。

がんサバイバーの運動教室

がん術後、運動を控えていた患者さんを対象とした「運動入門クラス」は定期的に開催。そのほか、「リンパ浮腫ケアエクササイズ」「ヨガピラティス」「体力づくり」「ウォーキング」と多彩なプログラムがある。運動に慣れた患者さんによる「チアダンス教室」も！

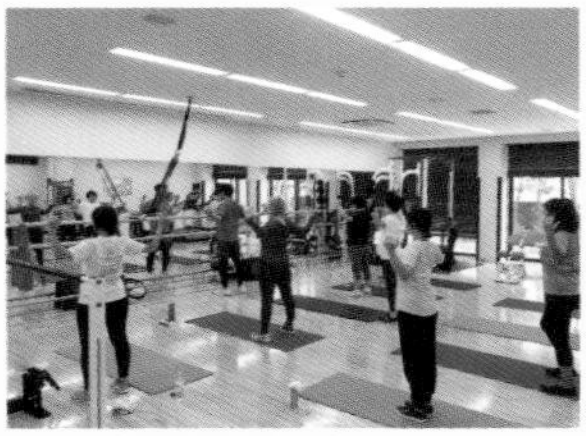

運動入門クラス

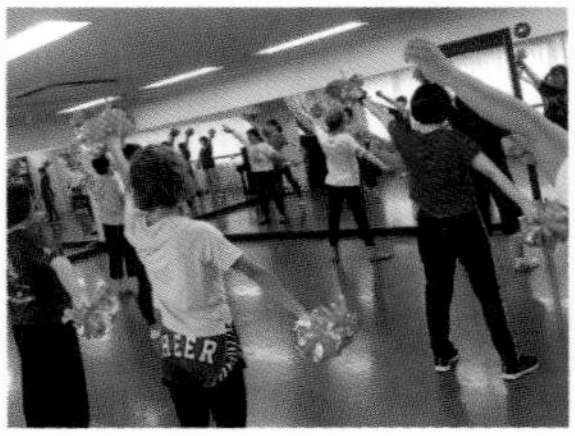

キャンサーチア教室

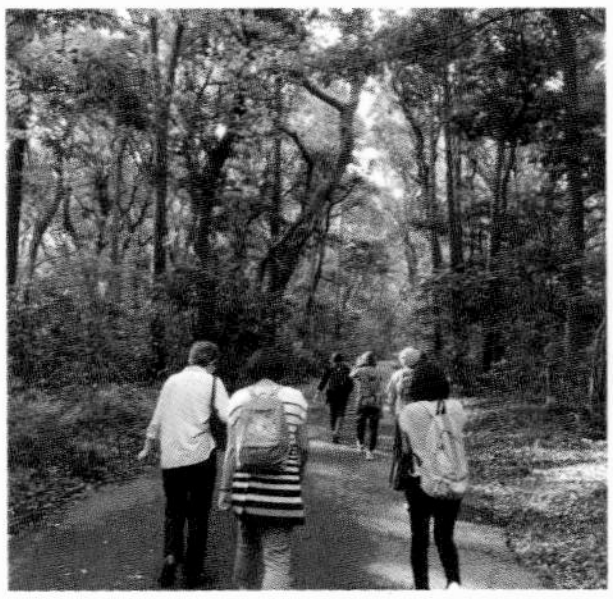

ウォーキング教室

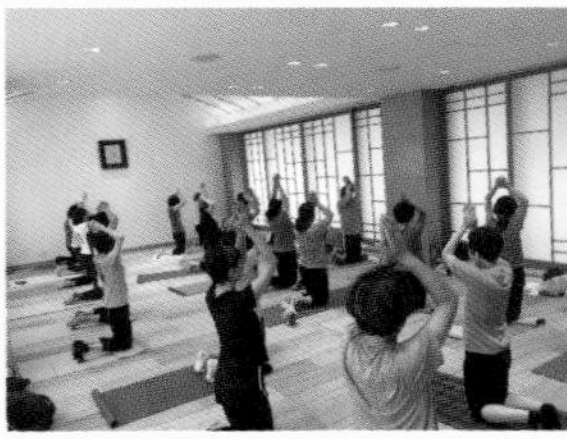

キャンサーヨガピラティス教室

ヘルスケアアカデミー「リンパ浮腫患者スクール」

ヘルスケアアカデミーはがん患者さんの心と体の健康づくりに必要な知識と実践を各分野の専門家から学ぶ講座。2020年度はこれらに加えて、「リンパ浮腫患者スクール」全20講座を1年間にわたって開催。

「リンパ浮腫は、積極的な治療を行っている医療機関が限られ、治療を受けたとしてもその後もセルフケアが欠かせません。そこで、医療者向けの『新リンパ浮腫研修』を患者が学ぶことができないだろうかと考えたのです。キャンサーフィットネス顧問の慶應義塾大学医学部リハビリテーション医学教室准教授の辻哲也先生に監修していただき、専門の先生がたに講師をお願いしました」（広瀬さん）

問い合わせ先

一般社団法人
キャンサーフィットネス
http://cancerfitness.jp
各教室のお問合せ、申し込みは、公式ホームページにて行っています。

乳がんの情報サイト

**インターネットは医療情報の収集や、患者同士の情報交換ができる便利なツールです。
膨大な情報に迷わないよう、正しい知識や役立つ情報が得られるサイトをご紹介します**

医療情報について

国立がん研究センター「がん情報サービス」

https://ganjoho.jp

国立がん研究センターがん対策情報センターが運営。がんの基本知識からがん種別の詳細な医療解説、検査や治療方法の解説、がん療養生活の支援制度の紹介、がん診療連携拠点病院、緩和ケア病棟の検索もでき、がんの闘病に関する基本的な情報がそろっている。センターが発行しているがん種別の冊子や資料はすべて印刷でき、音訳・点訳資料もある。電話による相談も可能（がん情報サービスサポートセンター☎0570-02-3410）。

一般社団法人 日本乳癌学会

https://jbcs.gr.jp

「市民の皆様向け乳癌学会ホームページ」のサイトにある「患者さんのための乳がん診療ガイドライン」は、学会が医療者の診療指針としてまとめる「乳癌診療ガイドライン」をベースに、患者やその家族を対象に、医療者と患者さんが作成したもの。Q&A形式なのでほしい情報を見つけやすく、専門用語も少なくわかりやすい。さらに患者さんからの質問をまとめた「質問集」、「専門医、認定・関連施設一覧」が閲覧できる。

ピアサポートについて

認定NPO法人 ささえあい医療人権センター COML(コムル)

https://www.coml.gr.jp

患者が主体的に医療に参加することを目指して1990年に発足した団体。会報誌の発行、電話相談、賢い患者になるための「患者塾」なども開講。

NPO法人 がんのママをささえ隊ネットワーク ETERNAL BRIDGE

http://www.sasaetai.or.jp

がん闘病中の母親とその子どもたちを支えようとがん経験者や医師が立ち上げた団体。がん体験者や育児支援スペシャリストによるお話の会、母親の交流会、子どもの遊びの会などを開催。

NPO法人 わたしのがんnet

http://www.my-cancer.net

年に1回、がん当事者が医療者と共に登壇するシンポジウムを開催し、ウェブサイトでも公開。がん当事者が発信するドキュメンタリー動画「がんと生きる日々」、全国のがん当事者から寄せられたエッセイ「届けよう！がん一万人の声」も掲載。また、がん闘病記7000冊を納めた図書館を静岡県伊豆高原に創設。サイト上でも紹介している。

栄養成分値一覧

- 『日本食品成分表2015年版（七訂）』（文部科学省）に基づいて算出しています。
- 同書に記載のない食品は、それに近い食品（代用品）で算出しました。
- 料理については1人分、1回分あたりの成分値です。
- 計量カップ・スプーンで計った調味料等の重量については、「標準計量カップ・スプーンによる重量表(2017年1月改訂)」（女子栄養大学）に準じています。
- 数値の合計の多少の相違は、計算上の端数処理によるものです。
- ビタミンA（レチノール活性当量）、ビタミンE（α-トコフェロール）です。

掲載ページ	料理名	エネルギー(kcal)	たんぱく質(g)	脂質(g)	炭水化物(g)	食物繊維総量(g)	カルシウム(mg)	鉄(mg)	ビタミンA(μg)	ビタミンE(mg)	ビタミンC(mg)	食塩相当量(g)
	朝食											
48	チーズオムレツ 野菜ソテー添え	190	11.2	14.3	3.2	0.7	159	1.2	152	2.0	40	1.0
48	グリーンサラダ	31	1.6	0.2	6.5	1.5	57	0.6	60	0.8	26	1.1
48	全粒粉パン	155	5.2	2.8	28.9	3.3	0	0	0	0	0	0.7
48	いちごヨーグルト	77	4.0	3.0	8.7	0.6	128	0.1	33	0.3	29	0.1
	合計	453	21.9	20.3	47.3	6.2	343	2.0	245	3.1	95	2.9
	昼食											
49	ツナサラダうどん	344	15.7	9.3	48.5	4.5	36	1.3	362	3.7	34	2.0
49	トマト豆乳スープ	68	4.5	2.2	8.2	1	23	1.6	32	0.9	7	1.1
49	りんご	34	0.1	0.1	9.3	0.8	2	0.1	1	0.1	2	0
	合計	446	20.3	11.6	66	6.3	61	2.9	394	4.6	44	3.1
	夕食											
50	甘辛ポークときのこのレタスカップ	231	18.8	12.6	10.9	3.1	22	1.2	17	0.8	5	1.3
50	スナップえんどうとアスパラのマスタードあえ	35	1.7	1.6	4.0	1.1	16	0.4	18	0.9	13	0.5
50	にんじんと玉ねぎのせん切りスープ	48	1.0	1.0	9.4	1.9	24	0.2	281	0.4	7	0.8
50	ごはん	252	3.8	0.5	55.7	0.5	5	0.2	0	0	0	0
	合計	566	25.3	15.7	80.0	6.5	66	2.0	316	2.1	26	2.7
	一日合計	1466	67.5	47.6	193.3	19.1	470	6.9	955	9.8	164	8.7

掲載ページ	料理名	エネルギー (kcal)	たんぱく質 (g)	脂質 (g)	炭水化物 (g)	食物繊維総量 (g)	カルシウム (mg)	鉄 (mg)	ビタミンA (μg)	ビタミンE (mg)	ビタミンC (mg)	食塩相当量 (g)
	朝食											
52	目玉焼き	106	6.7	7.2	3.0	0.9	43	1.6	144	1.3	13	0.2
52	ハム入りレモン風味のさっぱりポテトサラダ	113	4.1	3.2	17.4	1.9	14	0.4	10	0.5	18	1.3
52	ライ麦食パン	161	4.8	2.1	28.6	2.2	0	0	0	0	0	0.6
52	キウイヨーグルト	86	4.0	3.1	10.9	0.6	127	0.1	33	1.1	57	0.1
52	オレンジジュース	63	1.1	0.2	16.1	0.3	14	0.2	0	0.5	63	0
	合計	529	20.8	15.8	75.9	5.8	197	2.3	194	3.3	151	2.2
	お弁当											
54	鶏肉の塩麹《こうじ》焼き	129	17.5	5.0	2.6	1.0	7	0.6	14	0.3	3	1.3
54	焼きアスパラときのこのおかかあえ	16	2.5	0.2	2.9	1.7	5	0.4	0	0.3	3	0.4
54	にんじんとくるみのサラダ	132	1.6	8.3	14.2	1.7	23	0.4	0	0.6	4	0.6
54	サクラエビと雑穀の炊き込みごはん	205	5.1	0.8	42.4	0.6	55	0.7	0	0.3	1	1.5
	合計	482	26.6	14.3	62.2	5.0	90	2.2	15	1.5	11	3.8
	夕食											
56	サケとごぼうとこんにゃくのきんぴら風	213	19.6	7.4	14.7	4.1	62	1.1	9	1.4	4	1.8
56	白菜の即席漬け	13	0.4	0.1	3.2	0.8	24	0.2	0	0.2	15	0.5
56	小松菜とまいたけのみそ汁	28	2.5	0.7	4.2	1.9	81	1.5	0	0.4	16	1.2
56	枝豆ごはん	242	6.5	2.2	47.2	1.7	27	0.9	0	0.2	5	0
	合計	496	29.0	10.4	69.3	8.5	193	3.7	9	2.2	39	3.5
	野菜											
62	じゃこピーマン	36	2.1	0.9	4.7	1.4	25	0.3	8	0.6	46	0.7
62	大豆のポン酢ドレッシング	41	3.4	2.0	2.7	1.4	19	0.5	0	0.3	3	0.7
62	にんじんドレッシング	15	0.2	0	3.4	0.4	6	0.1	0	0.1	1	0.8
63	三色ナムル	51	1.7	3.8	3.4	1.6	71	0.9	0	0.3	12	0.4
63	切り干し大根のポン酢煮	60	2.9	3.1	6	1.8	50	0.5	0	0.1	4	0.8
64	切り干し大根と野菜のスープ	109	3.3	4.4	16.6	5.0	74	0.8	0	0.9	19	0.9
65	アレンジ1　ごまみそスープ	145	4.8	7.1	18.4	5.8	133	1.4	221	0.9	19	1.5
65	アレンジ2　サンラータン風	117	3.4	4.4	17.9	5.1	76	0.9	223	0.9	19	1.4
65	アレンジ3　トマトカレー風味	130	4.2	4.7	20.9	6.3	91	1.6	237	1.8	22	1.3

掲載ページ	料理名	エネルギー (kcal)	たんぱく質 (g)	脂質 (g)	炭水化物 (g)	食物繊維総量 (g)	カルシウム (mg)	鉄 (mg)	ビタミンA (μg)	ビタミンE (mg)	ビタミンC (mg)	食塩相当量 (g)
	魚											
66	サワラとたっぷり野菜のホイル焼き	186	18.8	8.2	9.5	4.3	47	1.6	10	1.0	28	2.2
67	サケとしめじのトマトクリーム煮	197	20.0	8.2	8.0	2.5	33	1.0	47	1.7	9	1.4
67	タラと小松菜のオイスターマヨいため	243	19.5	14.1	7.8	1.9	121	1.8	11	3.5	37	1.5
68	サバ缶とじゃが芋のカレーいため	172	10.7	7.9	13.7	1.2	123	1.1	0	1.7	27	1.0
69	ツナとちくわのピザ	85	8.7	3.6	4.4	0.1	85	0.4	1	0.2	2	0.9
69	イワシ缶と玉ねぎの塩こんぶサラダ	127	6.7	8.2	8.0	2.0	122	0.8	7	2.3	9	1.1
	肉											
70	鶏ハム	155	21.4	5.9	2.5	0.1	7	0.3	18	0.4	5	0.7
70	鶏ハムと青梗菜のねぎ塩いため	244	24.2	10.5	9.3	2.6	155	2.1	19	1.9	74	1.8
71	ゆで豚	154	10.3	11.6	0.4	0.1	5	0.4	4	0.3	2	0.6
71	ゆで豚と根菜のごまみそかけ	308	16.3	17.5	20.4	5.1	105	1.8	5	0.8	16	1.7
	ごはん・めん											
72	グレインズサラダ	232	9.9	7.2	34.5	4.5	70	1.6	0	2.7	65	1.5
73	タイともち麦の雑炊	182	13.4	3.4	25.1	4.0	5	0.1	5	1.3	2	1.8
73	きのこの豆乳みそスープパスタ	232	10.8	5.1	37.2	4.6	35	2.4	14	0.3	3	2.4
	スイーツ											
74	トマトのワイン煮	67	1.1	0.2	12.4	1.5	13	0.4	0	1.4	23	0
75	ヨーグルトと豆腐のムース	75	5.3	1.5	10.3	0.7	140	0.4	2	0.3	7	0.1
75	かぼちゃの春巻きパイ	83	3.2	2	12.9	1.2	14	0.2	9	1.5	13	0.2
	ドリンク											
76	バジルオレンジウォーター	31	0.9	0.1	7.7	0.9	37	0.2	0	0.6	30	0
76	アップルジンジャー	25	0.2	0.2	6.2	1.3	12	0.1	0	0.3	17	0
76	フルーツビネガードリンク	63	0.8	0.1	15	1.2	19	0.3	0	0.5	42	0

月　　日

	第1群		第2群			第3群			第4群		
体重 時　　kg **便通**　有　無	卵	乳・乳製品	肉	魚介類	豆・豆製品	野菜・きのこ・海藻	芋	果物	米・パン・めん	油脂	砂糖・お菓子他
朝食　時 料理名と食品(g)	メモ										
昼食　時 料理名と食品(g)	メモ										
夕食　時 料理名と食品(g)	メモ										
間食　時 料理名と食品(g)	メモ										
合計											

- 運動（メニューと時間）

メモ

- 体調（　良好　普通　悪い　）
- 気分（　良好　普通　悪い　）

月　　　日

	第1群		第2群			第3群			第4群		
体重 時　　　　kg **便通**　有　無	卵	乳・乳製品	肉	魚介類	豆・豆製品	野菜・きのこ・海藻	芋	果物	米・パン・めん	油脂	砂糖・お菓子他
朝食　時 料理名と食品(g)	メモ										
昼食　時 料理名と食品(g)	メモ										
夕食　時 料理名と食品(g)	メモ										
間食　時 料理名と食品(g)	メモ										
合計											

- 運動（メニューと時間）

メモ

- 体調　（　良好　普通　悪い　）
- 気分　（　良好　普通　悪い　）

15	16	17	18	19	20	21	22	23	24	25	26	27	28	29	30	31
15	16	17	18	19	20	21	22	23	24	25	26	27	28	29	30	31
15	16	17	18	19	20	21	22	23	24	25	26	27	28	29	30	31

(　　　)月｜日付	1	2	3	4	5	6	7	8	9	10	11	12	13	14
(　　　)月｜日付	1	2	3	4	5	6	7	8	9	10	11	12	13	14
(　　　)月｜日付	1	2	3	4	5	6	7	8	9	10	11	12	13	14
(　　　)kg														
(　　　)kg														
(　　　)kg														
(　　　)kg														
(　　　)kg														
メモ(　　　)月														
メモ(　　　)月														
メモ(　　　)月														

使い方

・3カ月分の記入ができる体重記録表です。 一番上の(　)kgに現在の体重を記入して使いましょう。1目盛りは100gです。

・毎朝、排尿後に体重を測定し、変化を折れ線グラフで記録します。 表頭の数字は日付です。1か月目は黒色、2か月目は赤色、3か月目は青色など、色を変えて記入しましょう。

●料理案作成
渡辺律子
一般社団法人キャンサーフィットネス
「減量コース」料理担当・「簡単お料理教室」主宰

●料理作成・栄養価計算
金原桜子
管理栄養士

●協力
奥松功基
筑波大学大学院 人間総合科学研究科
博士課程在籍

橋本久美子
聖路加国際病院 相談・支援センター

撮影●菅原史子
装丁・本文デザイン●門松清香
イラスト●熊野友紀子
校正●くすのき舎
編集●中島さなえ

聖路加国際病院
乳がん術後の
心と体を守るダイエット
再発予防と体力アップのために

2020年4月30日　初版第1刷発行

監修者　山内英子
発行者　香川明夫
発行所　女子栄養大学出版部
〒170-8481　東京都豊島区駒込3-24-3
電話　03-3918-5411(営業)
03-3918-5301(編集)
ホームページ　https://eiyo21.com/
振　替　00160-3-84647
印刷・製本　中央精版印刷株式会社

ISBN978-4-7895-1920-5

●監修
山内英子(やまうちひでこ)
聖路加国際病院 副院長
乳腺外科部長・ブレストセンター長

順天堂大学医学部卒業後、聖路加国際病院外科レジデントを経て、1994年渡米。ハーバード大学ダナファーバー癌研究所、ジョージタウン大学ロンバーディ癌研究所でリサーチフェローおよびインストラクター、南フロリダ大学モフィットキャンサーセンター臨床フェローなどを歴任し、2009年より聖路加国際病院へ。アメリカでの乳がんの研究、臨床経験を生かして患者によりそう診療を目指している。

●食事指導
松元紀子(まつもとのりこ)
聖路加国際病院 栄養科　がん病態栄養専門管理栄養士
病態栄養専門管理栄養士

大妻女子大学卒業、早稲田大学スポーツ科学研究科修士課程修了。1985年聖路加国際病院栄養科に入職。その後、他病院での勤務等を経て、2012年より現職。聖路加国際病院の「シェイプアップRing」や、一般社団法人キャンサーフィットネスの講座など、がん患者の食事やダイエット支援に力を注ぐ。楽しく参加者が元気になる指導に定評がある。

●運動指導
広瀬真奈美(ひろせまなみ)
一般社団法人キャンサーフィットネス代表理事

45歳で乳がんの手術を受け、後遺症に悩んだ経験から、がんリハビリテーションの必要性を実感。渡米して、がん患者の運動療法を支援するNPO「Moving For Life」で学び、認定インストラクターの資格を取得。2014年に運動を通してがん患者を支援する一般社団法人キャンサーフィットネスを立ち上げる。聖路加国際病院の「シェイプアップRing」では運動指導を協力。